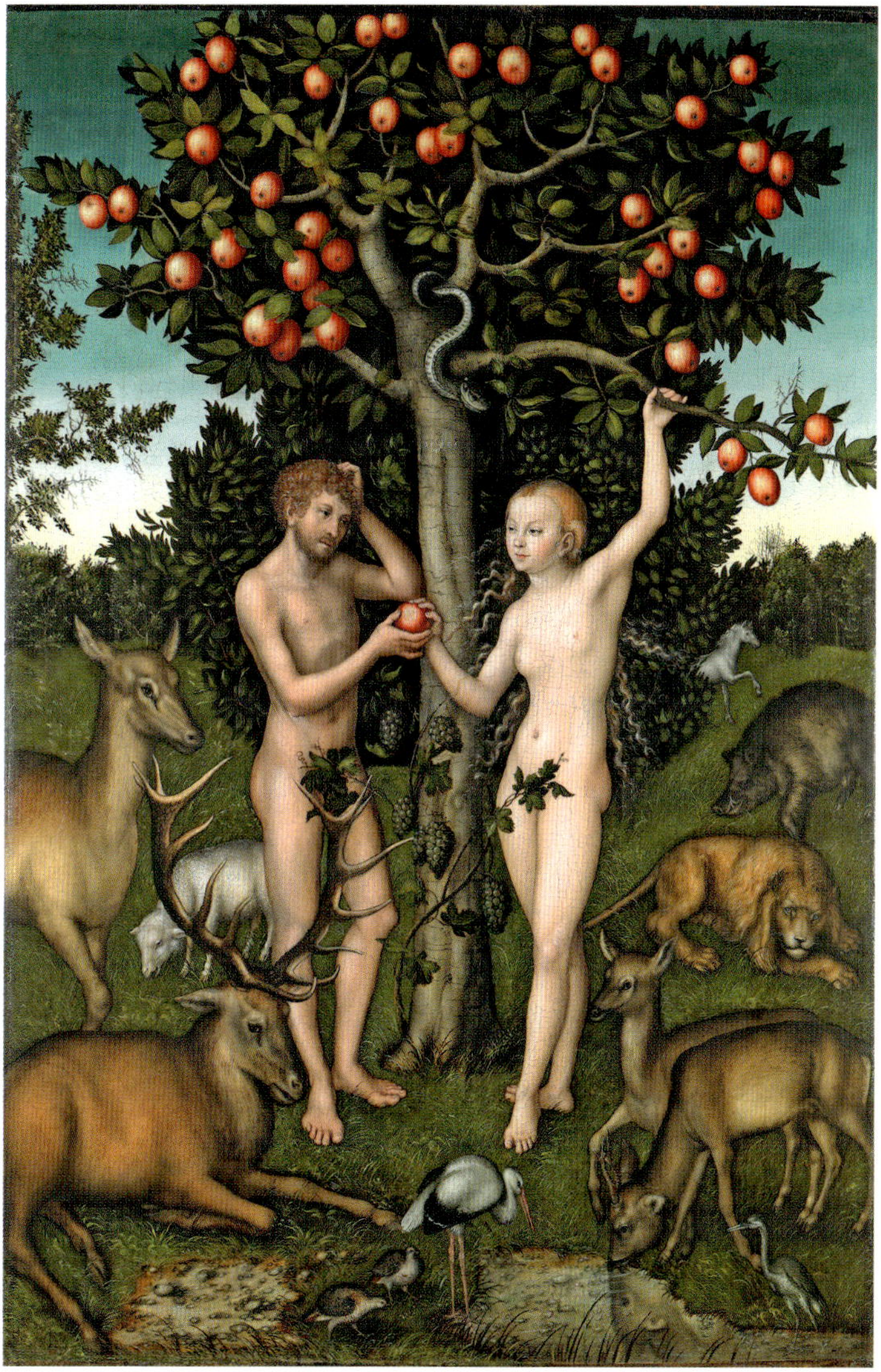

1．ルーカス・クラナッハ（父）「アダムとイヴ」1526年
（ロンドン／コートールド美術館）〈本文4頁〉

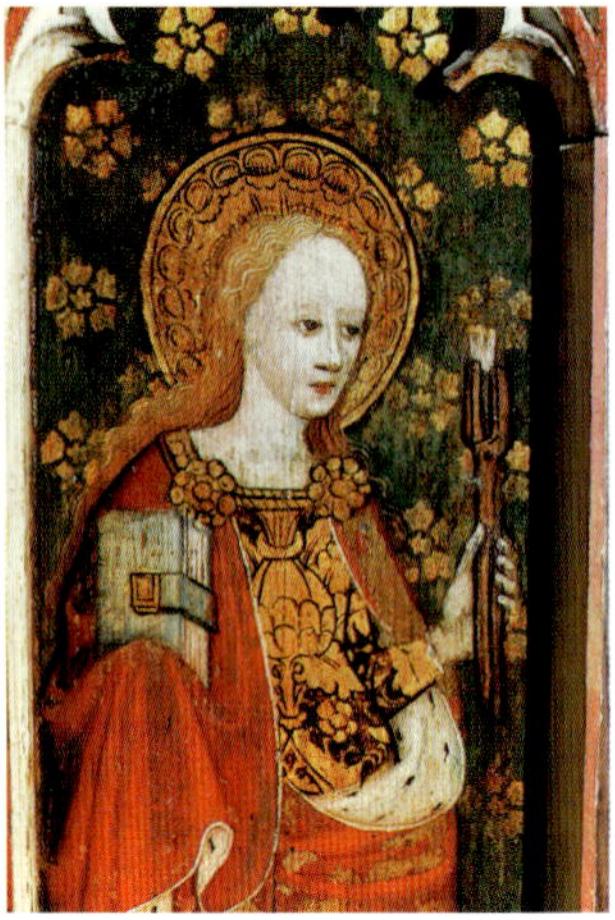

2．「聖アポロニア」内陣仕切り　15世紀（バートン・ターフ，ノーフォーク／セント・マイケル教会，著者撮影）〈本文22頁〉

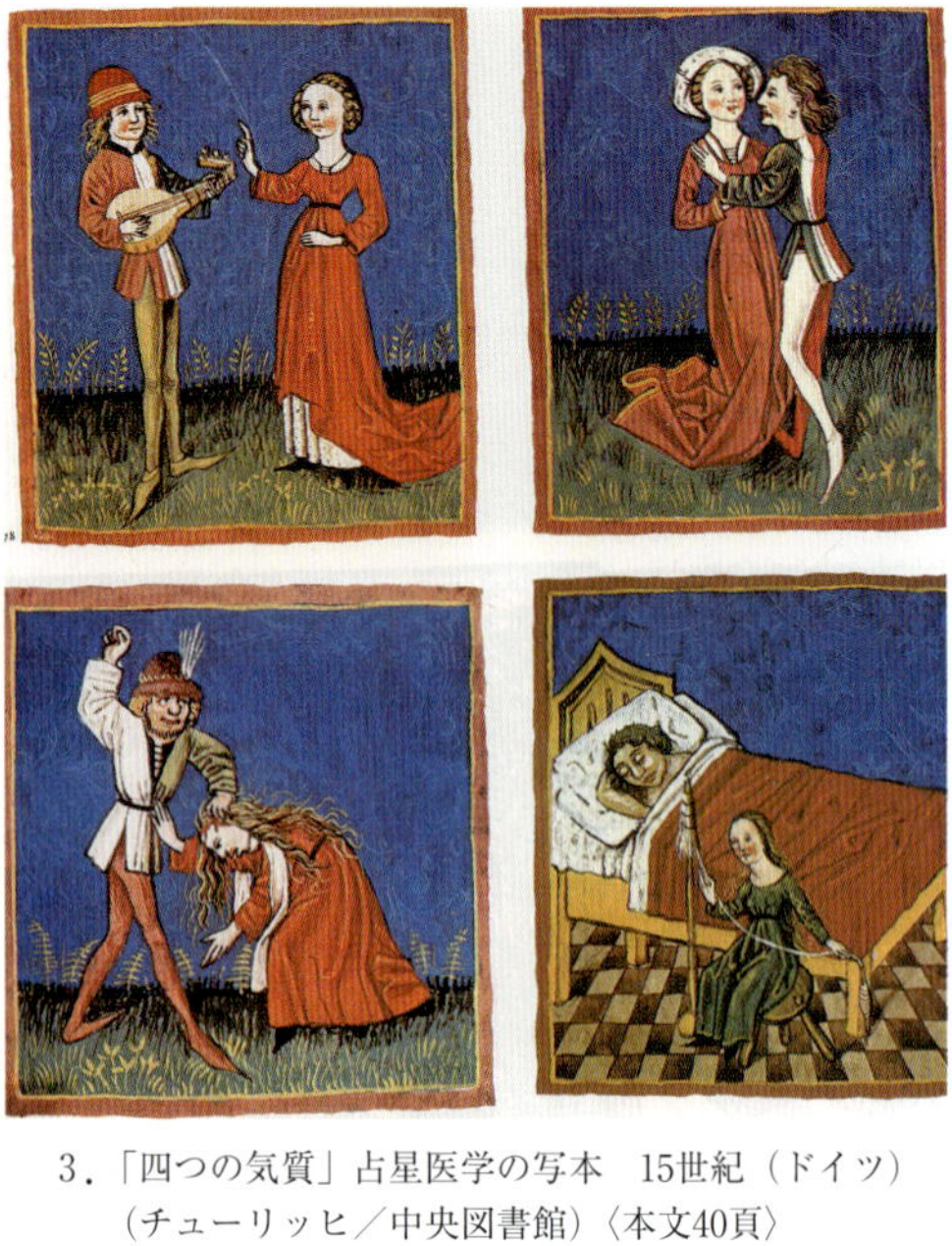

3．「四つの気質」占星医学の写本　15世紀（ドイツ）（チューリッヒ／中央図書館）〈本文40頁〉

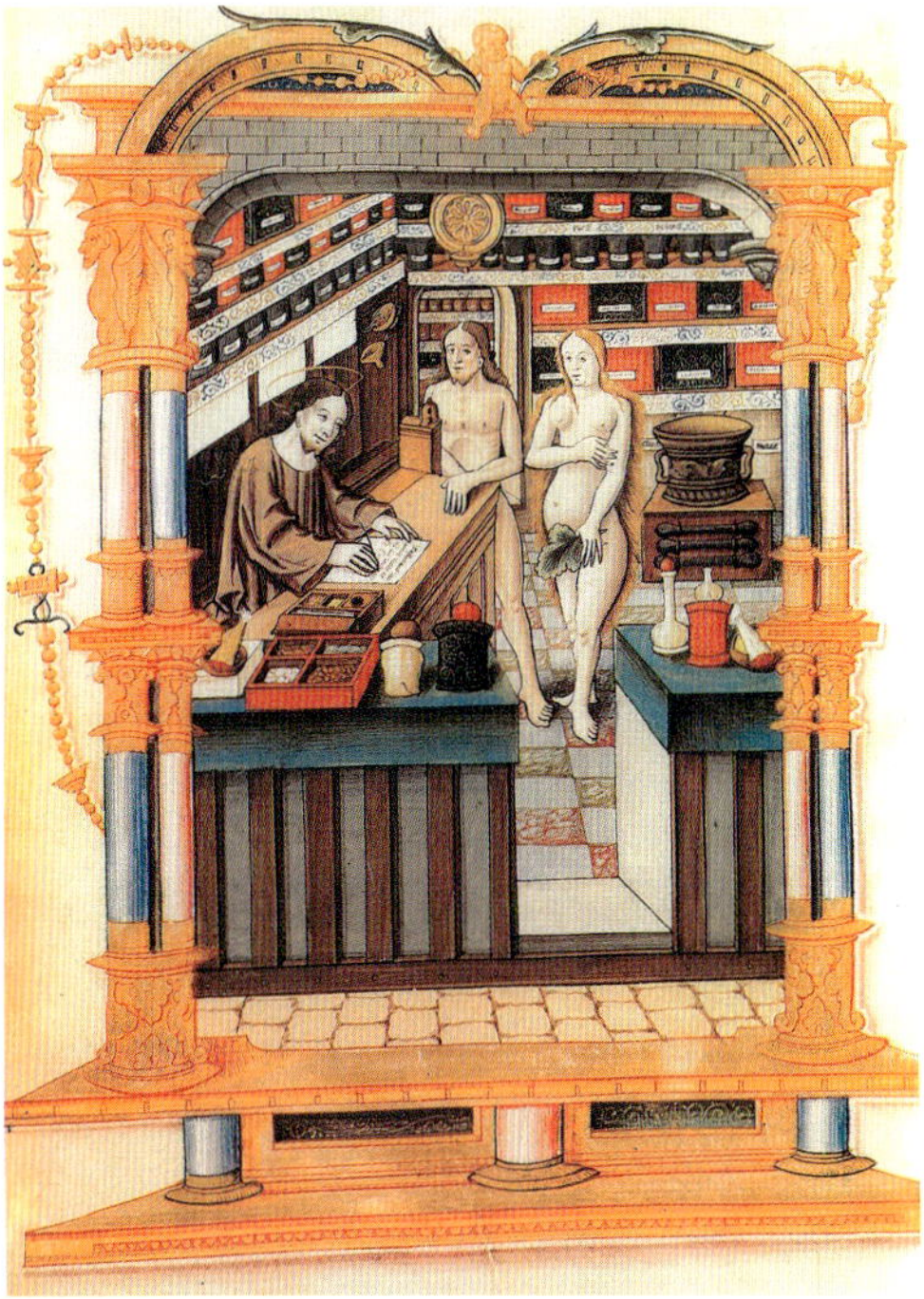

4．「薬局に立つキリスト―アダムとイヴと共に」「ピュイ・ド・ルーアンのマリア懐胎賛歌」16世紀初頭（パリ／国立図書館）〈本文41，121頁〉

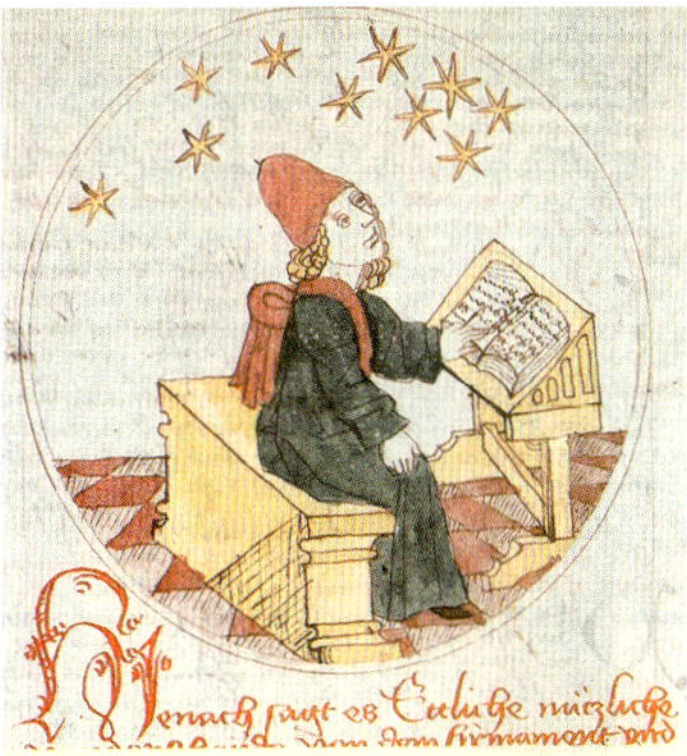

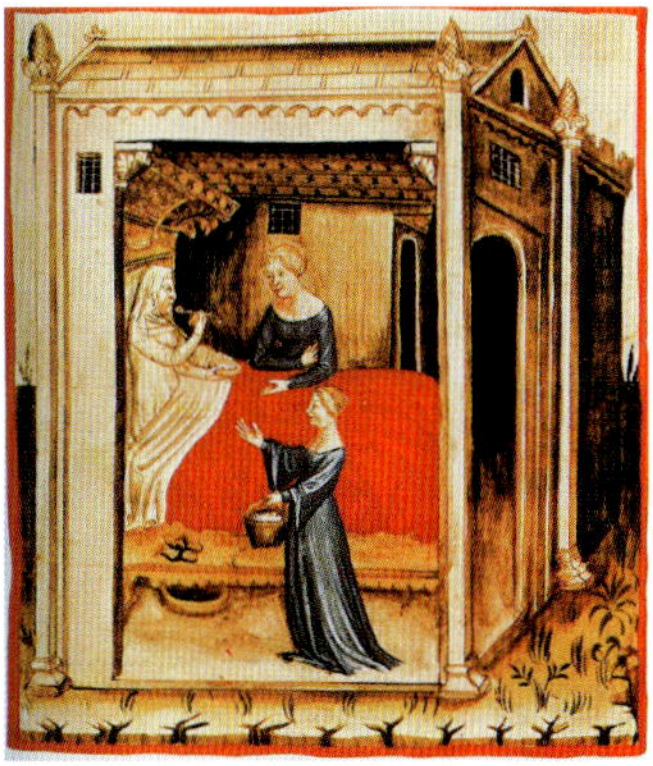

（左） 5．「占星術師」‘Henach Sagt ...,’ 15世紀後半（ドイツ）（エディンバラ／王立天文台　クロフォード コレクション）〈本文60頁〉

（右） 6．「大麦スープを与えられる病人」『健康全書』1390-1400年頃（ウィーン／オーストリア国立図書館）〈本文77，160頁〉

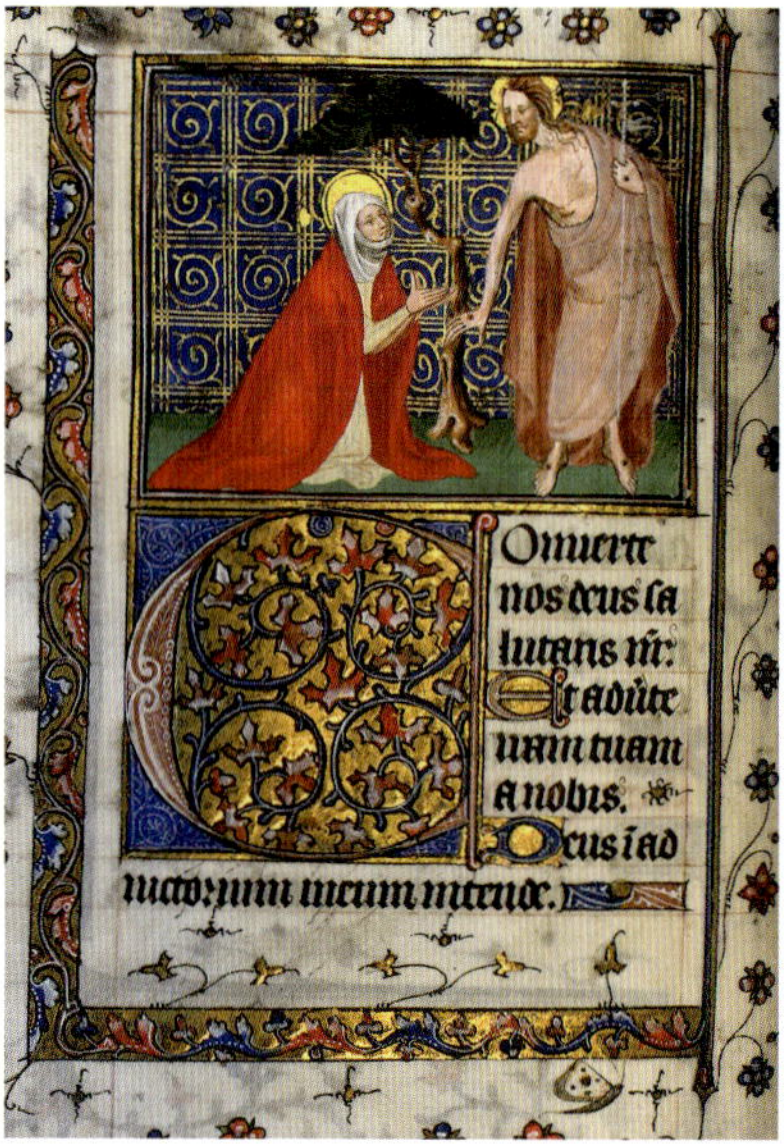

7．「キリストの復活」『時禱書』1410年頃（フランス）（ブルージュ／公立図書館）〈本文87頁〉

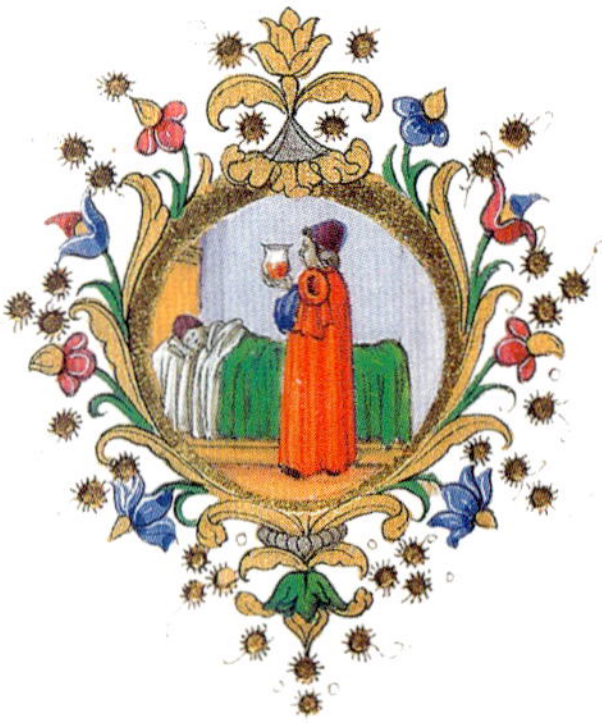

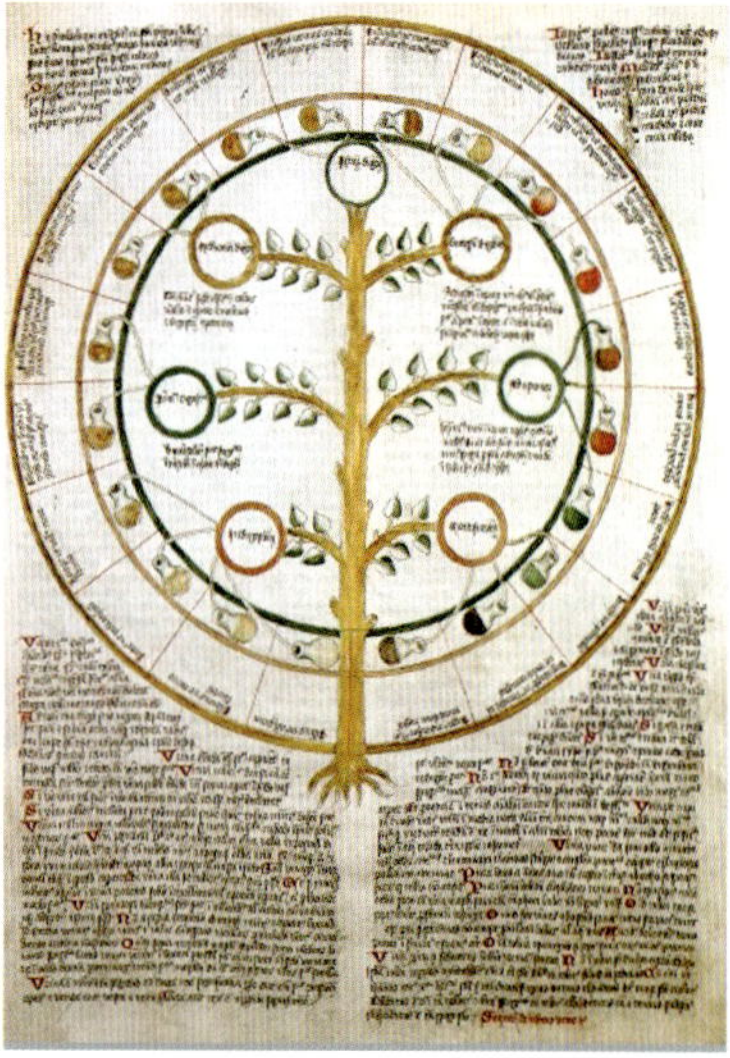

（左） 8．「尿を調べる医師」『ロレンツォ・デ・メディチの時禱書』（フィレンツェ／ラウレンツィアーナ図書館）〈本文95頁〉

（右） 9．「尿分析用チャート（尿の樹）」1420-30年頃（ドイツ）（ロンドン／ウェルカム医学史研究所図書館）〈本文95頁〉

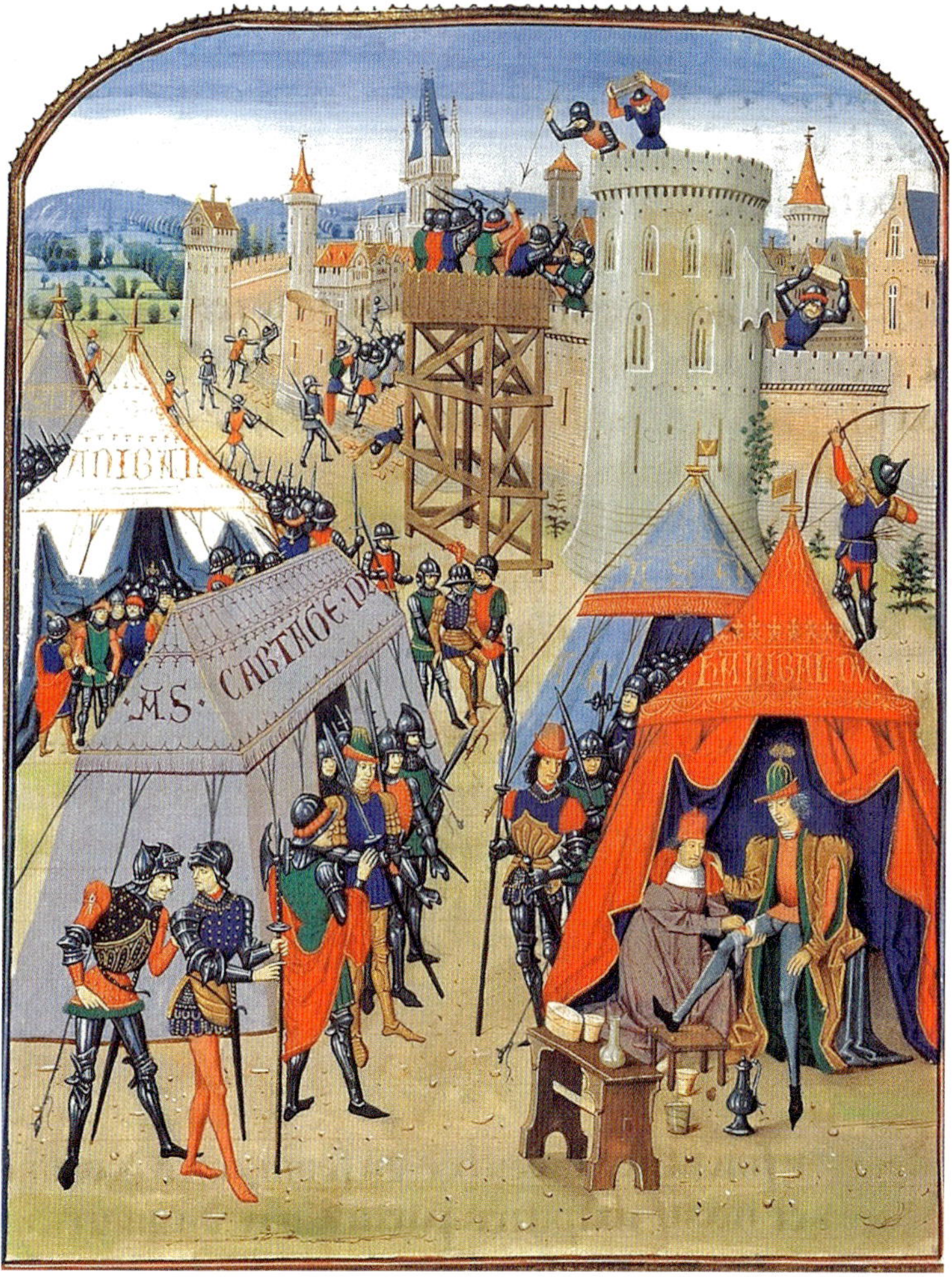

10.「治療する従軍外科医」『ローマ人の歴史』1465年（フィレンツェ／ラウレンツィアーナ図書館）〈本文108頁〉

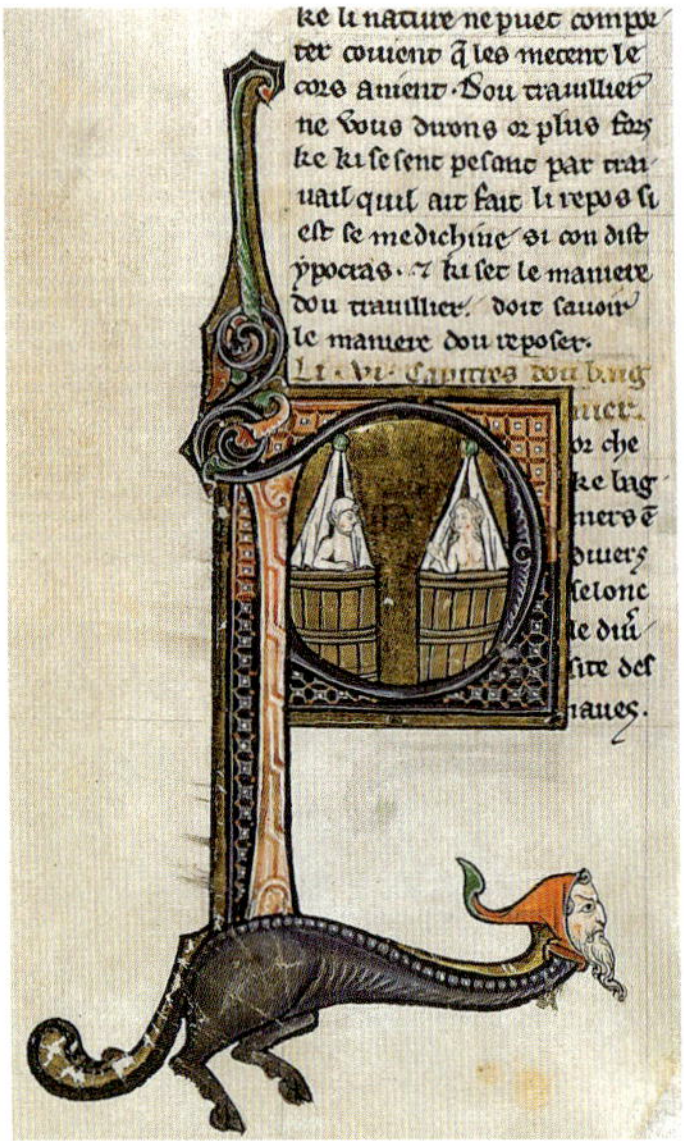
ke li nature ne puet compor
ter couient q les metent le
cors auient. Dou traullier
ne vous dirons or plus fors
ke ki se sent pesant par trai
uail quil ait fait li repos si
est se medichine si con dist
ypocras. et ki set le maniere
dou traullier. doit sauoir
le maniere dou reposer.

11.「頭文字Ｐの装飾―沐浴しながら視線を交わす男女」『シエナのアルドブランディーノの養生訓』13世紀（ロンドン／大英図書館）〈本文113頁〉

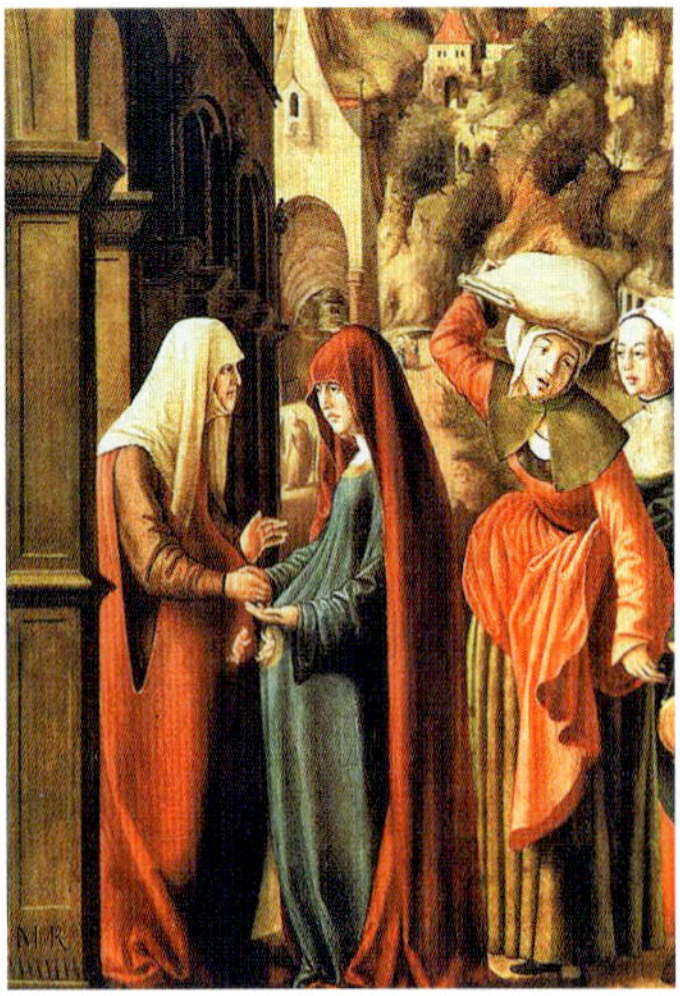

13.「聖母のエリザベト訪問」マルクス・ライヒリヒ　1500年頃（ミュンヘン／アルテ・ピナコテーク）〈本文151頁〉

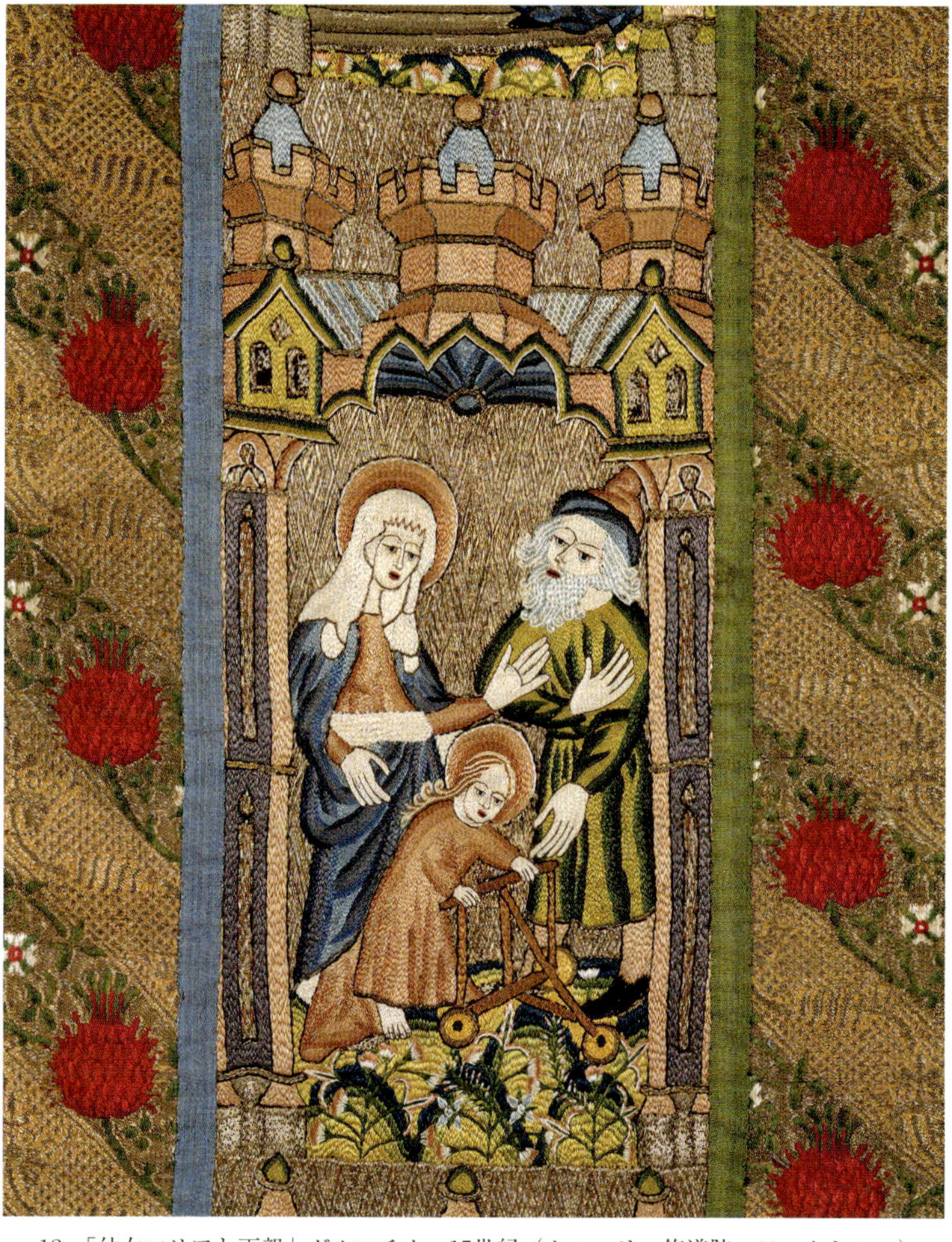

12.「幼女マリアと両親」ダルマチカ　15世紀（ウォーリー修道院，ヨークシャー）
（グラスゴー／バレル・コレクション）〈本文150頁〉

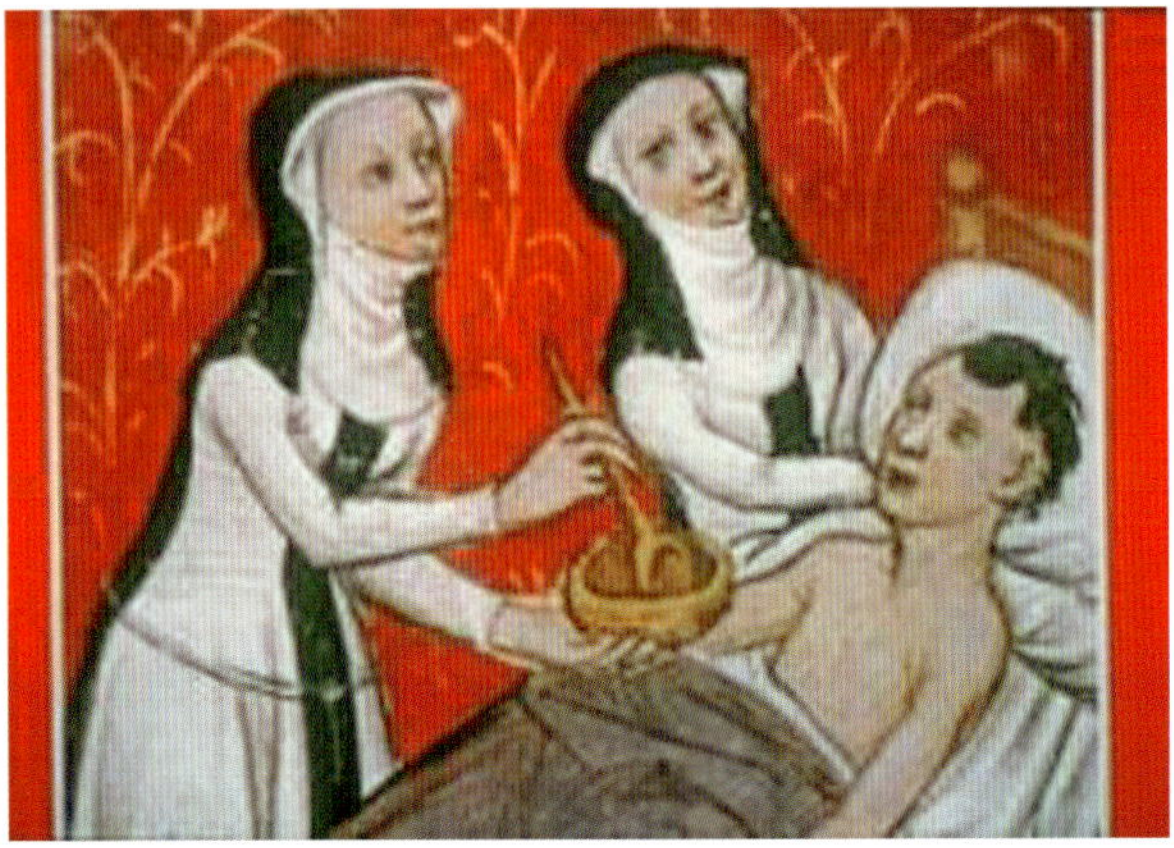

14. 「病人を看護する修道女」病院設立勅許状　14世紀　IV 1/01, f. 7 r.
（トゥルネー／トゥルネー大聖堂文書館）〈本文162，185頁〉

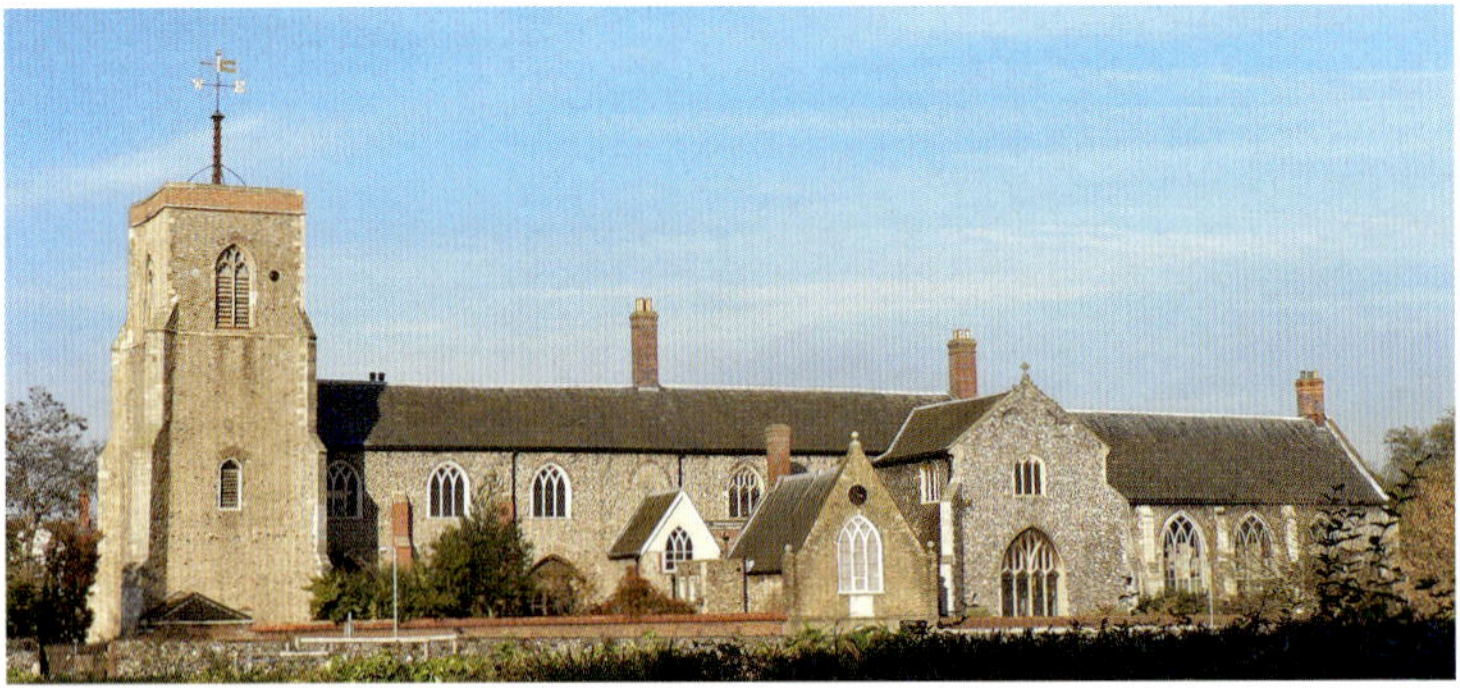

15. 「ノリッジ　聖ジャイルズ病院」南側正面（著者撮影）〈本文172頁〉

医療と身体の図像学

医療と身体の図像学

―宗教とジェンダーで読み解く西洋中世医学の文化史―

久木田　直江 著

知泉書館

凡　例

一、固有名詞の表記に関しては、原則として各国語ごとの原音に近いものを採った。ただし、聖職者に関しては、慣用に従いラテン語表記を採ったものもある。

一、欧文参考文献のなかには、邦訳が刊行されているものもあるが邦訳情報は筆者が参照したものについてのみ付した。

はじめに

人体という戦場で病気と医者が繰り広げる戦いには、はじめとなかがあるが、おわりはない。(1)

医学史の泰斗ロイ・ポーターは、人類の生活形態が狩猟や採集を基盤とする生活から牧畜と農業を行う定住生活に移行したとき、感染症の環境が整ったと語る。畜産と組織的農業によって人類は飢餓から解放されたが、安定した人口増加と引き換えに、病気との戦いが始まった。その戦いに終わりはない。三十億個の情報を含むヒトの設計書（ゲノム）の解読が可能となり、生物学が精密定量科学に変貌した現在も、人類はトリからヒトへと感染する新型インフルエンザを始め、新たな伝染病の脅威に晒《さら》されている。

病気は個々人の心身に苦痛を与え、社会生活に少なからぬ影響を及ぼす。二十一世紀の日本に暮らす私たちは豊かな生活を享受しているが、昭和の高度成長期以前、この国においても病気の主な原因は栄養失調、水質汚染などの劣悪な環境にあり、伝染病と隣り合わせの暮らしをしていた。また、自然の猛威がもたらす災害も人の健康を大きく揺るがしてきた。その脅威は今も変わることはない。ひとたび天変地異に見舞われると、最先端の科学が生み出す快適な暮らしは突然崩壊する。そのとき個々人がいかに脆弱な存在になるか、阪神・淡路、東日本大震災をとおして私たちは思い知らされた。現代社会に潜むあらゆる危険や不安を直視するとき、伝染病・飢饉・天災・災害の危険に晒されながら、近代科学の恩恵を受けずに生活を営んだ人びとが、病をどのように捉え、病の治癒や暮らしの改善のために、いかなる手段を講じたかという問いを立てるのは、決して時代錯誤ではないだろう。それどころか、社会構造の変化や価値観の多様化といううねりのなかで個々人の死生観に揺さぶりがかけられている現在、近代医学の大きな柱である西洋医学の伝統を、心身の健康という観点から探ることの意味は小さくないと考える。

かつて、医学史の中心は医学の進歩や医学・医療に貢献した偉大な人びとについて語ることにあり、医師は神のごとき存在として登場することもあった。しかし、ヒポクラテスが「医術は、病気・病人・医者の三つの要素からなる」と唱えたように[2]、医学史は文化史との共同作業の上に成立する。その研究には、人間の身体に焦点を当て、政治・経済・自然科学・宗教・哲学・文学・芸術へと広がる視野が必要であろう。疾病を取り巻く自然環境や社会環境に加え、医師・看護士が行う臨床ケアや病院（施療院）などの医療インフラ、さらに、健康観や身体観を社会的・文化的に考える身体医文化論が重要な意味を持つのである。西洋中世の医学と医療を検討する際も、このような視点は欠かせない。

ところで、中世の医学には、現代の医学的知見に照らすと妄想とも映る解釈や言説があるかもしれない。中世に生きた人びとは、当時において知り得たあらゆる知識と自らの経験を頼りに、病についての理論的説明を試みたのであるが、近世以降、科学の時代が到来すると、古代・中世の医学を原始的、迷信的とみなす傾向が強まった。しかし、フェルナン・ブローデルが『地中海』において、歴史的時間の重層性を「長波」・「中波」・「短波」の三層構造で説いたように、「長波」（la longue durée）として把握される歴史的変化はゆっくりと起きている。そのような穏やかな変化は人びとの心性の奥底にある潮流のなかに見出されるのであるが、信仰や社会で共有される認識もこの「長波」と解釈し得る。

その意味で注目すべきことに、ローマ帝国崩壊後、一千年をかけてキリスト教的価値観が西洋社会のあらゆる階層に浸透したことがある。同時に、医学・医療の分野において、西洋社会がギリシャ医学を継承したことも重要だ。特に、中世末に健康への意識が高まると、ギリシャ医学は教会のエリートや貴族階級のみならず、一般の人びとのあいだにも流布していった。ギリシャ医学は、人間の身体は宇宙と同様、空気、火、土、水から成り立つとし、人間を宇宙全体のなかに位置づけ、自然との調和に基づく身体観・人間観をとおして、身体と魂のバランスやハーモニーを提唱した。この健康観が西ヨーロッパに伝播し、魂の健康と死後の救済を結びつけるキリスト教に吸収された結果、「病める人」の身体と魂の全体をケアするホリスティックな医療が行われたのである。

しかし、心身一元論に基づく中世の身体論は、キリスト教社会に分裂をもたらした宗教改革に続く十七世紀以降、デカルト等の主張する心身二元論や身体を機械に見立てる身体機械論に取って代わられた。心身二元論は身体と心を厳格に区別しただけではなく、身体の調教などの経済的な効率性に基づく管理システムに人間を組み込んだり、生殖・生・死といった生物学的プロセスを媒体として身体を捉え、人間の精神活動と身体をかい離させる方向へと導いた(3)。しかし、近年、心と身体の関連を看過する身体論や医療のあり方について、医療・臨床人類学の立場から批判の声が上がるなど、近代の身体論は修正を迫られている。このような動きを反映し、現在では、身体の社会性や心と身体のつながりに着目した身体医文化論の学際的研究が広く行われつつある(4)。

本書は心身のホリスティックなケアが行われていた西洋中世の医学・医療をとおして、今日に通じる精神的・身体的な健康のあり方を再考する。大航海時代の波に乗って、宗教改革に揺れるヨーロッパからキリスト教文化が日本に到来したのは戦国時代後半であるが、本書では、宗教改革以前の中世ヨーロッパという時間的・地理的空間に焦点を当て、心身一元論に支えられた中世の文化において、心身がどのように捉えられ、医学・医療にいかなる意味を与え、いかなる医療が実践されたか検討する。少子高齢化に歯止めをかける抜本的な対策が打たれぬまま、高齢化のみが着実に進む日本社会であるが、閉塞感が漂う今日的問題に対して新たな視座を築くには、中世以来続く西洋医療の伝統とそこに映し出される心性を長波と捉え、中世の医療文化を顧みることも助けとなるだろう。西洋中世の死生観・健康観・ジェンダー観のなかに、本質的な議論の糸口が隠れているかもしれない。

本書は多数の図像を示しながら医療の文化を読み解くが、二十一世紀の人間が複雑な網目の向こうに見える中世社会の内実に迫るには、さまざまな文字的・図像的資料に加え、大いなる想像力と開かれた目が必要だ。そのような目は、特に、第四章で取り上げる女性の身体論を読み解く上で不可欠である。これまでの医学史は主に現役を引退した男性医師が著してきたが、彼らの関心は医学史上の進歩の軌跡を描くことにあり、女性が寄与した民間治療への関心は薄かった。その結果、女性の従事した医療活動は事実の検証に基づく客観的な手続きを経て十分に書き記されることはなかったのである。しかし近年、ジェンダー研究に啓発され、医学・医療における女性の役割についての研究が進展し、これまでの知見や理解を塗り替える解釈が生まれてきた。本書では、このような変化に対応しながら、医療文化の多様なコンテクストを再構築し、西洋中世の文化を読み解く一助となるタペストリーを織っていきたい。

目次

はじめに …… vii
第一章　魂の治療 …… 三
一　魂の健康 …… 五
「医師キリスト」（*Christus medicus*） …… 八
二　身体の治癒と魂の癒し …… 一三
第四回ラテラノ公会議——告解と悔悛の義務 …… 一三
三　巡礼と病の癒し …… 一八
中世の巡礼 …… 一八
聖人崇拝と聖遺物 …… 二〇
身体の治癒 …… 二三

第二章　世俗の医学……二八
一　ギリシャ・イスラム医学の継承……二八
二　古代ギリシャの体液説……三七
三　解剖学と人体の仕組み……四四
四　医学と占星術……五四
五　健康規則（*Regimen sanitatis*）……六六
養生訓……六七
『健康全書』と食餌療法……七三
六　環　境……七七
大気・水・場所……七七
臭気と芳香……八二
第三章　医療に従事した人びと……九二
一　内科医……九二

二　外科医……一〇三
三　薬剤師と薬草医……一一一

第四章　女性の身体……一三三
一　古代医学の生殖観……一三四
男女の違い……一三四
月経と母乳……一三九
二　男性（*vir*）と女性（*mulier*）……一四二
男女の相違の文化的構造……一四二
キリスト教会と女性蔑視……一四五
三　女性の仕事……一四八
妊娠・出産……一四八
女性と医療活動……一五九

第五章　中世の病院（施療院）……一六三
一　聖なる空間……一六四
二　慈善事業……一七〇
最後の審判……一七三
煉獄思想と魂のケア……一七七
三　身体のケア……一八三

結　び……一八七

あとがき……一九七
注……37
参考文献……23
図版一覧……17
索　引……5
欧文目次・要旨……1

医療と身体の図像学

――宗教とジェンダーで読み解く西洋中世医学の文化史――

第一章　魂の治療

医療人類学の論客バイロン・グッドは、各々の社会は独自の仕方で疾病経験を解釈すると唱えるが、病という経験にいかなる解釈を与えるかはそれぞれの社会や文化と密接に結びつき、そこに多様な言語表現、言説、図像表現が現れる[1]。本章では、病気、健康、生、死などの問題について、キリスト教会の教えが大きな影響を与えた中世末の西洋社会に焦点を当て、人びとが病をどのように捉え、病気の治癒、暮らしの改善のためにいかなる手段を講じたか考える。

一千年に及ぶ西洋中世はキリスト教を受容・発展させ、キリスト教的価値観を社会のすみずみまで浸透させた。十六世紀の宗教改革を経て、カトリック・ヨーロッパは瓦解したが、キリスト教はさまざまなかたちで現代の社会に息づいている[2]。もっとも、社会全体を支える精神的基盤としてのキリスト教の影響力は中世ヨーロッパと現代とで大きく異なるし、病と癒しについての解釈の違いも当然ながら大きい。そこで、ここではまず、中世のキリスト教会が人間と病の関係をどのように説いたか考察することとしよう。

キリスト教の黎明期から、教会は、アダムとエヴァが神に背き、楽園を追放されて以来（「創世記」第三章 二十三節）、人間は原罪を背負い、病苦、貧困、死すべき運命を与えられたと説いてきた（口絵1）。アダムとエヴァの話はヘブライ世界に伝承された古い神話に由来するが、紀元前五―四世紀、ユダヤ教のラビや学者はこれに新たな解釈を与え、蛇＝悪魔の誘惑に屈したエヴァがアダムに禁断の木の実を食べさせ、そこから人間の堕落が始まったと説明した。以来、人間はこの世で原罪を背負うこととなる。原罪はキリストの十字架上の犠牲や洗礼によって減じられるものの、聖人ならぬ普通の人間は罪を重ね、その罰として病気が与えられるのである。よって、身体の回復には、まず、悔悛と罪の赦しが不可欠であり、霊的な健康が回復すれば、身体も癒されると考えられた。身体と魂の共生的関係を前提とするこのような心性はデカルト以前のキリスト教世界に浸透し、魂のありかたは身体に影響を与え、その反対も然りと考えられた。こうして、医学・医療はキリスト教と結びつき、キリストを霊的な「医師」、「薬剤師」と考える伝統が生まれたのである。

同時に、中世ヨーロッパが古代ギリシャ・ローマの知的遺産を継承して成立したことを忘れてはならない。ギリシャ哲学が中世のスコラ学に影響を与えたように、ヒポクラテス派の医学はガレノスを経由して中世医学の基礎をつくった。ギリシャ医学は体液病理学を軸に、病気の原因は体液バランスの崩れにあると考えたが、中世の医学も体液説を土台に、薬効に関する知識を蓄積し、医の技術を磨き、経験を頼りに展開した。しかし、中世の教会はギリシャ医学を受け入れ利用しつつも、病や死が人間の罪に由来すると説き続け、神学者も医師もこれに疑義をはさむことはなかった。古代ギリシャ医学とキリスト教の教えはルネッサンス以降も医学の伏流となり、アントニー・ファン・レーヴェンフーク（Anthonie van Leeuwenhoek, 一七二三年没）が顕微鏡を発明し、目に見えない微生物による病気の拡大を世に知らしめるまで、キリスト教世界の医療を実質的に支配したのである(3)。

一　魂の健康

中世の人びとは病の本質的な意味と神の意図をどのように受けとめ、理解していたのだろう。たとえば、十三世紀の初めのイギリスで、教会に隣接する庵室（anchorhold）と呼ばれる小部屋に独りで暮らし、祈りと黙想に生涯を捧げた隠修女に向けて著された書物『隠修女の手引き』（*Ancrene Wisse*）では、身体よりも魂の健康が優先され、病が内包する宗教的な意味合いが色濃く現れる。

神は、金細工師が炉のなかで金を精錬するように、最愛なる選ばれし者たちを試される。卑金属は炉のなかで完全に消え去り、真の純粋な金が輝きを増す。病は人間が耐えるべき熱い炎であるが、炎にまさって金を純化させるものがないように、病ほど魂を清めるものはない。神の送られる病は人間に対して六つのことを行う。これまでの罪を洗い流し、これから犯す罪から魂を守り、忍耐を試し、謙遜を保ち、酬いを増やし、病にじっと耐えるすべての者を殉教者とみなすだろう。こうして、病は魂に救いを与え、魂の傷に膏薬を塗り、更なる傷を受けないための盾となって魂を守る。（中略）病は、天の至福のなかで、あなたの冠に金箔をはる金細工師である。病が重いほど、職人はいっそう忙《せわ》しく働く。病が長びけば、金はよりしっかりと磨き上がる。地獄で永劫の苦しみを受けるべき女が、つかの間の苦しみを味わうことで、殉教者と同じ至福にあずかれるのなら、それ以上の大きな恵みはないだろう。(4)

隠修女は、肉体は弱きものであるが、魂は苦しみをとおして清められ、それが死の備えとなると教えられた。病の苦しみによって、神と病者のつながりは一層深められると理解されたのである。

神秘主義的色彩の濃い宗教文学においても、病が神を視るきっかけとなる場合がある。散文の書物を著した最初のイギリス女性として文学史に名を留めるノリッジのジュリアン（一三四二—一四一六年頃）は、幻視によって受けた神の啓示に突き動かされ『神の愛に関する啓示』と題する二つの作品を書き上げた。そのきっかけは一三七三年の五月にかかった重い病である。三十歳だったジュリアンは病に倒れ、教区司祭から終油の秘跡を受けることとなった。生死をさまよいながら、ジュリアンはキリストの受難の苦しみを自らが味わいたいと願い、瀕死の床で十六の幻視を体験した。ジュリアンの目の前には十字架上のキリストの姿が現れ、茨の冠から血がしたたり落ちた。ジュリアンはその姿のなかに、人間の苦しみを背負い、罪を贖うキリストの愛を感じたのである(5)。また、十四世紀末から十五世紀前半にかけて、イギリスはイースト・アングリアの国際貿易港キングス・リンに生きた富裕商人の妻マージェリー・ケンプ（一三七三—一四三八年以降）は、学僧を雇い自らの霊的経験を口述筆記し、英語で書かれた最古の自伝『マージェリー・ケンプの書』を残した。それによると、二十歳の頃、マージェリーは産後鬱症を患い死をも覚悟したが、ある夜キリストの幻視を得て心身の健康を回復した(6)。

「医師キリスト」（*Christus medicus*）

キリストとの出会いをとおして健康が回復するという考え方の背景には、キリストを魂と身体を癒す「医師」（*Christus medicus*）と捉える伝統があり、その由来は共観福音書にさかのぼる。キリストは公的活動に入ると、ハンセン病患者や出血に苦しむ女性の病を癒すなどの奇跡を行ったと伝えられる。(7) 医師キリストの登場によって脅かされたのがギリシャ神話の医術の神アスクレピオス崇拝であり、二―三世紀にかけて両者は拮抗した。しかし同時に、この対立は初期キリスト教の教父を奮い立たせ、神による人間の救済を「医師キリスト」による救済と考える伝統を確立させた。

なかでも、聖アウグスティヌス（三五四頃―四三〇年）が行った「医師キリスト」の解釈はキリスト教徒に大きな影響を与えた。アウグスティヌスは十字架上のキリストの犠牲を、医師が献身的に行う医療行為にたとえた。そして、キリストが味わった「苦い盃」（「マタイによる福音書」第二十六章 四十二節）は病人に処方される苦い薬であり、魂の医師キリストは患者の恐怖を取り除くために、自ら苦い薬を最初に飲んで見せたと説いた。(8) こうして、キリストの受難は人間の霊的・身体的健康を回復させる最良の薬となる。アウグスティヌスに続く神学者らもキリストを医師や薬剤師に重ね、この比喩的解釈は中世の文化に広く浸透することとなった。(9)

十字架上のキリストは人間のあらゆる苦しみを背負うイメージとなり、中世の教会や施療院を飾った。フランスのブルゴーニュ地方ボーヌにあった施療院には、茨の冠を被り、苦しげにうつむくキリスト像が安置されていた[10]（図1）。また、体中から血を流すキリストの悲痛な姿

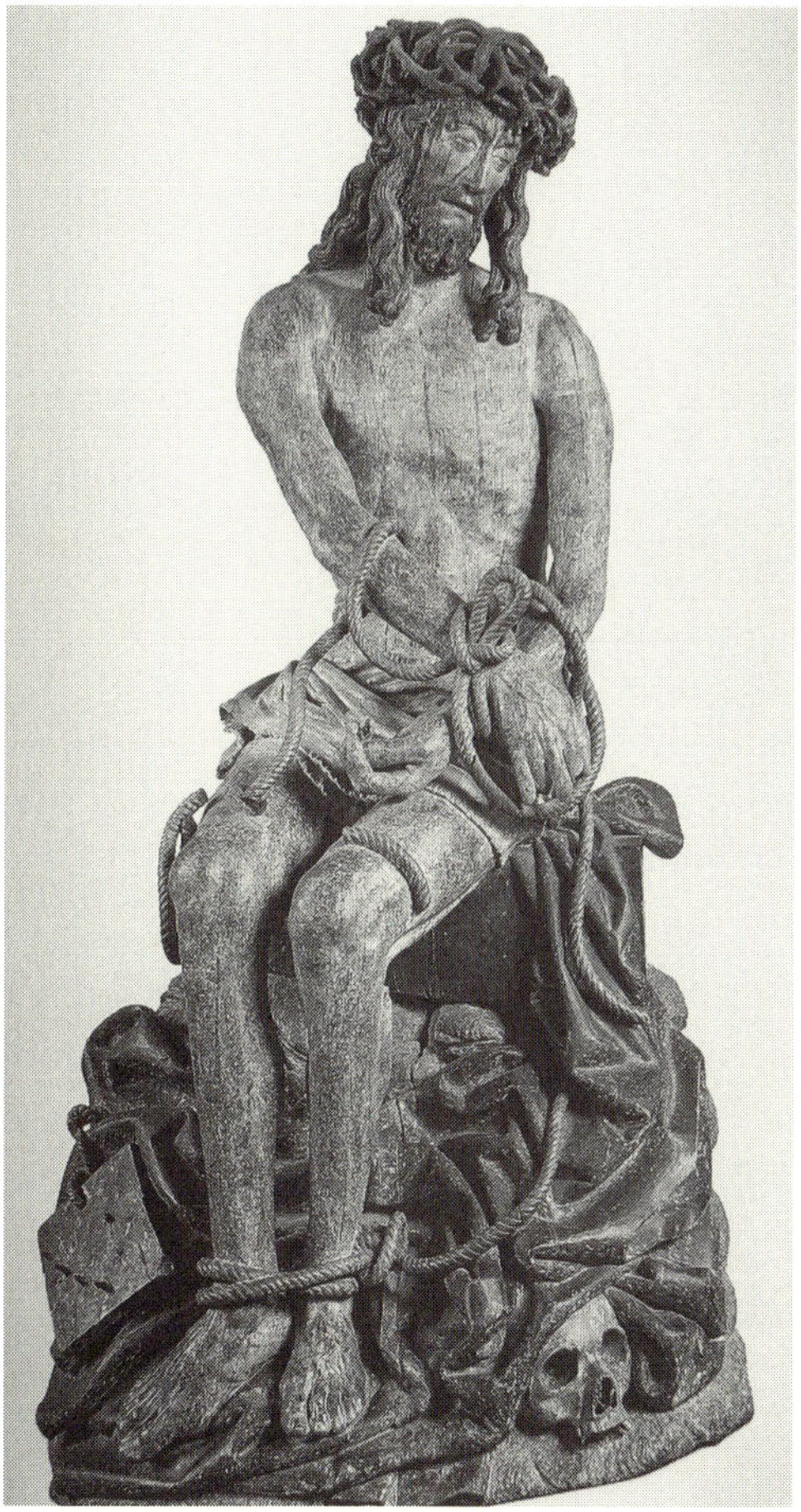

図1　「キリスト像」15世紀中頃，ボーヌ　ボーヌ施療院

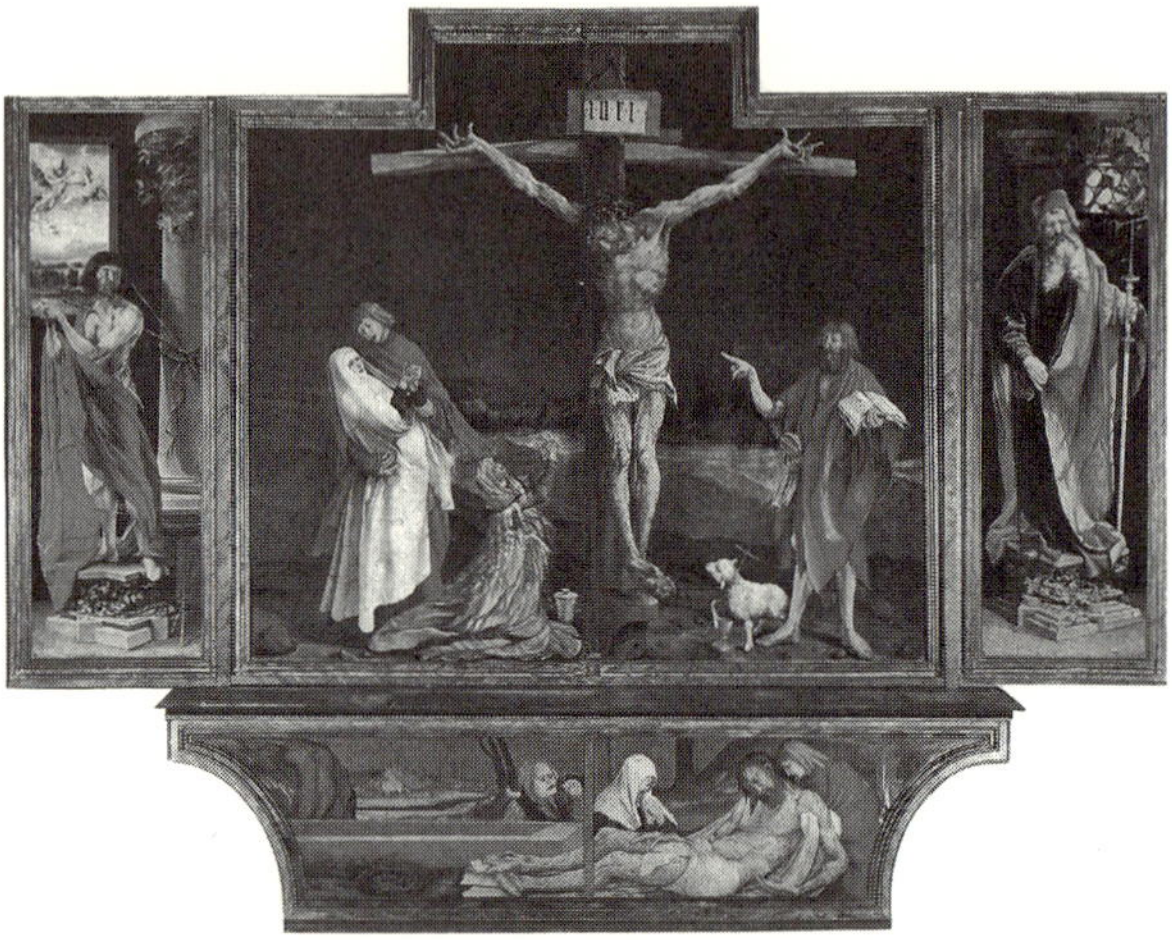

図2　マティアス・グリューネヴァルト「イーゼンハイム祭壇画」
1511-15年頃（コルマール／ウンターリンデン美術館）

が描かれた「イーゼンハイム祭壇画」の前には、腐ったライ麦で作ったパンを食べると発症する麦角病（聖アントニウス病）に苦しむ人びとが集まった（図2）。グリューネヴァルトの傑作として知られるこの祭壇画は、ストラスブール近郊のイーゼンハイムにあった聖アントニウス修道院付属聖堂の祭壇を飾るために制作されたものである。麦角病の治癒を願い、聖アントニウスにとりなしの祈りを捧げる巡礼者が数多くここを訪れた。修道院に併設された施療院で医療を受ける病者は、彼らとともに苦しみを分かつキリストの姿を拝み、慰めを得、キリストの苦しみをとおして自らが受ける苦痛のなかに崇高な意味を見出したであろう。

ところで、医師キリストという概念の背景には、あらゆる病気の原因を楽園追放に由来する人間の罪に求める病因論があるが、罪の告解と悔悛によって魂が浄化されれば、身体も治癒する仕組みが中世に定着した。身体的健康と霊的健康のつながりは、教皇グレゴリウス七世の名をとって進められた十一世紀の「グレゴリウス改革」と第四回ラテラノ公会議（一二一五年）を経て強化される。教会改革はあらゆる階層に属する個々人に影響を与えたが、特に教令第二十一号（*Omnis utriusque sexus*）はすべてのキリスト教徒に年一回の告解と聖体拝領を求め、人びとの罪の意識や悔悛のあり方を大きく変えた。翻って、教会改革が推進したのはキリスト教徒の生活におけるミサの中心的な役割だった[11]。これは中世の医療現場に大きな影響を及ぼすこととなる。神学者は、ミサは霊的・身体的な病の予防や治療に効果があると解釈した。ミサは聖なる薬（*medicina sacramentalis*）であり、オカルト的な力に満ちていた[12]。聖体《ホスティア》がキリストの身体に変化する聖体の実体変化はミサのクライマックスであり、聖体を見つめるだけで、信徒の身体のなかを電流のような刺激が走った。また、たとえ聖体を拝領しなくとも、拝み観ることによってでさえ、病が治癒すると考えられた。たとえば、十四世紀のイギリスで説教集を著したアウグスティヌス会聖堂参事会員のジョン・マークは、聖体拝領の直前に司祭がキリストの身体に変化した聖体を高くかかげて信徒に示す、聖体奉挙の瞬間を目にすれば、その日は失明や頓死などの難から免れ、平穏無事に過ごせると説明している[13]。ここには、聖体が身体の病を癒す医師キリストの薬であるというメッセージが含まれている。

身体と魂の救済に直結する聖体への期待と関心が高まると、ミサのなかで起こる聖体の実体変化が人びとの想像力を大きく膨らませた。「聖グレゴリウスのミサ」として知られる奇跡譚では、聖グレゴリウスがミサを挙げていると、祭壇上の聖体が血を流してうなだれる「悲しみのキリスト」の姿に突然変わる。この驚嘆すべき話は人びとを惹きつけ、具象的に表現されるようになり、典礼書の挿絵や絵画の題材となって広く流布した[14]。たとえ図像的補助がなくとも、同じような想像力がミサのなかで働いた。司祭が高く挙げたホスティアを拝んだ人びとは、それが十字架上のキリストに変化するのを想像し、畏怖と歓喜に酔いしれたのである。マージェリー・ケンプは、聖体を拝領すると心のなかにキリストの受難が立ち現れ、激しく泣いたと自伝に記している[15]。また同書では、永遠の命を約束する聖体を終油の秘跡を受ける病人の許へ恭しく運ぶ様子が回想され、キリストの受肉と贖罪の神秘が市井の人びとの日常に息づいていたことを伝えている[16]。敬虔な平信徒たちが畏敬と崇拝の念をこめて聖体を拝み、魂と身体の癒しを願ったことが窺い知れるのである。

二　身体の治癒と魂の癒し

中世の教会は医療活動のあらゆる場面を支配・管理していた。キリスト教会が医学・医療の上に君臨していたことは、十三世紀に制作されたロジェール・フルガール（一一七〇年頃活躍）の『外科学』（*Chirurgia*）の写本の挿絵からも明らかである（図3）。この挿絵の二段目と三段目には傷の治療をめぐる外科的処置法が描かれ、最上段にキリストの受難の場面が描かれている。これは、医師キリストを戴く教会が病の治療を上から見守り、監督していたことを物語る[17]。また、このような挿絵付き書物をとおして、ラテン語の読解能力にかかわらず、より多くの人びとが医学についての基礎的理論や実践的知識を得たが、合わせて医学・医療における教会の絶対的権威も刷り込まれたと察せられる。

第四回ラテラノ公会議――告解と悔悛の義務

第四回ラテラノ公会議で発布された教令には、医療現場における教会の支配力をさらに強化する教令第二十二号（*Cum infirmitas*）が含まれている。この教令は、「霊的な健康が回復す

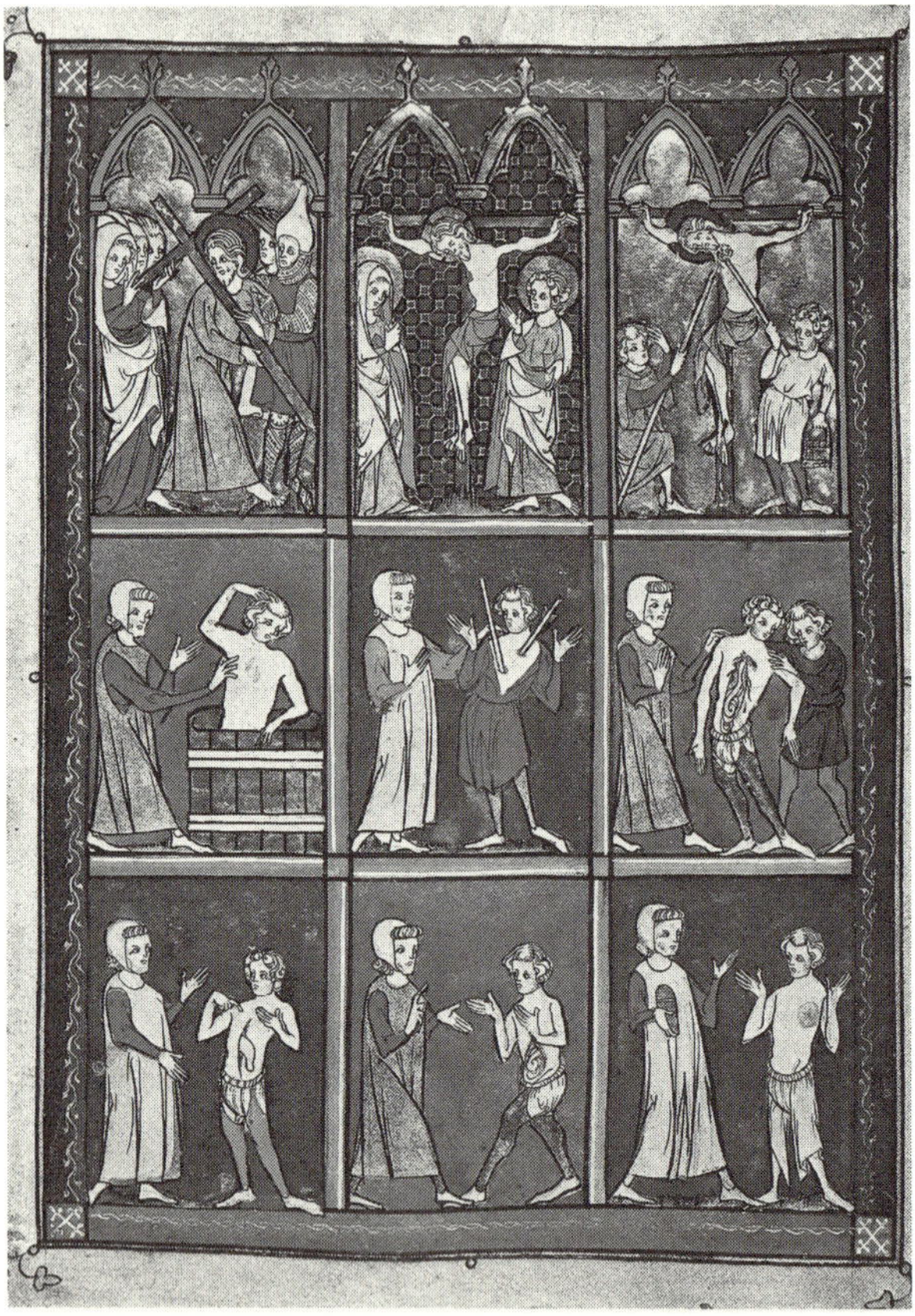

図３　「外傷の治療例」ロジェール・フルガールの『外科学』13世紀の仏語版（ロンドン／大英図書館）

れば、身体に施す薬の効果はより大きくなる。罪の原因を取り除けば、その影響が消えるからである」と説明し、医師が治療を施す前に病者が司祭に告解することを義務づけた[18]。換言すると、この教令は魂の医師である司祭の役割を優先し、世俗の医師の医療行為に規制を課したのである[19]。

ラテラノ公会議から百年以上を経た十四世紀中頃、イギリスの名門貴族ランカスター公ヘンリー・オヴ・グロスモント（Henry of Grosmont, 1st Duke of Lancaster, 一三一〇頃―六一年）が著した黙想の書『聖なる治癒の書』（*Le Livre de Seyntz Medicines*）には、この教令が中世末の社会に浸透し、教会と医学が密接につながっていたことが映し出されている。題名が示すように、ヘンリーはこの書のなかで医学・医療に関わる比喩表現を駆使した。傲慢や色欲などの七つの罪源によってすっかり荒んだ己の魂を、七つの傷を負った身体にたとえ、医師キリストと看護婦マリアによって外科的治療が施される様子を黙想したのである。そこには、当時の最新医学の知識を豊富に織り込んだ傷口の治療法が具体的に記されている。

ヘンリーの病の治療は告解の秘跡で始まった。初代ランカスター公となったヘンリーは司祭の前で己の人生を振り返り、これまでに犯した数々の罪とその状況を打ち明ける。そして、罪によってできた口内の爛《ただ》れが癒えるよう神の赦しを乞うて祈りを捧げるのである。

優しい主よ、我を憐れみ、わが舌が口のなかにできたひどい傷を癒し、また、わが舌によってその汚れが清められるようお恵みを与え給え。口内をはじめ、わたしの身体に刻まれたあらゆる罪を告白します。心からの悲しみによって。[20]

当時、裕福な人びとの診察や治療には、多くの場合、司祭でもあった医師が当たった。ヘンリーに仕えた侍医はおそらく聴罪司祭を兼務していたであろう。治療に際して行われる告解は、魂の病が治癒する第一歩と考えられ、ヘンリーが全幅の信頼を寄せる侍医が担当したようだ。また、告解は一種の心理療法であったと言える。聴罪司祭は魂の医者としての役割を担い、個々人の魂の汚れを取り除き、清らかに保つ手助けをした。これは治療中に突然訪れる死への備えともなり、告解せずに死を迎え、地獄に堕ちる恐怖から人びとを解放した。実際、教会による霊的な衛生管理は魂の健康と重なっていた。十五世紀に制作された時禱書の挿絵に描かれた臨終の場面には、魂の安寧が教会の仲立ちによって成り立つことがはっきりと現れている（図4）。しばらくこの図像に注目しよう。病人の目前にキリストを象徴する一本のロウソクが差し出され、前方には終油の秘跡に用いる聖具が置かれたテーブルがある。そのテーブルをはさんで司祭と未亡人とおぼしき女性が祈りを捧げている。病人のそばには看護する女性たちが描かれ、尿の入ったフラスコを手にした医師は画面後方に退いている。死の床では、身体を治療する世俗の医師の姿は背景へ遠ざかり、死にゆく人間の魂の安寧を祈る人びとが画面の前方を占めている。

しかし、尿の観察から病状の経過を判断、予想する医師の役割は軽視できない。医師が病人の危篤を判断すると、まず聴罪司祭が呼ばれた。「よい死」を迎えるために医師が果たす最も重要な役割は死期を知らせることである。中世では、死を迎える準備の中心に病者の告解と終油の秘跡があり、この儀式は霊的安寧を確保し、最後の審判の備えとなった(21)。中世の医療では魂のケアが身体の治療に優先したが、よい死を迎えるため

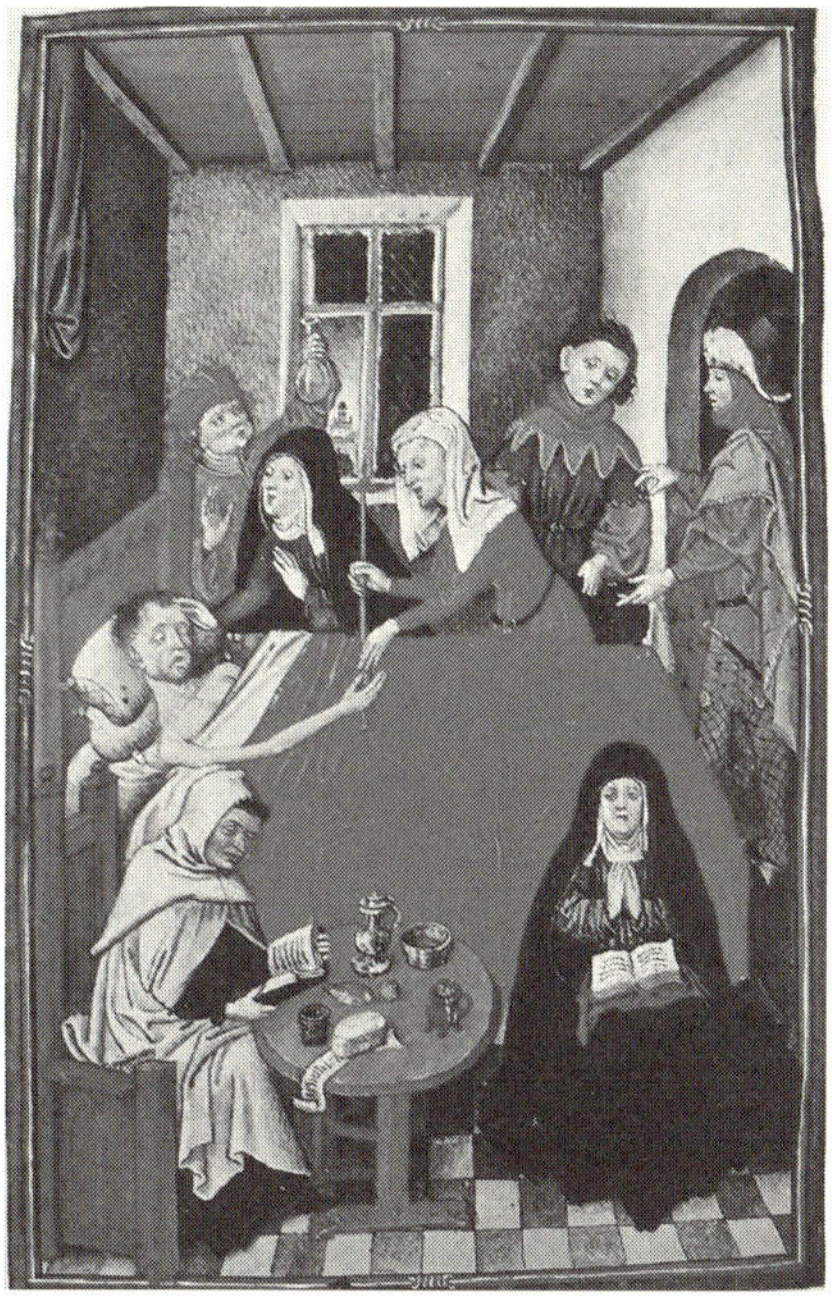

図4　「臨終のとき」『カトリーヌ・ド・クレーヴの時禱書』15世紀中頃（ニューヨーク／ピアポント・モーガン図書館）

の社会システムが機能していたと言える[22]。

　しかし、霊的治療を強調し、身体的苦痛に無関心を極め込んでいた教会も、健康の回復に感謝を捧げ、癒しを求めて各地を巡礼する人びとを拒むことはなかった。中世の巡礼にはさまざまな意味が含まれるが、次節では、キリスト教徒の巡礼を概観し、宗教と医学が交差する文化的現象としての巡礼について詳しく見ていこう。

三　巡礼と病の癒し

中世の巡礼

　キリスト教の黎明期から、巡礼は象徴的な旅だった。新約聖書の「ヘブライ人への手紙」（第十一章　十三節）には、キリスト教徒は天の家へ帰る旅人（viatores）と記されている。しかし、あらゆる宗教に聖なる場所という概念があるように、キリスト教においても天の国への帰還の途中に神と出会い、祝福にあずかる特別の場所があると考えられた。キリスト教徒の巡礼は四世紀頃から始まり、敬虔な信者は聖地イェルサレムやローマを巡礼した。

　巡礼の主たる目的は神の讃美にある。聖地イェルサレム巡礼ではキリストの受難を追体験し、神秘的経験を得る者もいた[23]。また、巡礼はたびたび悔悛行として行われ、道中や目的地での禁欲行をとおして霊的清めの神秘にあずかる者もいた。マージェリー・ケンプは、恵まれた立場を生かして、遠くイェルサレムを巡礼し、帰路はローマに滞在、続いてサンティアゴ・デ・コンポステーラ巡礼を果たした。マージェリーの自伝には、彼女が巡礼の体験をとおして霊的にも越境し、世俗にとらわれた自らの魂を解放した軌跡が記されている[24]。

もとより、キリスト教の教えは最後の審判と魂の救済が軸になっている。キリスト教徒の心中では、死後に待つ悦楽への期待と地獄の苦しみへの恐怖が織り交ざり、ヨーロッパ各地に広がる巡礼地へと駆り立てられた。加えて、中世では教皇を頂点とした聖職者から平信徒にいたるまで、全キリスト教徒が聖人を崇拝した[25]。特に、殉教者崇拝と聖遺物崇拝は中世をとおして衰えることはなく、巡礼者は聖人ゆかりの地で神へのとりなしを祈願した[26]。実際、ローマ帝国崩壊後の社会不安の時代に、殉教者は信仰の支えとなり、数多くの聖人伝説が生まれた。やがて、殉教者の流した血が崇拝の対象となるのに始まり、聖遺物崇拝が盛んになったのである。

ロマネスク期には、スペイン北西部ガリシア地方のサンティアゴ・デ・コンポステーラが巡礼ブームに火を付けた。キリストの三大弟子のひとり聖ヤコブは生前ガリシア伝道をこころざし、イベリア半島を訪れたという伝えがあり、九世紀はじめ、コンポステーラでヤコブの遺体が発見された[27]。贖罪と奇跡を願う人びとはコンポステーラ大聖堂を目指したが、特にフランスには、彼の地に通じる四つの巡礼の道があり、巡礼者は街道に点在する教会を訪れ、そこに保管されていた聖遺物を参詣した[28]。

しかし中世末になると、巡礼の目的のなかに娯楽・団体旅行といった世俗性が目立ってきた。十四世紀のイギリスを代表する詩人ジェフリー・チョーサーの『カンタベリー物語』には、春の到来に誘われ、巡礼に参加する聖職者、騎士、粉屋、機織りの女といった多様な身分と職業の人間が描かれている。しかし、いかに世俗的関心が大きい人びとであっても、目的地カンタベリー大聖堂に奉られた殉教聖人トマス・ア・ベケットの血という聖遺物に惹きつけられたにちがいない。実際、聖遺物を求めて旅する人びとは中世末にかけて増え続けた。特に、病者（旅をする体力や財力がある場合であるが）は聖遺物に癒しを期待した[29]。病者の痛みはキリストの受難の苦しみや殉教聖人の苦痛と重ねられた。彼らは聖人ゆかりの聖堂を巡礼し、聖遺物を目にし、触れ、心優しい聖人のとりなしによって不幸から免れんことを祈ったのである。

聖人崇拝と聖遺物

聖遺物には聖人の肉体に由来する直接的なものと衣服などの間接的なものがある。どちらであれ、聖遺物が放つ癒しの光の前にすべての人間は平等であり、巡礼に訪れる者は身を屈して祈りを捧げ、聖人の霊的威光にあずかろうとした。聖遺物への熱意はトマス・アクィナスの最期の様子からも窺える。フォッサノーヴァのシトー会修道院で死の床に伏したトマスは人生最後の三段論法を思考しつつも、周りを取り囲むシトー会修道士たちの熱い視線が彼の身体に注がれていることに気づいていただろう。修道士たちは間もなく素晴らしい聖遺物が手に入る期待に胸を膨ませていたと推測されるが、聖遺物へのこのような関心は中世末にかけて増幅した。(30)

聖遺物を納めた聖堂は多くの巡礼者を惹きつけた。特に、病を患った者はロウや金属で象《かたど》った腕・足・心臓・肝臓などを奉納し、奇跡を期待した。(31) 十五世紀のノーフォークで富裕ジェントリーとして栄えたパストン家の人びとが交わした手紙『パストン家の書簡』は、貴重な文学・歴史資料として伝えられているが、ここにも捧げものの話が出てくる。パストン家の主婦マーガレットは、義母アグネスが息子ジョンの病に心を痛め、ジョンの回復を願って、聖母を奉るノーフォーク屈指の巡礼地ワォルシンガムの聖堂にジョンの体重に相当する重さのロウソクを奉納したと書き残している。(32)

また、特定の聖人が身体の特定部分や臓器の癒しを得意とすると信じられた。病人が寄りすがり、特別の効能を期待した癒しの聖人の例を挙げよう。三世紀のシチリアには、キリストへの愛ゆえにシチリア総督の求婚を拒否し、殉教した聖アガタがいた。アガタは拷問の末、乳房を切り取られたが、その晩、胸の傷は完全に癒えたと伝えられた。やがてアガタは乳房の病を専門とする聖女と崇められ、多くの女性が祈りを捧げた。中世の図像には、皿に乗った乳房とアガタを描いたものがある。(33) 同じ頃、シチリアのシラクサで殉教した聖ルチアは「光」を意味する名を持つ。政略結婚を拒み、信仰を貫いたルチアはキリストの花嫁として殉教した。目の見えない人びとはルチアに治癒を願ったが、これは拷問の末、ルチアの両目がえぐり出されたとき、奇跡が起きて、目がなくとも見ることができたと伝えられたからである。中世末の図像には、両目が納まった眼鏡フレームを手にする聖ルチアが描かれている。(34) また、口絵2には、殉教の際に歯を抜かれ、後に歯痛などの歯病の守護聖人となった三世紀のキリスト教徒アレクサンドリアの聖アポロニアが描かれている。ペンチで挟んだ歯をじっと見つめる表情は悲しげだ。

さらに、中世末には、ペストから人びとを守る聖人が崇拝された。一三四七年、ペストがヨーロッパを襲い、人口の三分の一以上を奪ったと推定されるが、その後もこの疫病は周期的に流行し、ヨーロッパ世界を震撼とさせた。人びとは、ペストが流行ると、ペスト患者の守護聖人ロクスに祈りを捧げ、ペストの矢から人びとを守る聖セバスチャンに加護を願った。ローマの殉教聖人セバスチャンは身体に矢を受けても生きのびたと伝えられたからだ。また、精神疾病（狂気）を治す聖人もいた。[35] イギリス北東部ノーサンバーランドのリンデスファーン島にあった修道院では、七世紀末に修道院長を務めた聖カスバートの遺物が起こした奇跡が書き残された。カスバートは身体の病ばかりでなく心の病も癒したと伝えられている。

身体の治癒

身体の治癒を願う巡礼が中世に増えた背景には、中世医学の実践だけでは病気が容易に治癒しなかったことと、医療インフラが極めて脆弱だったことがある。中世では高い治療費に加え、大学で専門教育を受けた医師の数は極めて少なく、医師の診療を受けられるのは王侯貴族や富裕層に限られた。また病気の診断や治療も、現代のように科学的根拠を基に体系化されてはいないので、医師も客観的に完治を宣言できるわけではなかった。むしろ多くの場合、治癒には病者の主観が反映されていたのである。[36] よって、聖遺物が病者の心身によい影響を与えると信じられても不思議ではない。たとえば、聖遺物に近づき聖人のオーラを感じとると、血液に乗って肝臓から全身に届けられる精気が刺激され、身体全体が活性化したのかもしれない。病者が詣でた教会で行われる告解も、清めと赦しという心理療法的な効果があっただろう。

また、病気の発症と治癒は季節や環境にも影響された。中世の食生活では冬になるとビタミン類が不足する。ビタミンAが欠乏すると鳥目に、ビタミンDではくる病になった。さらに、暖房や炊事で使う薪の煙が室内に立ちこめる生活環境のなかでは、目や呼吸器の障害が起こりやすかった。腐ったライ麦を用いたパンを食して、手足の壊疽が起こるくだんの麦角病は冷たく湿った冬の病気だった。反対に、春になって巡礼に行くと、著しく健康を回復する場合があった。特に、目の見えない人が視力を取り戻すことがしばしばあったが、これは聖人のとりなしもさることながら、巡礼中に宿泊施設で沐浴し、滋養豊富な食べ物を与えられたのが効を奏し、粘膜の炎症が和らいだからだろう。また、農業社会の中世では、多くの農民の持病は過酷な労働に起因する関節炎だったので、農閑期に巡礼し手足を休めると、痛みが鎮まることも多かった。もちろん、巡礼は旅することであるから、日頃のストレスから解放される。特に、春の訪れとともに巡礼に出ると、体調は自然に回復するものだ。暗い冬を過ごして気分が沈み、心身の不調を感じる人びとにとって、巡礼は息抜きとなった。『カンタベリー物語』に巡礼の一人として登場する医者は聖書に関心を示さない俗物であるが、率先して巡礼に参加している。

また、巡礼は女性のあいだで特に盛んだった。中世では妊娠・出産で命を落す危険性は非常に高く、女性は妊娠の度に恐怖を味わった。たとえ出産まで妊娠が持続したとしても、異常分娩・死産・大量出血・産褥熱などの危険に常にさらされていた。十四人もの子供を産んだマージェリー・ケンプは大陸への巡礼に加え、ノーフォーク周辺の教会を詣でた。彼女が何度も訪れた巡礼の地にノーフォーク北部のウォルシンガムがあった。ここには聖母のお乳が奉られ、女性の巡礼地として知られていた。多くの女性たちはウォルシンガムの手前のホートン村（Houghton）に立ち寄り、セント・ジャイルス教会で祈りを捧げた。この小さな教会はまさに母系聖家族を称える教会だった。中世末の教会には、スクリーンと呼ばれる内陣の仕切りに聖人の姿がたびたび描かれたが、この教会のスクリーンの主役は聖エリザベトと洗礼者聖ヨハネの母子、聖母マリアの母と伝わる聖アンナとマリア、クレオパのマリアと子供たちなど、聖母の家系の母と子である（図5）。母子を中心とした図像は、キリストの人間性への崇敬に加え、出産で命を落とす女性が多かったこの時代、安産を願う女性たちの思いを反映していると言える。

ところで、病の癒しが民衆の信心と結びつくと、自然に喜捨が促される。霊的治癒を重視し、身体的苦痛の軽減には消極的だった教会も、財政を潤す喜捨に無頓着ではいられなかった。奇跡を行う聖遺物を目がけ、人びとが教会に押し寄せ喜捨すると、教会や町は潤った。しだいに聖遺物はプロパガンダになるのだが、それが過熱すると、聖遺物の売買・盗難・偽造が行われた。フランス中部の山間の村コンクのサント・フォワ教会には、幼き聖女フォワの聖遺物を納

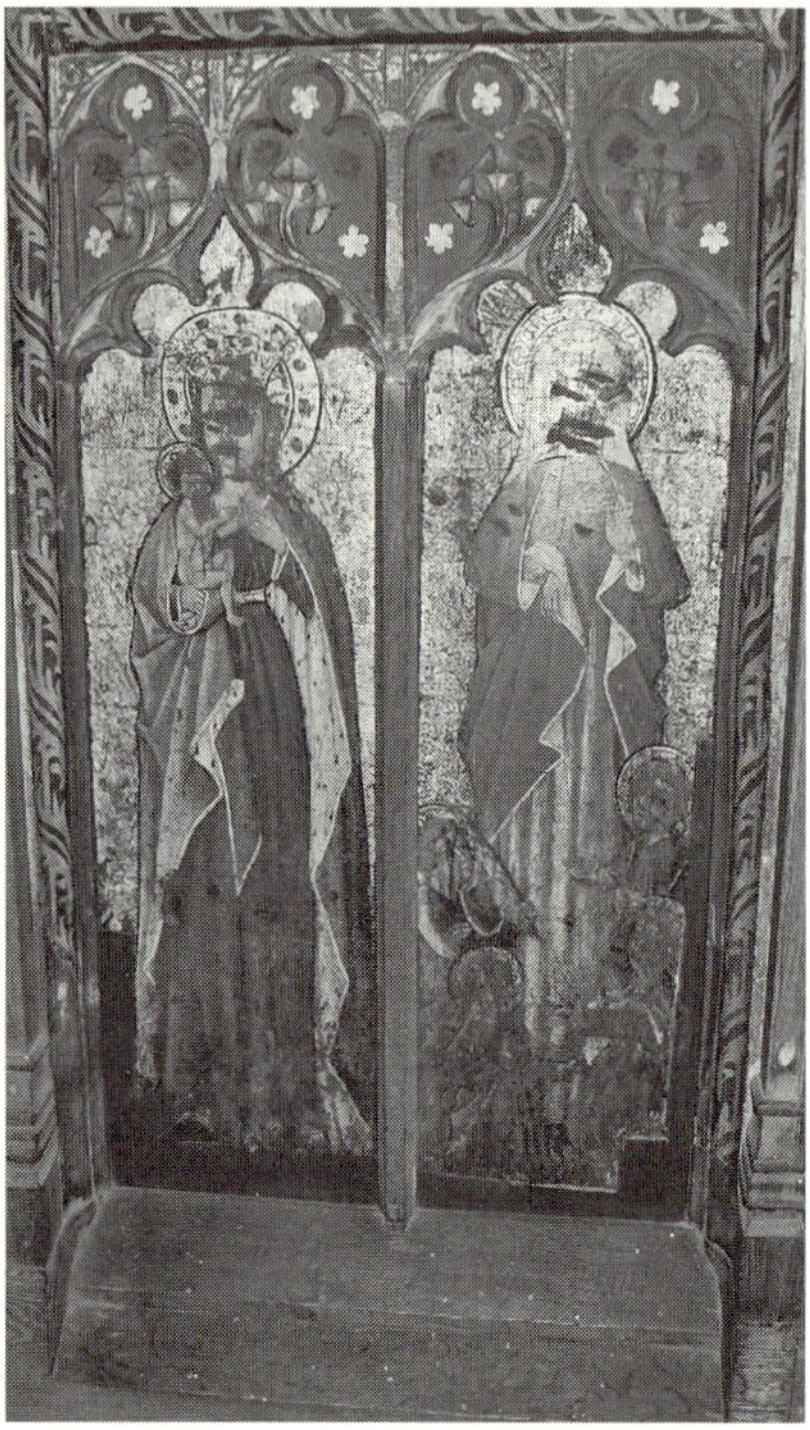

図５　「聖母子とクレオパのマリアと子供たち」内陣仕切り　15世紀，ホートン（ノーフォーク）セント・ジャイルズ教会（著者撮影）

めた黄金座像が鎮座する。この聖遺物は窃盗もどきの手口で獲得されたと伝えられているが、このような聖遺物騒動の事例は中世で事欠かない。また、聖遺物にまつわる奇跡を集めた奇跡譚も聖職者によって編まれた。主な目的は聖性の誉れ高い人物の列聖審査に必要な奇跡の事例を記録することだった。候補者がひとたび列聖されると、彼らの聖遺物を所有する教会は多くの老若男女を惹きつけ、献金や捧げもので潤うのである。教会は医師の能力や医療の限界を横目で見ながら、聖遺物がもたらす経済効果を享受していたと言えるだろう。

しかし、聖遺物に寄せる巡礼者の畏れや期待につけこみ、彼らを食い物にする、あからさまな商業主義への批判は宗教改革以前から聞こえた。イギリスの場合、ロラード派と呼ばれる異端グループが最も厳しい批判を行った。十四・十五世紀、イギリスの宗教界はオクスフォードの神学者ジョン・ウィクリフを信奉するロラード派の出現で大きく揺れた。ウィクリフは、すべてのキリスト教徒は聖霊の導きによって聖書を理解し得ると信じ、聖書こそが信仰の根幹、最高の権威であると説いた(37)。さらに、ウィクリフは教義についての批判を行い、ミサの聖別されたパンと葡萄酒はキリストの体と血のシンボルにすぎないと唱え、聖体の実体変化を否定した。また、秘跡・告解・巡礼・聖人崇拝・聖像崇拝を批判し、道徳面でも、腐敗したローマ教会や創設時の理想を見失い堕落した托鉢修道会を厳しく糾弾した。しかし、病者が聖人のとりなしを願って巡礼する文化はキリスト教社会に深く浸透し、ヘンリー八世が断行した宗教改革に揺れる十六世紀半ばのイギリスにおいてもなお続いていたのである。

第二章　世俗の医学

一　ギリシャ・イスラム医学の継承

中世の医療シーンには世俗の医学とキリスト教とのせめぎあいや融合が見られる。「医師キリスト」が君臨する教会の権威は十九世紀まで連綿と続くが、すでに旧約聖書の時代から、医者は神から与えられた尊い役割を担っていた。「シラ書（集会の書）」（第三八章　一―一五節）は、医術は神が与えたものであると説き、医者を創造し、全地の人びとに健康を与える神を称えている。

医者をその仕事のゆえに敬え。主が医者を造られたのだから。（中略）医者は薬によって人をいやし、痛みを取り除く。薬屋は薬を調合する。主の業は決して終わることなく、健康は主から全地の人びとに与えられる。（中略）医者の手によって病気が治る時もある。医者もまた主に祈りを求めているのだ。病人の苦しみを和らげ、命を永らえさせる治療に成功することを。(1)

また、現世での健康に大きな注目が集まるのはルネッサンス以降であるが、中世末には身体の治癒への関心は増し、医師という職業に対する期待が高まった。この期待は、「医師キリスト」が世俗の医者を祝福し、苦痛を緩和するための手段や方策を与えるという考えに支えられている。病は神からもたらされ、神によって癒されるが、医学の専門知識もまた、神からの贈り物と考えられた。医術が魔術に悪用されず、適切な環境で使われるのであれば、魂に害を及ぼすことはない。むしろ感謝をこめて、神の贈り物を用いるべきであるという考え方が広がった。キリストが弟子に対して、恵まれない人びとを世話するよう説いたことも、医術の普及を後押しした。同時に、苦痛や絶望を取り除きたいという人びとの素朴な願いが、薬草処方、外科的治療、お守りや呪文などの呪術的治療といったさまざまな試みに人びとを駆り立てたのである。

教会に次いで中世医学に影響を与えたのは、ヒポクラテスやガレノスが確立した古代ギリシ

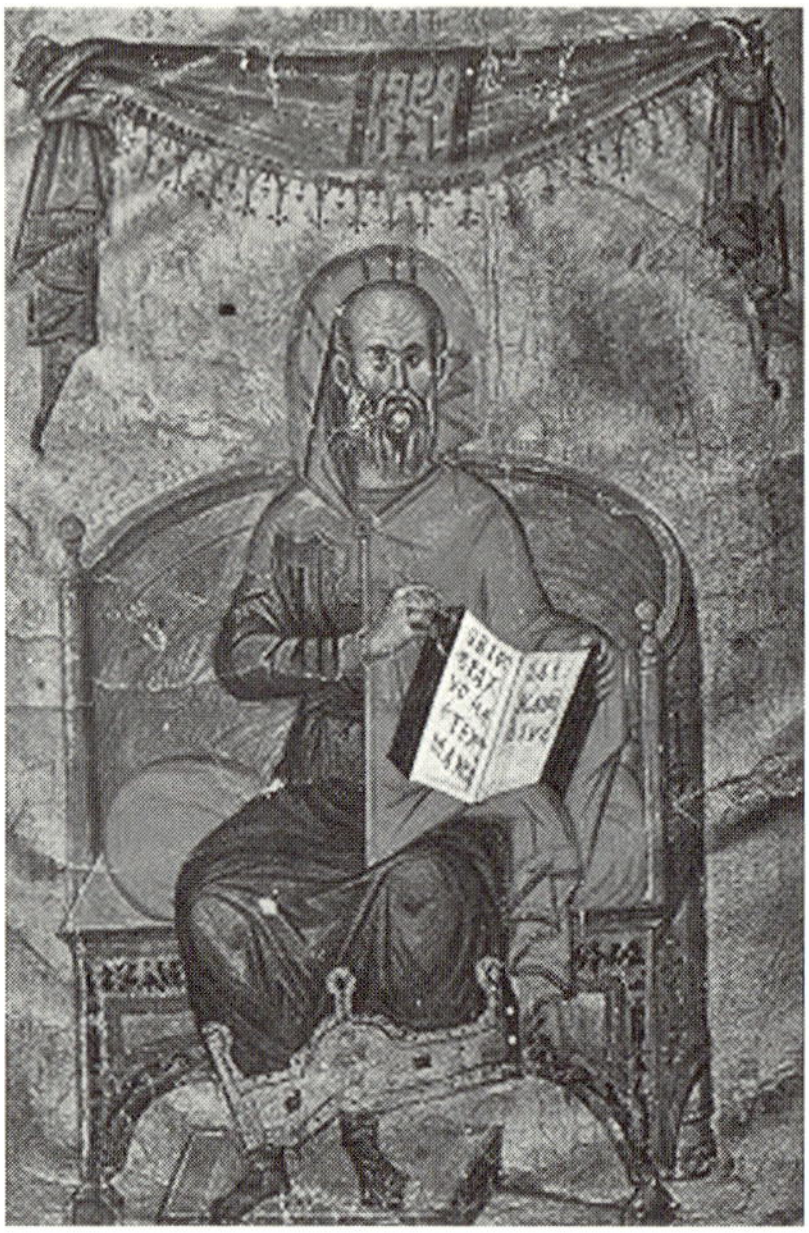

図6　「ヒポクラテス」1342年頃，ビザンティン（パリ／国立図書館）

ャ医学であった。中世では、キリスト教以前の偉大な異教徒がキリスト教化されることがしばしばある。たとえば、ローマの詩人ウェルギリウスはキリストの誕生を預言した尊敬すべきローマ人と解釈され、ダンテの『神曲』をはじめ、中世の文学・文化に融け込んだ。また中世の図像には、光輪を背景に自らが著した医学書を手にするヒポクラテスの姿を描いたものがあるが（図6）、異教徒ヒポクラテスがキリスト教化され、聖人や神のごとく崇敬されていたことを窺わせる。『カンタベリー物語』のくだんの内科医は、まずギリシャ医学やイスラム医学に関する知識を披露すべく、ディオスコリデス、ラーゼス、アヴィケンナ等、古《いにしえ》の学者を列挙し、ベルナール・ゴルドン、ジョン・オヴ・ガッデスデン、ギルベルトゥス・アングリクス等、同時代の高名な医者の名を付け加えた。(2) こうして、ギリシャ医学の偉人たちは中世から近代に至るまで君臨し、医学の伝統に影響を与えたのである。

ところで、ヒポクラテスの医学とは、紀元前四〇〇年頃、ギリシャのコス島を中心に栄えた医学のことである。ヒポクラテスとその一派が著したとされるヒポクラテス集成は古代・中世の西洋医学の基礎を作った。この医学書には、「古い医術について」、「空気、水、場所について」、「流行病について」などの重要な論文の他に、医の倫理の基礎となる「ヒポクラテスの誓い」が含まれ、現代の生命倫理学においてもしばしば言及される。

ヒポクラテス派は病気を自然界の現象と捉え、人間の力によって制御し得る対象と考えた。また、病気を各個の臓器の不調ではなく、全身、あるいは全人格の病と捉え、ホリスティックな医学を唱えた。さらに次節で述べるように、ヒポクラテス医学の根幹には、病気は四つの主体液のバランスの崩れに由来するという体液病理学があった。

ヒポクラテス医学を引き継いだのがガレノス（一二九―二一六年頃）である。彼はペルガモンの裕福な家庭に生まれ、修辞学、哲学、医学を学び、ローマ皇帝の侍医となった。ガレノスの著作は三五〇点以上に及ぶ。動物の解剖を行い解剖学にも通じていたが、ガレノスの最大の功績はヒポクラテス派の体液説を発展させた生理学にある。哲学者のあいだでも医学に関する著作が生まれた。プラトン（紀元前四二七—三四七年）は体液が魂に与える影響に関心を持ち、『ティマイオス』において体液生理学を論じている。マケドニアの医師の家庭に生まれたアリストテレス（紀元前三八四—三二二年）は、自然界への大きな関心を著作として残した。たとえば、動物を解剖して著した『動物誌』では、動物体の諸部分を比較・分類し、形態・生殖・発生の諸現象を解説している。

ところで、古代において飛躍を遂げた医学も、ローマ帝国が衰弱・崩壊し、古代が終焉に向かうなか、衰退の一途を辿った。ヒポクラテスやガレノスの高度な医学やその教育は、西洋に代わってビザンティン帝国やイスラム圏で継承されることとなる。古代ギリシャの科学書や医学書が収集され、科学全般が発展したのもバグダードを中心とするアラビア世界においてであった。八世紀以降、イスラム圏ではギリシャ語で書かれた古代医学の翻訳が進み、ギリシャ医学はイスラム文化に吸収されたのである。

イスラム圏で活躍し、後世に大きな影響を与えた医学者のなかに、アル＝ラージー（ラーゼス、八六五—九二五／三二年）、イブン＝シーナー（アヴィケンナ、九八〇—一〇三七年）、イブン＝ルシュッド（アヴェロエス、一一二六—九八年）等がいる。彼らは法律、論理学、数学、天文学、コーラン、医学を学び、ギリシャの医学書を翻訳した。そして、古代の学問をイスラムの知的体系と融合させ、医学においても高度な水準を保つことに成功した。

アヴィケンナは『治癒の書』(*Kitab al-Shifa*) や五巻から成る『医学典範』(*Kitab al-Qanun fi al-tibb*) などを著し、ガレノス医学を広めた。『医学典範』は百科全書であり、医学書の複雑な内容が容易に参照できるようになっている。また、同書をとおしてアラビアの薬学が西洋に広く伝播した。『医学典範』第二巻は単味薬、第五巻は調合薬に関するもので、薬物の正しい調合法、蒸留法、計量法が記されている。また、丸薬の臭みや苦味を消すために、血液浄化の効果があるとされた金粉や銀粉で丸薬を覆ったり、砂糖を混ぜ、アルコールを使用するなど各種の方法が提案されている。『医学典範』の写本はイベリア半島をはじめイスラム圏の広い地域に伝播し、医学教育に貢献した。これは同書を世に送り出したアヴィケンナの偉大な功績と言えよう。

十一世紀以降、西ヨーロッパは十字軍による遠征や交易文化の復興をとおしてイスラム圏からギリシャ医学を学ぶようになる。先ず、アラビア語の医学書がラテン語に翻訳され、医学の教科書が作られた。チュニジア出身のコンスタンティヌス・アフリカヌスはモンテ・カッシーノの修道士で、多くの著作の翻訳を手がけた。たとえば、『ヨハンニティウスの医学入門』(*Isagoge de Johannitius*)、あるいは『ガレノス・テグニ入門』(*Isagoge de Johannitius ad*

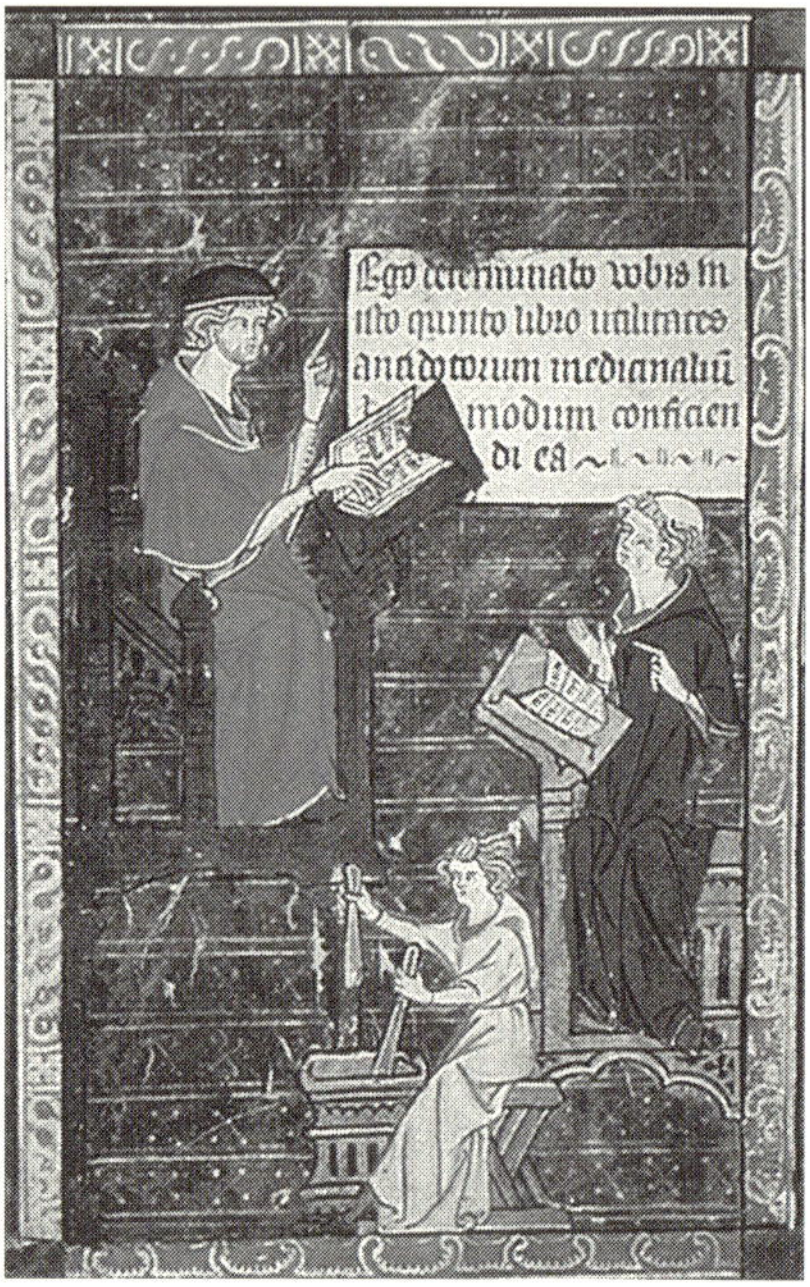

図７　「医学部の講義」『医学典範』クレモナのジェラルド訳（パリ／国立図書館）

Tegni Galeni）という題名で伝えられたフナイン・イブン・イスハーク（Ḥunayn ibn Isḥāq al-ʻIbādī, 八〇八—七三年）の『医学の質問集』（*Kitāb masāʼil fī al-ṭibb*）は多くの読者を得た。(3)

古代の医学書が次々とラテン語に翻訳されると、十二世紀頃からイタリアのサレルノ医学校や各地の大学医学部で医学は飛躍的な発展を遂げた。アヴィケンナの『医学典範』は十二世紀後半に著名な翻訳者クレモナのジェラルドによってラテン語に翻訳され、アリストテレスの自然科学に関する著作とともに、当時、揺籃期にあったイタリアのパドヴァ、ボローニャ、南仏モンペリエの大学医学部のシラバスに導入され、医学教育に大きな刺激を与えた。(4)『医学典範』はその後も十八世紀まで西洋の医学教育で使用され

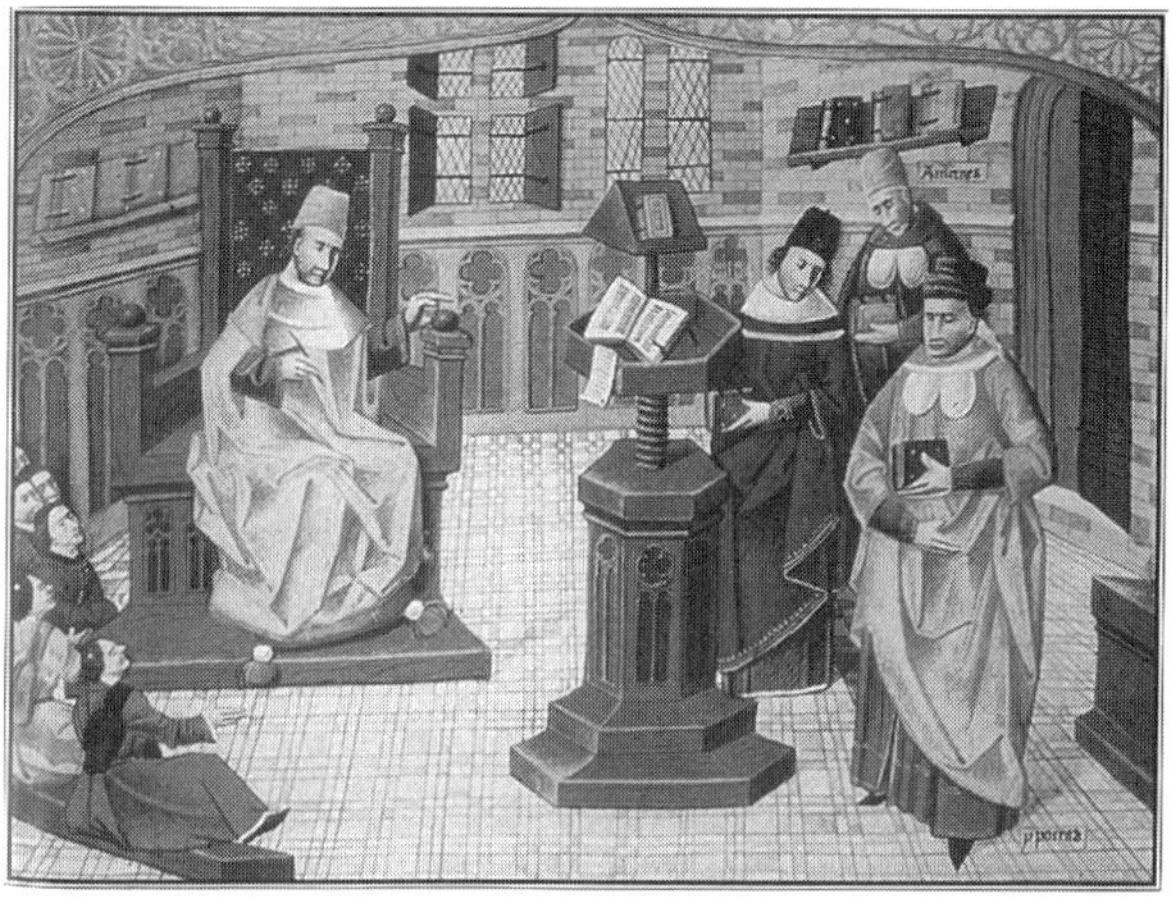

図8　「ベルナール・ゴルドン」（パリ／国立図書館）

たのである。

図7は大学医学部での講義の様子を描いたものであるが、当時の教授が『医学典範』のラテン語写本を開いて講義をし、足元では助手が乳棒と乳鉢を用いて薬を作っているのが分かる。また、三人の偉大な医学者ヒポクラテス、ガレノス、アヴィケンナが一堂に会し、議論に余念のない様子を伝える図像もある。(5) しかし、医学書がギリシャ語からアラビア語、さらに、ラテン語へと翻訳される過程で問題も起きてきた。書写、編集、転写が繰り返されることによって、原文がたびたび損なわれたのは否定できない。

ところで、図8はモンペリエ大学で学生を前に講義する医師ベルナール・ゴルドン（Bernard Gordon, 一二五八頃—一三三〇年頃）

を描いている。ベルナールは大学教授にふさわしい立派な出で立ちで座し、厳かな雰囲気を漂わせている。驚くことに、講義中のベルナールがガレノス、ヒポクラテス、アヴィケンナの霊を呼び起こすと、著作を手にした古の医学者が教室に現れる。中世の医学部ではこの三人こそが医学教育の権威であり、大学教授は彼らの著作に精通する必要があった。ベルナールも、三人の霊が己の講義に豊かな学識を吹き込んでくれるよう願ったのである。ガレノス、ヒポクラテス、アヴィケンナが異教徒であることがベルナールを躊躇させることはない。ギリシャ・ローマの異教徒もアヴィケンナのようなイスラム教徒も、医学の専門知識と技においてキリスト教の神のしもべとなると理解されたのである。

同時に、学僧が大学の医学教育に貢献したことにも注目しよう。サレルノ医学校、パドヴァ、モンペリエ、パリの大学医学部などで教育を受けた医師たちは、さらに上の学位を神学で得ることが多く、司牧活動をとおして新しい医学を大学の外に広めた。[6] また十三世紀の初めには、教皇庁でも医学への関心が高まった。イノケンティウス三世に仕えた侍医はサレルノ医学校に人脈を持っていた。教皇自身も積極的に医学の知識を吸収し、第四回ラテラノ公会議の開会時には、医学の用語や言説を盛り込んだ説教を行っている。またこの時期、多くの医学書が教皇の周辺から外部へと伝播し、学識ある聖職者のあいだに新しい医学の知識が広がった。[7] イタリアに限らず、支配者階級に仕える医師の多くは聖職者だったので、大学で教授される最先端の医学は特に社会的エリートへと浸透することとなった。

二　古代ギリシャの体液説

古代ギリシャでは人体の働きを大宇宙のなかで包括的に説明する理論体系が発展し、宇宙をマクロコスモス、人間の身体をミクロコスモスと捉えるプラトニズムのアナロジーが広く受け入れられた。この理論では、人間も宇宙を構成する空気、火、土、水の四つの元素から成り立ち、四大元素の構成に応じて、体液、体質、性質が決まるというシステムが出来上がった。

古代ギリシャのコスモロジーは西洋中世に継承された。十二世紀のドイツの女性神秘家ビンゲンのヒルデガルトは宇宙と人間のアナロジーに基づき神の創造した世界を理解した。著書『スキヴィアス』、『神の業の書』では、人間と宇宙の働きは呼応すると説明している。ヒルデガルトの幻視には、「宇宙のなかの人間」と呼ばれるイメージがあり（図9）、円をなす宇宙（マクロコスモス）の中心に両手を広げた人間（ミクロコスモス）が立っている。人間を宇宙全体のなかに位置づけることで、ホリスティックな宇宙観、人間観が生まれたのだろう。本節で

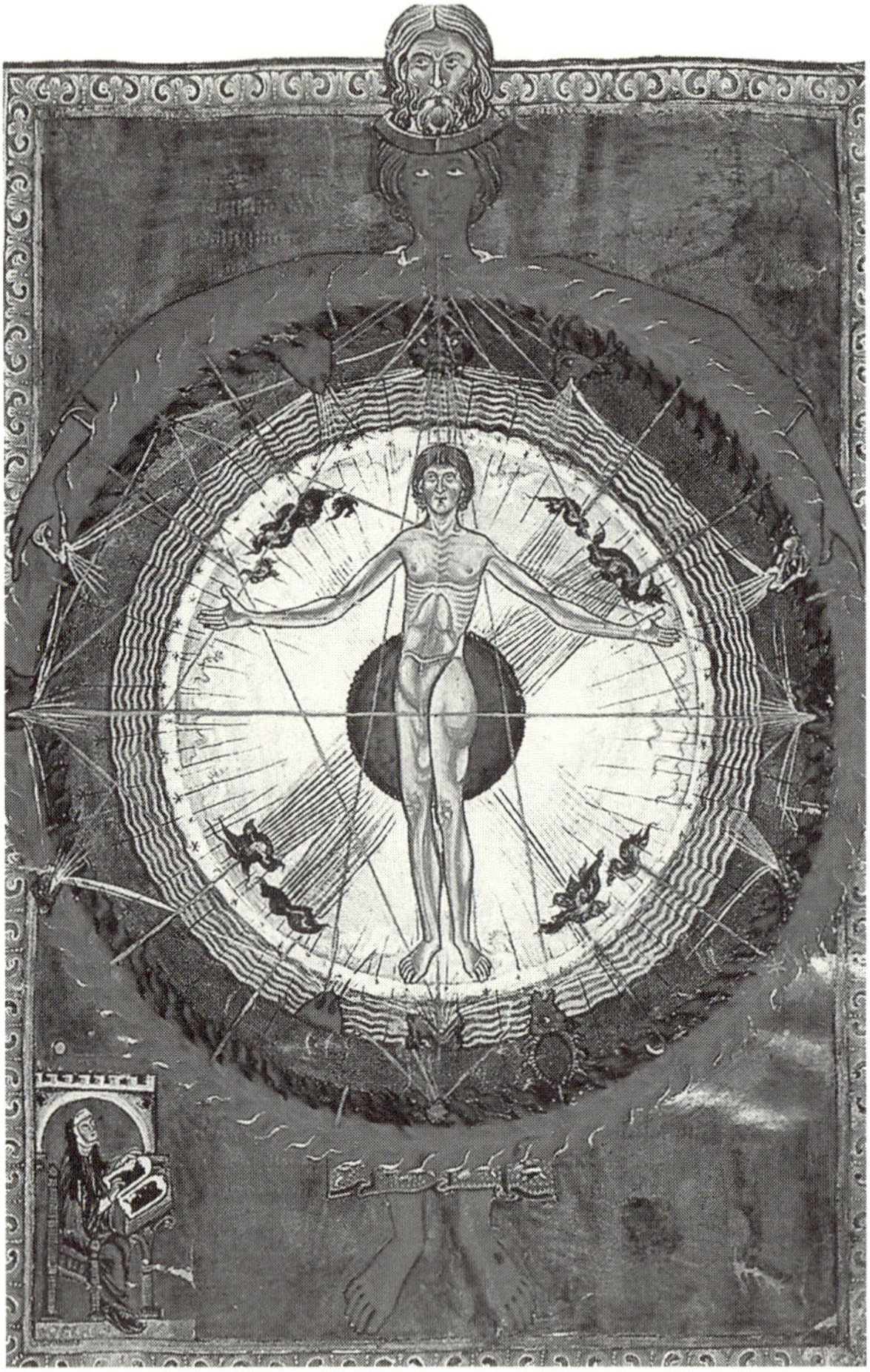

図９　「宇宙のなかの人間」ビンゲンのヒルデガルト『神の業の書』（ルッカ／州立図書館）

は、古代のコスモロジーに支えられた人間観が生み出した体液説に注目する。

体液説は古代ギリシャのエンペドクレス（紀元前四九〇頃―四三〇年）が唱えた自然観に由来する。彼は、宇宙は空気、火、土、水の四元素から成り立ち、この世に存在するすべてのものは、二つの元素を組み合わせてできる温、寒、乾、湿の四つの性質に分類されると考えた(8)。組み合わせの基本は、火と空気の温、水と土の寒、土と火の乾、空気と水の湿であるが、一度から四度の四段階ある度合いによって四つの性質に強弱が与えられた。こうして、理論的には四つの要素の組み合わせと度合いによってすべてのものの性質が決定する。小宇宙としての人間も四大元素によって構成され、それらと協働しながら広大な宇宙のシステムに組み込まれるのである。

ヒポクラテス派は四大元素説を体液生理学に応用した。人間の身体は血液、黄胆汁、粘液、黒胆汁の四体液で構成される。血液は空気、黄胆汁は火、粘液は水、黒胆汁は土に支配され、また、四大元素に対応して、熱気、冷気、乾燥、湿気が起こった。人間の体質も四体液に呼応して、多血質、胆汁質、粘液質、黒胆汁質の四つに分類された。多血質は温と湿の組み合わせで、胆汁質は温と乾、粘液質は寒と湿、黒胆汁質は寒と乾となる。四体液の割合は個々の人間によって異なるが、生来一つの体液が優勢であり、これが個々人の体質のみならず気質をも決

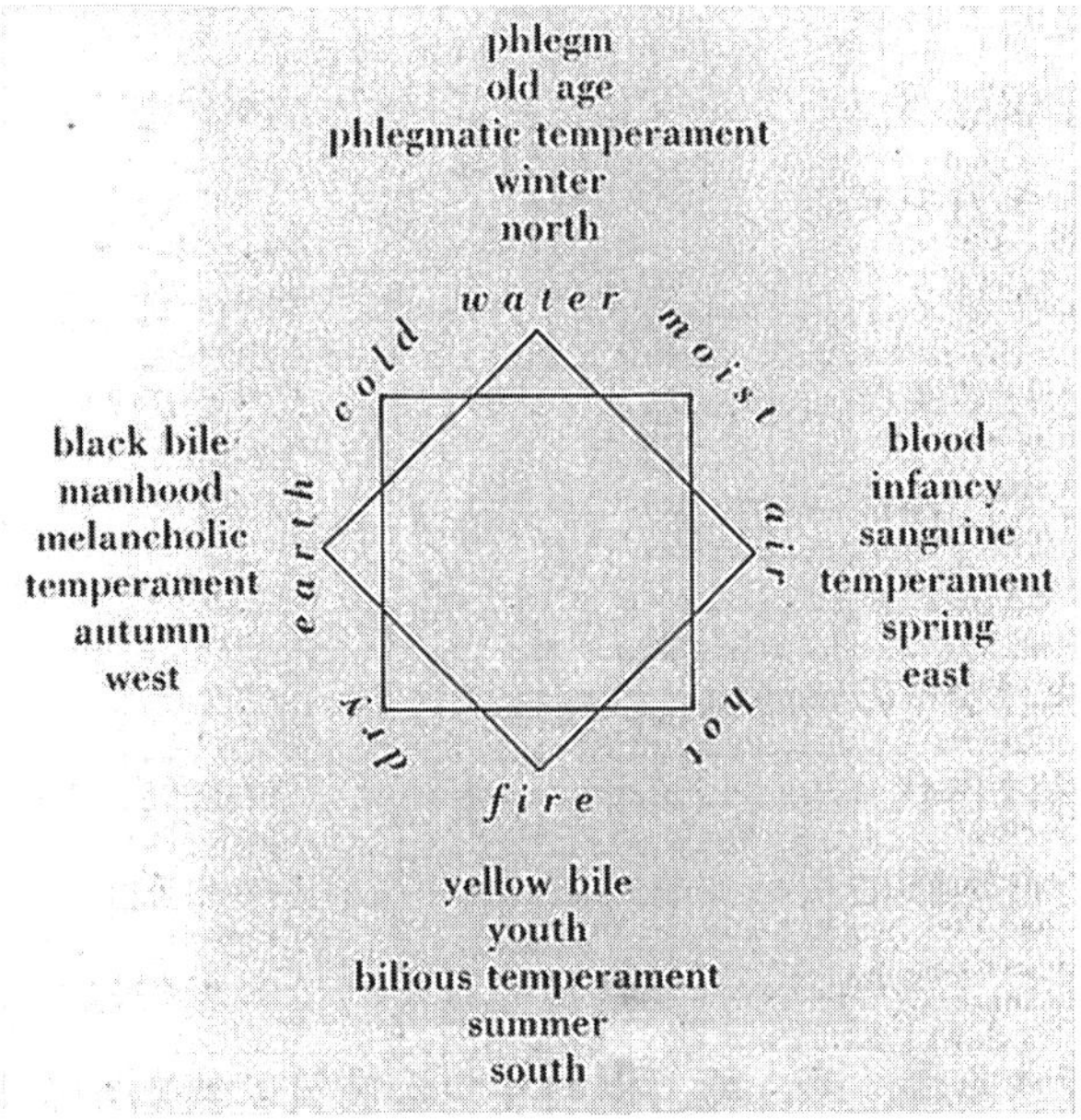

図10 「元素図式」

めることとなる。明るく活動的な多血質、怒りっぽい胆汁質、鈍重な粘液質、憂鬱で陰気な黒胆汁質に分類された。口絵3には、四種類の気質の人間が特徴的な姿で描かれている。女性と愉快に踊る者、暴力を振るう者、しつこく迫る者、寝込んで女性に看病される者のなかに、四つの気質の典型的な行動パターンが表現されている。

さらに、図10の「元素図式」が示すように、四元素は体液や気質のみならず、年齢、季節にも呼応する。たとえば、生まれたばかりの赤子の身体は水分を十分に含み、体液バランスも最良の状態にあるが、年をとれば体内の水分は減少する。すなわち、老人になると肌がかさつき、しわが増えるのは自然の理と理解された。また後述するが、女性は男性に比べ水分を多く含み、粘液質の傾向にあるため、しばしば精神状態が不安定になると考えられた(9)。さらに水分過多の体質ゆえに、可塑性が高まり、性格においても気まぐれ、ヒステリーと特徴づけられた。

ところで、人間の体液バランスを宇宙全体のなかに位置づける、ホリスティックな医学理論が発展した背景には、中世の知識人の柔軟な姿勢がある。彼らは、ヒポクラテス派やガレノスの古代医学がキリスト教徒にとって有益と判断すると、ためらうことなく教会の教えに取り込んだ。神学者は、アダムとエヴァは楽園で完璧な体液バランスを保っていたが(10)、神に背き楽園を追放されたとき、二人の体液バランスは崩れ、この世に疾病が入ってきたと説いた。敷衍して言えば、原罪を背負った人間の体液バランスは崩れているが、神であるキリストは完璧な体液バランスを保っているのである。口絵4には、薬箱が整然と並ぶ薬局のなかに、アダムとエヴァがキリストとともに描かれている。アダムとエヴァは病を患った顧客で、キリストは薬剤師というアナロジーが具象化されている。また、キリストを図の中心に据え、その回りに四体液を配置した図11は、四体液のバランスがキリストにおいて完成していることを示している。

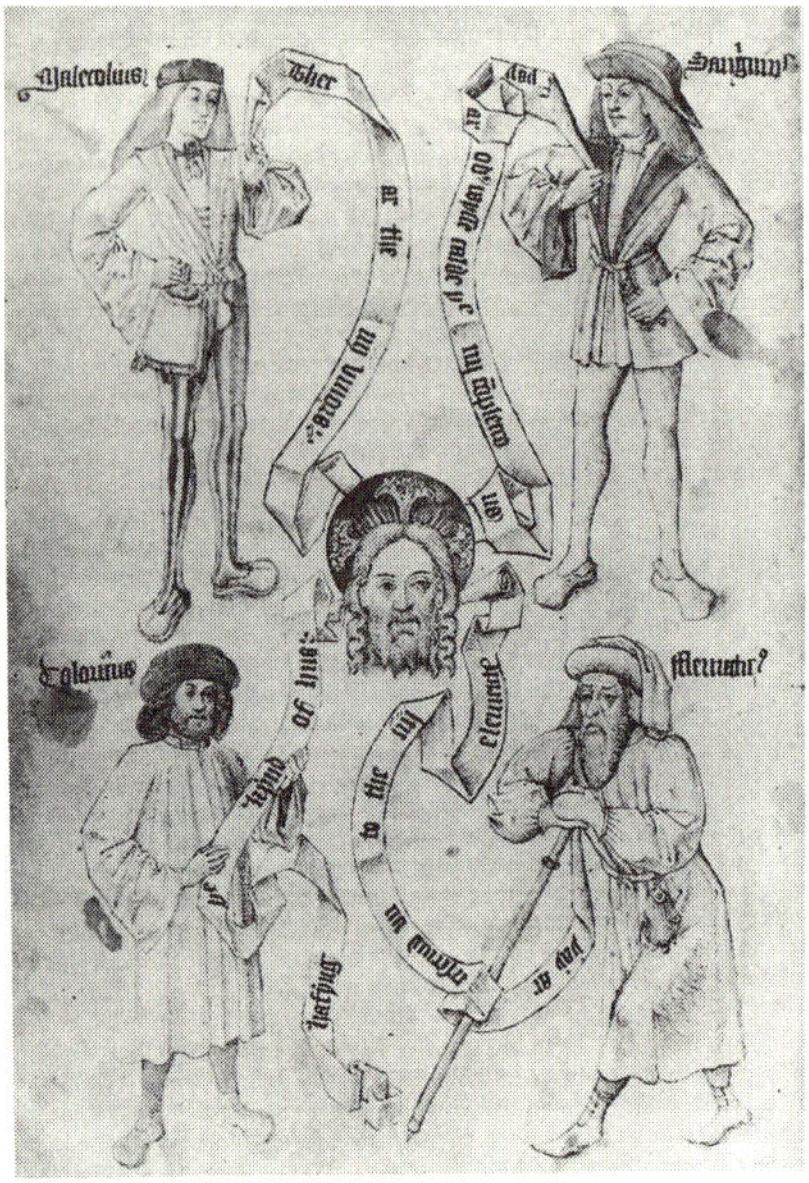

図11　「四つの体液」ヨークの理髪外科ギルド所有の写本　15世紀末（ロンドン／大英図書館）

このような神学的解釈を背景に、医学を学んだ司祭は医学と宗教の接合を重視し、医療の言説を司牧に活用した。たとえば、スコラ学者のオーヴェルニュのギヨーム（William of Auvergne, 一二四九年没）は、ガレノスの複雑な体液生理学を援用し、個々人の体液の固有性（体質・気質）がその人間の霊的状況を決定すると述べた。[11]

ところで、体液説に関連して、古代の医学者は、人間は外部環境へと広がった開放系であると考え、人間が生きていく上で避けることのできない要素を、大気、飲食、運動、睡眠と覚醒、排泄と停留、情念に分類し、それらを「六つの非・自然」（six non-naturals）と呼んだ。そして、健康を維持するために「六つの非・自然」を巧みに操作するよう唱えたのである。具体的には、澄んだ空気が流れる環境を保ち、食べ物と飲み物に配慮し、散歩やダンスなどの運動と休養の時間をバランスよく適宜とる。睡眠時間を調整し、長時間の睡眠や不眠を避け、瀉血や性交を含む排泄によって過剰な体液や老廃物の除去を行い、体液バランスを保持する。さらに、喜怒哀楽や不安・心配などの感情をコントロールし、人格を磨くことが「六つの非・自然」の上手な管理と考えられた[12]。

ギリシャの体液病理学が節制や自己管理の道徳観と結びついていたことは重要である。ヒポクラテス派は身体を管理し、体液バランスを保つための健康規範を作った。他方、何事にも節度を重んじたアリストテレスは摂生した生活を奨励した。したがって、彼らの考え方は教会の教えに容易に引き寄せることができたのである。怠惰や大食などは神学者が深刻な罪と断じた七つの罪源に含まれていたし、摂生による病気の予防は教会の教えに適っていた。中庸とバランスを唱える古代ギリシャ医学は、こうして、キリスト教の教えに調和・融合したのである。中世の教会がギリシャの体液説をキリスト教の教えと符合させて以来、体液生理学は診断・治療の絶対的権威となり、近世に至るまで続くこととなった[13]。

三　解剖学と人体の仕組み

地中海に面した港町アレクサンドリアがギリシャ文明の中心となった紀元前三〇〇年頃、ギリシャの医学者ヘロフィロス（紀元前三三五―二八〇年）は人体を解剖し、最初の解剖学書を著した。十二指腸（duodenum）を命名したのはこの解剖学者と言われている。[14] しかしその後、人体を使った解剖が行われることはほとんどなく、動物の解剖と観察に留まった。ガレノスはアレクサンドリアで医学を学んだ時期もあったが、その凋落ぶりに失望し、そこを去ったと伝えられている。[15] ガレノスは人体を使った解剖を行ったことはない。しかし、サルとブタを解剖し、そこから得た観察に基づき人体の構造を類推した。また、観察の及ばない範囲は想像で補った。

人体の仕組みを正確に理解するにはさらなる解剖学的知識が必要だったが、中世では人体の解剖は制限されていた。解剖学の歴史はキリスト教との関係を切り離して語ることはできない。キリスト教徒にとって、身体は神の似姿である人間の魂が宿るところであり、身体を切り開くのは不信心で不敬虔な行いとみなされた。図12は皇帝ネロが母親を解剖させる場面を描いた写

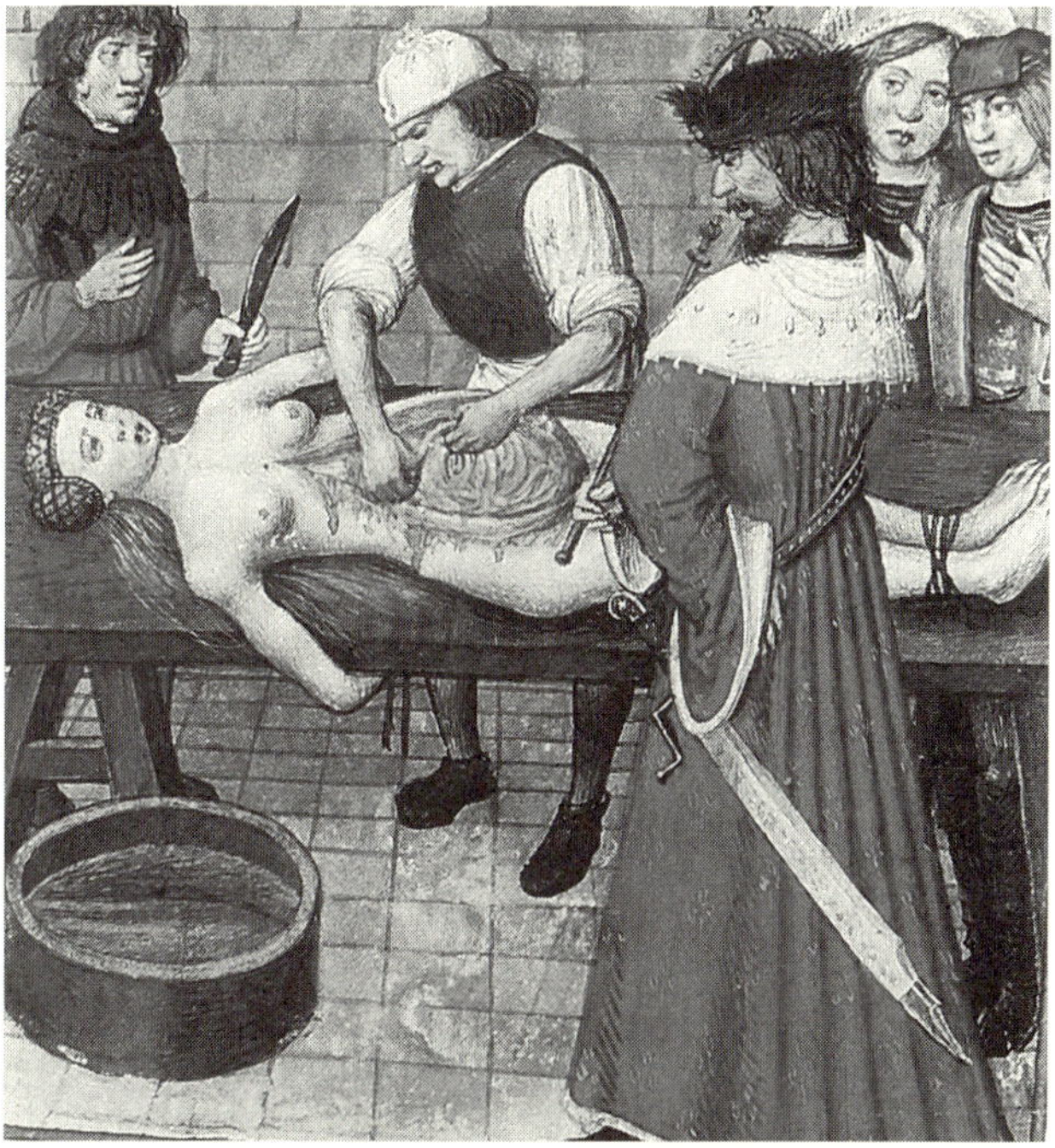

図12　「母アグリッパを解剖させるネロ」『薔薇物語』1500年頃（ロンドン／大英図書館）

本の挿絵だが、この行為はネロの道徳的な堕落、悪行の証しと理解された。

また、キリスト教の教義は死後の魂の救済と身体の復活を説いている。中世の図像には、死んだ人間の身体から魂が抜け出る様子がたびたび描かれたが[16]、最後の審判で身体と魂は一つになると考えられたので、復活の栄光にあずかるには完全な身体が必要だった。図13では、墓のなかから完全

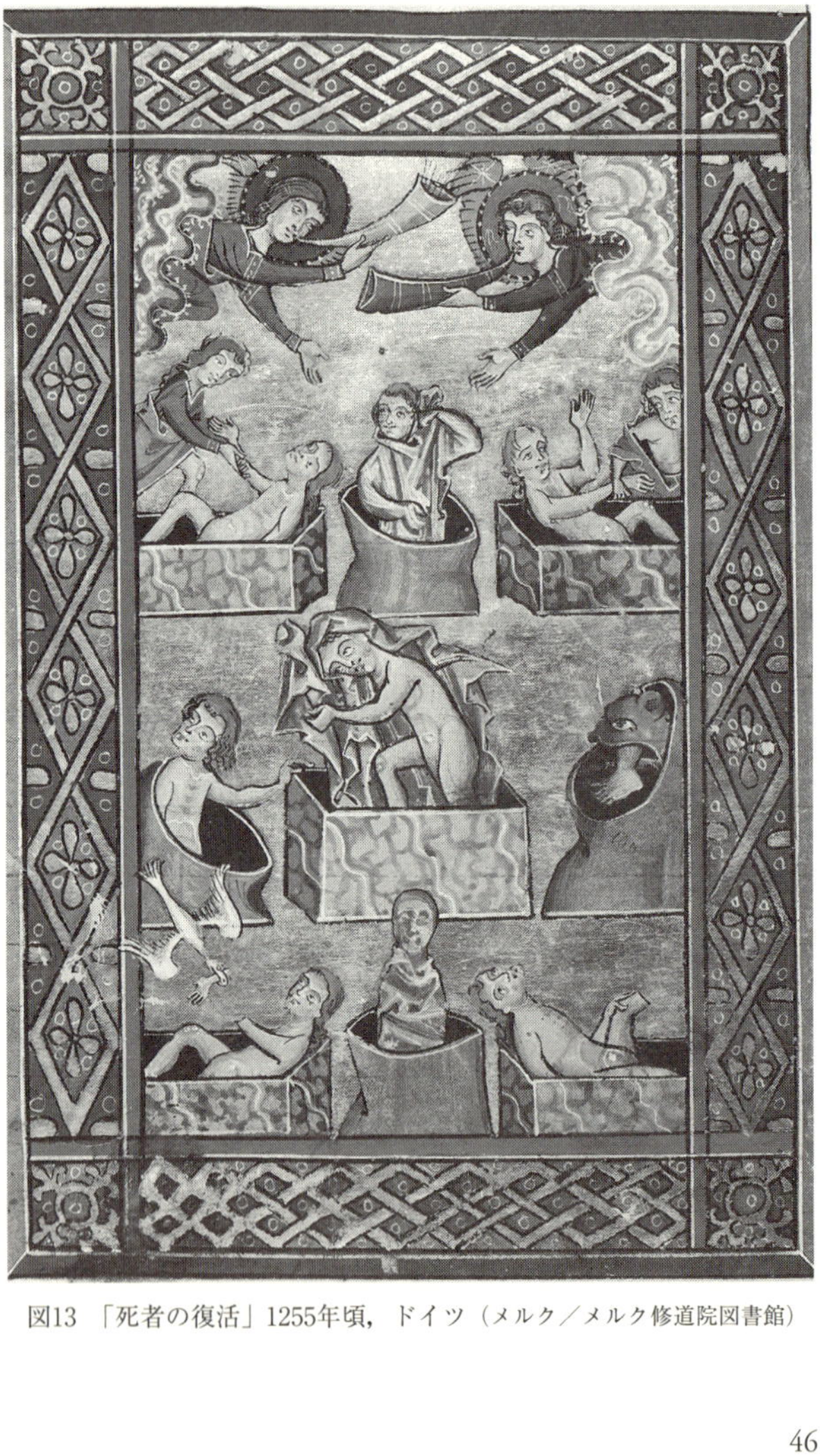

図13 「死者の復活」1255年頃，ドイツ（メルク／メルク修道院図書館）

な身体で復活する人間の姿が想像されている。反対に、身体の切断は罪びとに与えられる罰と認識された。中世末に頻繁に描かれた地獄絵には、身体を引き裂かれた人間たちがうごめいている。それゆえ、生前であれ死後であれ、キリスト教徒は身体の完全性が損なわれることに真の恐怖を覚えたのである。[17]

しかし、十四世紀になると人体解剖への新たな関心が高まった。イタリアやフランスの大学医学部では人体解剖が外科学教育として行われるようになる。一三四〇年、モンペリエ大学で施行された学則には医学部での解剖実習が明記されている。また、ボローニャやパドヴァの各大学でも、年一回の解剖実習が正規科目としてカリキュラムに導入された。[18] しかし、人体の解剖という行為は単に学究的な目的でのみ行われていたわけではない。解剖は社会的・宗教的行為として、一三〇〇年頃からイタリア北部で行われていた。列聖の期待がかかった有徳な人物、君主、教皇、高位聖職者、都市の有力指導者などの社会的エリートの遺体には、防腐処理を行う習慣があった。[19] 特に、王族の亡骸に防腐を施し、埋葬の準備をするのは王家に仕える外科医の仕事であり、この任務を遂行するには解剖学の知識が不可欠だった。

しかし、解剖を含め、人体の一部が切り取られることには大きな抵抗があったため、初期の解剖には盗人や反逆者の身体が用いられた。後述するように、社会を人間の身体とみなすアナ

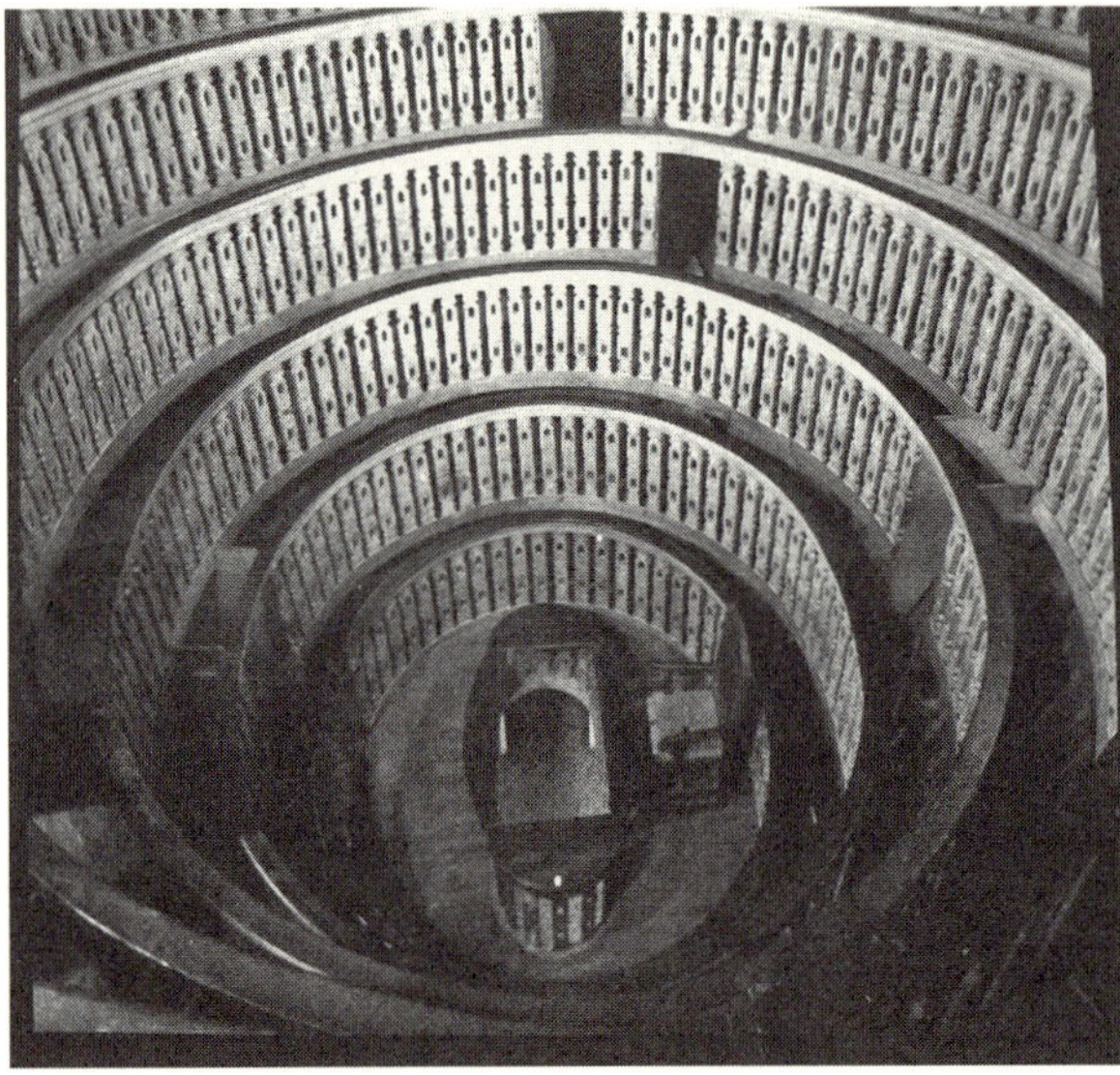

図14 「解剖教室」1594年，パドヴァ　パドヴァ大学（著者撮影）

ロジーに立脚したボディー・ポリティックの言説によると、反逆は社会という身体への裏切り行為であるので、反逆者の身体を解剖するのは抵抗なく受け入れられた。ルネッサンス期に本格的な解剖が始まると、レオナルド・ダ・ヴィンチは解剖による冷徹な観察をとおして素描「解剖図」に取り組んだ。十六世紀になると、解剖学者アンドレアス・ヴェサリウス（Andreas Vesalius）がパドヴァ大学の解剖教室に立ち、医学部教育における解剖学を確立する（図14）。ヴェサリウスは木版の『人体解剖図』（*De humani corporis fabrica*）を著し、それまでの解剖学の知見を一気に塗り替えた。十七世紀には、デカルトの心身二元論や身体機械論を背景に、学究的・教育的解剖は広く受け入れられるようになったのである[20]。

解剖学は近世に飛躍を遂げたが、揺籃期である中世末は正確な解剖学的知見に乏しい。よって、身体の仕組みや機能についての説明は、主に体液生理学の観点から行われた。人体は四体液で構成され、そのバランスや温・寒・湿・乾の程度が健康を左右すると考えられたことから、まず、体液がどのように作られ、どのように身体の末端まで届けられるか見ていこう。

ギリシャ医学は体液生成のプロセスを調理のイメージで説明した。口から摂取した食物が胃に到達すると、そこで文字通り調理される。胃は鍋やかまどの役割を与えられ、第一段階の消化を行うのである。胃のなかで出来上がった混合物（乳び）は静脈（今日では門脈）によって肝臓へと運ばれる[21]。肝臓では第二の消化が行われ、その大部分は血液に変わるが、消化が不十分であれば混合物が残る。ヒポクラテスやガレノスは、体液の生成過程で極めて重要なのが「精製」で、精製の際に最大の働きをするのは「熱」であると考えた。彼らは、「熱が適度である場合は、その熱によって血液が生じ、適度を外れている場合に、他の体液が生じる」と説明したのである[22]。

適度を外れた熱ゆえにうまく調理されない混合物は上層部に泡が発生し、その泡が黄胆汁になる。他方、混合物の下層部にたまった沈殿物は黒胆汁に変化すると考えられた。ガレノスは黄胆汁と黒胆汁の生成過程を葡萄酒の醗酵に譬えてこう述べる。

葡萄から圧搾されてまださほど日が経っていない葡萄酒が発酵し、それ自身の熱で変質していると考えてもらいたい。それから、それが変質するに応じて、二種類の残留物が生じ、その一方は軽くて、より空気状であり、他方はより重くてより土状であって、彼らは前者を「華」と呼び、後者を「澱」と呼んでいるのだと思うが、黄胆汁を以上のうちの前者になぞらえ、黒胆汁を後者になぞらえれば、あながち間違っていないだろう(23)。

黄胆汁と黒胆汁はそれぞれ胆嚢と脾臓に蓄えられ、血液や粘液とともに生命維持に不可欠な必須器官や身体全体に運ばれる。健康な身体では、過剰にできた体液は速やかに汗や排泄物として排出された。しかし、順調に排出されない場合は問題だ。どの体液であっても、過剰は病気の引き金になる。特に、黄胆汁と黒胆汁は深刻な病気を引き起こす危険な体液であった。

さらにギリシャ医学は、人間の体内には自然精気、生命精気、動物精気の三種類の精気(プネウマ)があり、それらは外部からの刺激を受けつつ、人間の思考や行動に影響を与えると説明した。ギリシャ語のプネウマ（*pneuma*）は息、風を意味し、精気、霊魂、霊などの訳語が使われる[24]。ギリシャ哲学において、プネウマは人間の生命の原理とされた。キリスト教もプネウマを霊的生命の原理、霊と考え、三位一体の聖霊を人間の魂に働きかける霊（プネウマ）と解釈した。ギリシャ医学の三つのプネウマの概念はラテン世界でも受容され、自然精気（ラテン語で *spiritus naturalis*）、生命精気（*spiritus vitalis*）、動物精気（*spiritus animalis*）と呼ばれた。プネウマはそれぞれ、肝臓、心臓、脳といった器官で作られ、そこを住処とした[25]。

ところで、人間の身体には、全身から脳に向かって延びる多数の脈管があり、その多くは細い脈管であるが、太い脈管が二本走っていると考えられた。脈管とは血管のことで、主に静脈を指す[26]。ヒポクラテス医学では、静脈（phleps）の根元は肝臓に、動脈（artēria）の根元は心臓にあるとされた。またガレノスは、動脈は気管と同様、精気（プネウマ）を運ぶと考えた[27]。ただし、静脈も動脈も運ぶだけの役割にすぎない。中世には血液の循環という概念はなかった。血管に注ぎ入れられた血液は身体のすみずみまで届けられ、消費され、老廃物は汗や息となって排出される仕組みとなっていた。すなわち、血管は川や小川のように上流から下流に流れ、また、灌漑用水路のように身体全体に張り巡らされていると考えられた。しかし、そこには循環という発想はなかったのである。

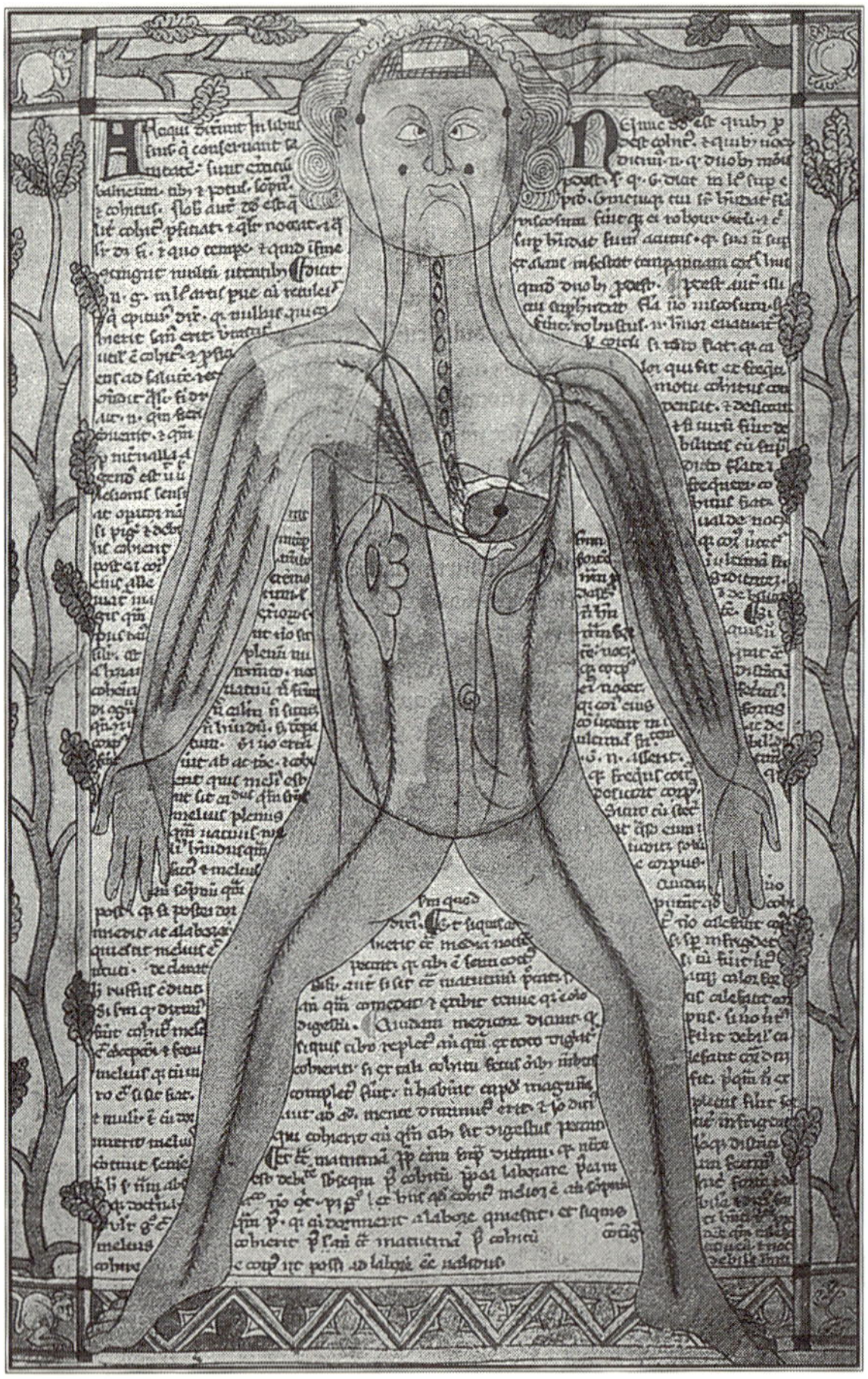

図15　「血管系図」1292年頃，イングランド（オクスフォード／ボドレアン図書館）

ここで、中世の医学書に描かれた「血管系図」（図15）を参考にしよう。静脈は自然精気を含んだ体液を肝臓から全身に運び、身体に栄養分を与えて発育を促し、生命を維持したが、この血液の一部は直接心臓に運ばれる。心臓は身体の熱源であり、生命の源であった。血液は心臓で隔膜を通り、右心室から左心室に運ばれ、濾過されたものが肺から取り込んだ空気と混ぜ合わされる[28]。こうして出来上がった血液は泡状の生命精気を与えられる。生命精気を帯びた血液が血管（動脈）の流れに乗って全身に運ばれ、熱と生気が各器官や四肢に届けられるのである。この間、発生した有害な気体は呼吸によって直ちに吐き出され、身体から除かれる。

さらに、脳に向かう生命精気は、脊髄の最上部にある奇網（*rete mirabile*）と呼ばれるくもの巣状の網を通って精製される[29]。ここで出来るのが動物精気で、この精気は脊髄を経由して運動神経系に作用し、理性の働きを身体の各所に伝える。動物精気は運動機能のシステムと理性のシステムを活性化し、人間の理性的な思考や行動を支配した[30]。

人体構造についてのこのような理解は、イギリス人医師ウィリアム・ハーヴェイ（William Harvey, 一五七八―一六五七年）が実験によって人体の血液循環説を発見するまで続いた[31]。ハーヴェイの説は宇宙の秩序が転覆されるほどの驚きを人びとに与えただろう。視点を変えると、ハーヴェイの実験はガレノス医学の克服に至る大きな前進であった。ガレノス医学では、肝臓で造られた血液は身体の各所に移動するが、そこで消費されるため循環することはない。ハーヴェイは、心臓から大量に送り出される血液は循環し、一方向に流れているはずだと推測し、腕を固く縛る実験をとおしてこの命題を立証した。大静脈を結紮《けっさつ》すれば心臓には血液がなくなり、大動脈を結紮《けっさつ》すれば血液は心臓に停滞する。これによってガレノス説は覆った。ハーヴェイの実験は、純粋に自然科学的な方法によって医学が発展する幕開けとなったと言えよう。

四　医学と占星術

天界と人間の相関関係を背景に占星術と医学を結びつける歴史はヒポクラテスの時代まで遡る。[32]占星術とは、「恒星と惑星（太陽と月を含む）という天体の運行やその相対的位置を計測し図に描くことから始めて、地上の出来事と人の特性や気質を解釈し予知すること[33]」である。中世では、医学、気象学、錬金術においても重要な役割を果たし、アストロロギアの一部として受け入れられていたが、その理論的枠組みは長い間曖昧だった。[34]十二世紀になると、イスラム世界との接触を経て、ギリシャ語、アラビア語、ヘブライ語で書かれた天文学や占星術の書物が次々とラテン語に翻訳され、これを機に、占星術が診断や治療に積極的に用いられ、医学に副次的影響がもたらされた。人間の身体を宇宙の一部とする世界観では、星の運行は個々人の環境や健康に直接的な影響を与え、天体の調和が四体液で構成される人間の身体と心の調和を促すと考えられたのである。

ガレノスと同時代にアレクサンドリアで活躍したプトレマイオス（一四五年頃没）は、天動説に基づく天文学の知識を集成・体系化し、ガリレオ・ガリレイが地動説を唱えるまでその権威は不動のものだった。古代の天文学は占星術に天界の構造などの基礎的データを提供したが、中世の占星医学の発展に大きく寄与したのはイスラム圏の占星術の書物だった。なかでも、アブー・マアシャル（Abū Ma'shar [Abumazar]，八八七年没）は『占星術序説』を著し、九―一〇世紀の先端的な占星術をリードし、アルカビティウス（al-Qabīsī [Alcabitius]，九五〇年頃活躍）は『占星術入門』において、黄道十二宮について論じた。ラテン語に翻訳された占星術の書物は知識人の関心を引き寄せただけではなく、医師が診断・治療・予後を検討するための必須情報を提供したのである。

占星術は天体の運行を体液説に基づく病因に関連づけ、天体と人間の健康との理論的連関を確立させた。この先端医学は間もなく大学医学部のカリキュラムに組み込まれ、医学教育に大きな影響を与える。大学で学んだエリート医師は季節ごとの星の運行や個々人のホロスコープ

（天体配置図）の見方に精通した。医療占星学とでも言うべき新しい学問は、素人の患者に対し病気の説明をする際、医師の博識や専門性をより一層印象づけた。(35) 十五世紀になると、占星医学の書物がラテン語から俗語に翻訳され、人間の身体と天体の相関関係に関する俗語の手引書が広く一般に出回るようになる。エリートのみが知るところだった占星医学の専門知識は医学教育の場を越えて広がり、市井の医者や外科医も簡易版のテクストやチャートから基礎的な理解を得るようになった。

ところで、占星術に対してキリスト教会が常に眉をひそめたわけではない。中世の神学者は、神は最高天から天界の動きと人間の営みを見守っていると考えたが、宇宙や天体に関する学問は基本的にキリスト教の教えと矛盾することはなかった。キリストの降誕に際し、贈り物を手に礼拝に訪れる東方の三博士は占星術に通じていた（「マタイによる福音書」第二章一―一六節）（図16）。三博士は東方で観察した星に引き寄せられてイェルサレムにたどり着き、そこからベトレヘムへと向かう。キリストが誕生した馬小屋の上に輝く星に導かれ、三博士は神の子の誕生を証《あか》す人となった。

しかし、原理の上で占星術を否定することがなかったキリスト教会も、この知識体系が内包する異教的、魔術的要素を懸念した。特に、人間の自由意志や行いに関与する全能の神の力について、占星術師が疑義をはさむようなことがあれば、断固として彼らを非難した。神の業《わざ》を占星術師が調査・検証しようとするのは思い上がりであり、占星術で未来を予知・判断するのは重大な誤りであると断じたのだ。また、教会は黒魔術を恐れ、キリスト教徒が占星術にのめり込まないよう教え導いた。魔術は神への冒瀆だったからである。

だが、占星術に対し極めて慎重な態度をとりつつも、教会は病気の治療や予防、「よい死」を迎えるための死期の予測という目的において、ホロスコープの使用を是認した。十二世紀以降、占星医学が学問として確立すると、これまで道徳性に疑義が持たれ、全面的に受け入れ難かった占星術も新たな潮流に乗って中世の医療に浸透したのである。しかし、診断や治療に占星術が用

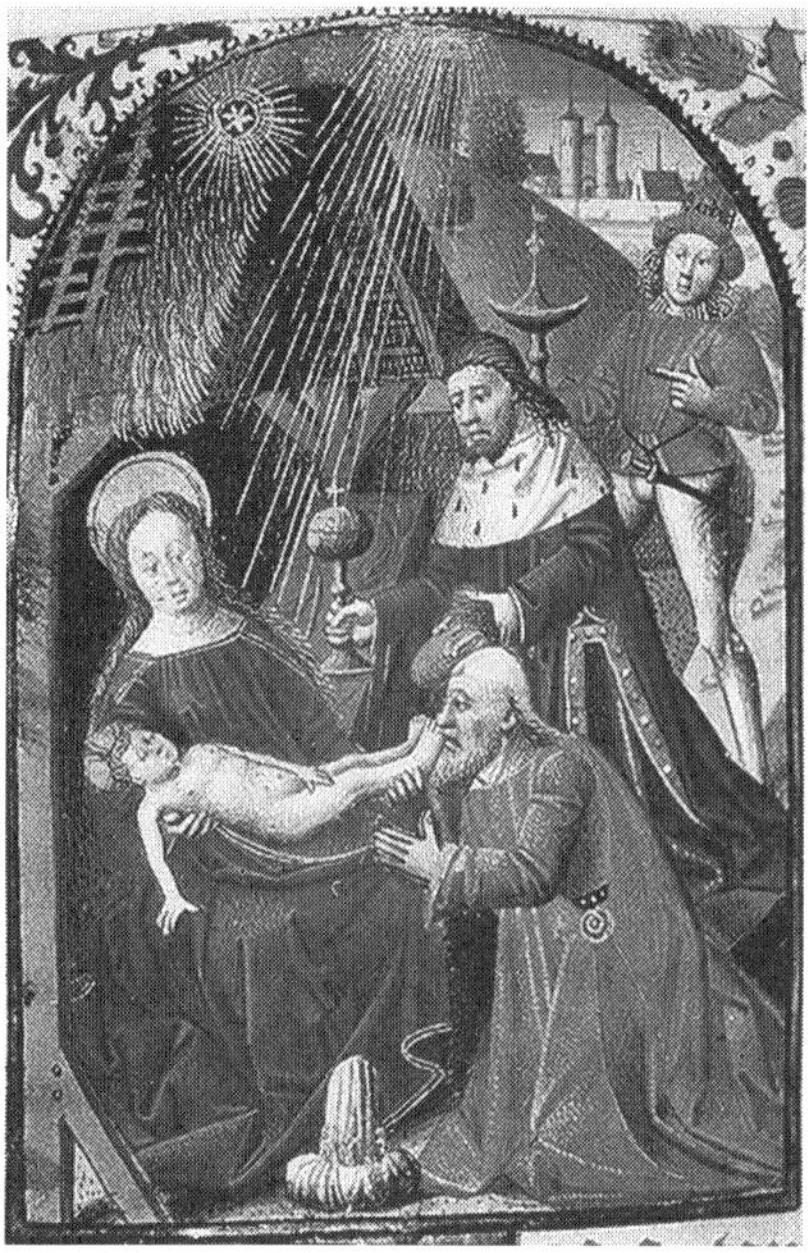

図16　「東方三博士の礼拝」『時禱書』1461年，フランス（オクスフォード／ボドレアン図書館）

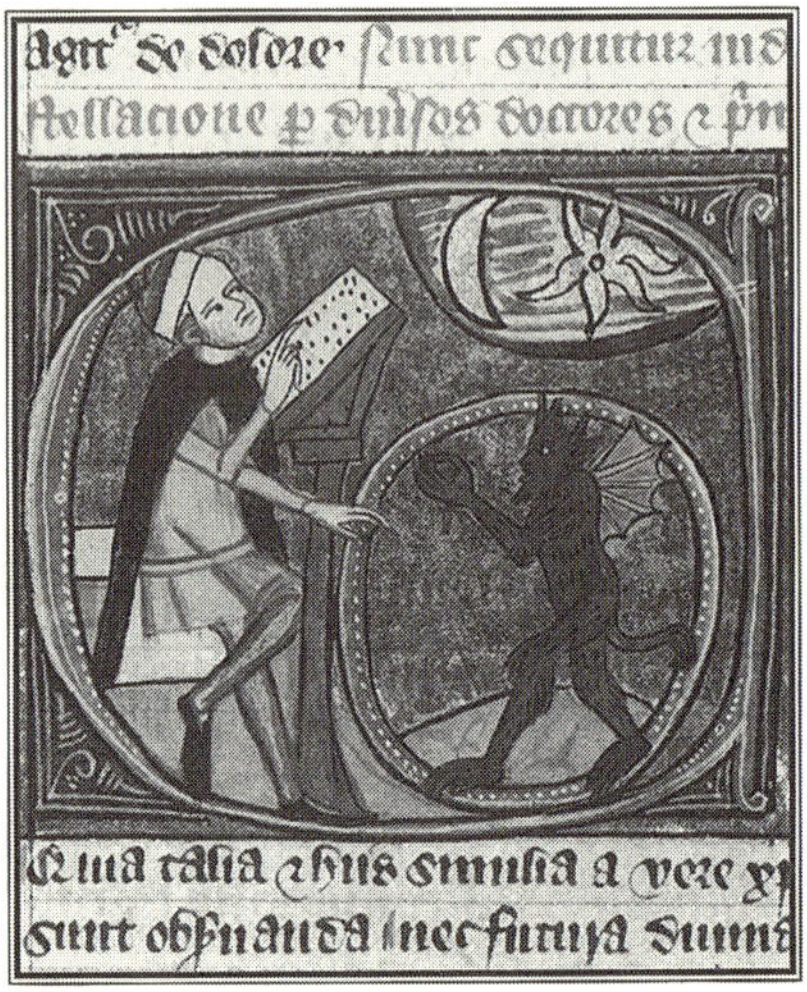

図17 「占星術師と悪魔」『オムネ・ボーヌム（百科全書）』15世紀末，イングランド（ロンドン／大英図書館）

いられたものの、図17には忍び寄る悪魔も同時に描かれ、悪魔の介入が絶えず警戒されていたことが分かる。

さて、天界と地上界との照応と影響を想定する世界観のなかで、占星医学は客観的な診断を行うための拠りどころとなるが、実際、医学生はどのような知識を身につけたのだろう。プトレマイオスは、宇宙は巨大な中空の球であり、その内側に恒星が固定されているように見えると考えた。球の中心には地球があり、恒星と地球のあいだには太陽、月、そして惑星の道がある。(36) つまり、地球のまわりを取り囲む天球層には星が貼りついていて、各層は回転する。さらに、天球層の外側には黄道があり、十二の「家《ハウス》」に分割された。黄道の分割で、地平線上に昇りつつある黄道の最初の地点はアセンダント（上昇点）と呼ばれている。黄道に沿った帯状の獣帯（zodiac）の上を太陽、月、惑星が運行する。獣帯は十二に分割され、春分点から始まる反時計回りの順番で、おひつじ宮からうお宮へと続いた。そして、天球層の最も外側には最高天があった。

占星術では、個々の惑星は固有の性質、性格、ジェンダーを有し、人間にさまざまな影響を与えると考えられた。黒胆汁質に支配される土星と胆汁質に支配される火星が凶星とみなされ、恐れられた。土星は気難しく、ふさぎがちな気質の大凶星だった。火星は火性の惑星なので、この星の影響を受けて生まれると攻撃的な人間に育った。したがって、土星や火星の影響から、争いや疫病が起こるとされたのである。反対に、多血質の太陽は幸運を招き、健康と幸福をもたらす星だった。月は粘液質で、水を多く含んでいることから、不安定で不誠実な属性を有し、女性の特質と重ねられた。

惑星の影響力の相対的な強弱は複雑な要因がからみあっている。アセンダントが東の地平線上から上昇準備を始めると力が蓄えられ、しだいに頂点に達する。その後、西へ移動すると影響力は減じる。アルカビティウスは、偉大な君主は己の城で家来とともにいるとき、磐石な備えと力を誇るが、惑星もまた、それぞれが支配する宿にあるとき力を増すと説明した[37]。たとえば、黒胆汁質の土星が、寒・乾の性質を持ち、土に支配される宮であるやぎ宮に位置すれば、相乗効果によって最大の力を発揮する。反対に、土星が温かい性質の宮を通過すると、その影響力は衰退した。また、十二の家《ハウス》は結婚、旅、家族関係などの人間の営みに関与し、たとえば、六番目の家は健康、八番目は死の運命に関わった[38]。占星術を学んだ医師は個々人が生まれたときの天体配置を調べ、将来かかる病気を予測したが、土星の影響のもとに生まれると、基本的に不運であるが、この星が第六番目の家にあれば、さらに健康面で暗い未来が予測された。

病気と言えば、土星の影響下で皮膚病が発症すると顔や手足の形が変形するほど重症になるとされ、特に、重い皮膚病を伴うハンセン病患者は土星の支配下にあると考えられた。月は水分を含んだ冷たい星なので、月の影響下に生まれると、心配、苛立ち、冷え性に悩まされ、極端な場合、精神疾患（狂気）を患った。フランス語や英語で狂人を 'lunatique' や 'lunatic' と呼ぶのは月の影響に由来する。後述するが、月は女性特有の体質・気質に結びつけられた。月とは対照的に、宇宙を治める太陽のもとに生まれると、明朗、快活な多血質に成長することが多かった。多血質の人間のなかには枢機卿や高位高官に出世する人びとがいた。

実際、医師が患者を診察・診断する際は、ホロスコープを作成し、患者の生まれたときと病を得たときの天体の配置を調べた。治療に際しては、合（惑星の重なり）を予測し、惑星の影響の吉凶を判断した。口絵5は、占星術師が星の位置を調べ、診断と経過予想に役立てる様子を描いている。チョーサーが描いた医者やグロスター公ハンフリー（Humphrey, Duke of

Gloucester, 一三九〇—一四四七年）の主治医ギルバート・カイマー（Gilbert Kymer）も占星術に通じていた。当代きっての優秀な医師として名を馳せたカイマーはホロスコープでハンフリー公の運勢や健康を占い、大きな信頼を得た。カイマーは天体の動きを観察しながら、食べ物の摂取、薬の服用、運動の方法などを指導し、主君の私的生活を管理したが、同時に、その影響力をもってハンフリー公の公的生活を操りさえもしたのである。

さらに、占星術では特定の惑星が人体の特定の器官や機能を支配すると考えられ、これも診断や治療の判断基準に活用された(39)。たとえば、黒胆汁や黄胆汁が煮えたぎる脾臓は土星の支配下にあった。月は血液を支配し、月の満ち欠けが出血や止血と連動した。また、黄道十二宮も人体の各部分や気質と相関関係があった。おひつじ宮は頭部を、おうし宮は首と喉を、ふたご宮は肩、腕、手を、うお宮は足全体を支配したのである。相関関係の根拠は、頭から足まで、おひつじ宮からうお宮までの各宮と順番に対応させてその位置になったからである。しし宮が胸部を支配したのは、獅子の力強さの源が心臓にあるからだと言われたが、しし宮と胸部が関係あるのは、順番に対応させていくと、そこに当たったからにすぎない。しかし逆に、そのことから、心臓と獅子とのあいだにさまざまな連想が生じたのだと考えられる。同様に、さそり宮は生殖器官を支配したのだが、尾に毒牙をもつサソリが生殖器官と重ねられ、想像力が刺激

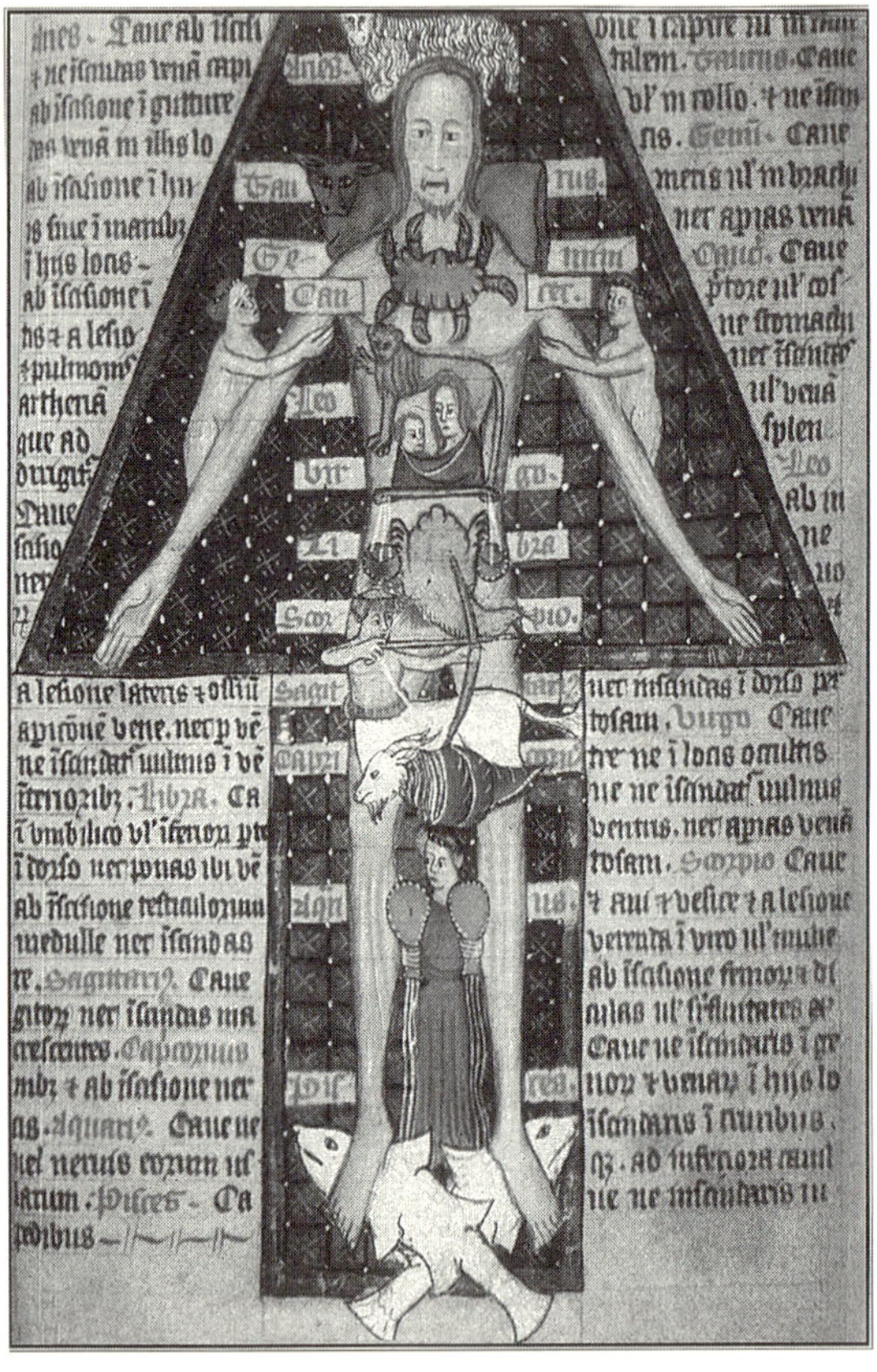

図18 「十二宮人体図」14世紀末，イングランド（オクスフォード／コーパス・クリスティ・コレッジ図書館）

された。占星術を学んだ医師は黄道十二宮と人体の関係を考慮した実用書を著した。図18は中世末に広く流布した「十二宮人体図」(Zodiac man)と呼ばれる図で、黄道十二宮の動物が身体の器官や部位を支配する様子が描かれている。外科医はこうした手引き書や図を参考に、手術や瀉血の時期を選んだ。また中世末には、占星術の知識に基づいた健康法を指南した暦書(アルマナック)も制作され、広く流布した。中世末にフランス語版と英語版で版を重ねた『羊飼いの暦』(*Kalender of Shepherdes*)は、「小宇宙である人間の心身の健康が季節の変化や天体といった大宇宙の動きに連動する」という考えに基づいていた[40]。

また、天界の動きは疫病発生の原因にもなった。宇宙を動き回る星々の合は地上に影響を与える。最も不吉なのは土星と木星が重なるときで、この合が起きれば宇宙の秩序が乱れ、毒気に満ちたミアズマが発生し、ペストが流行すると恐れられた。一三四七年のペスト襲来の原因は、その三年前にみずがめ宮のある家で起こった土星、木星、火星の三重合にあると考えられた[41]。中世の図には、画面上部で土星が子を食べ、画面下部では木星が雷鳴を落とす様子を描いたものがあり、惑星の合が地上にもたらす恐ろしい影響を寓意的に表現している[42]。しかし、たとえ占星術で危険の予測ができたとしても、臨床的には疫病の予防に腐心するしかなかった。ただ、占星術は医療訴訟でその力量を発揮した。医師は占星術の知識を駆使し、自らの医療行

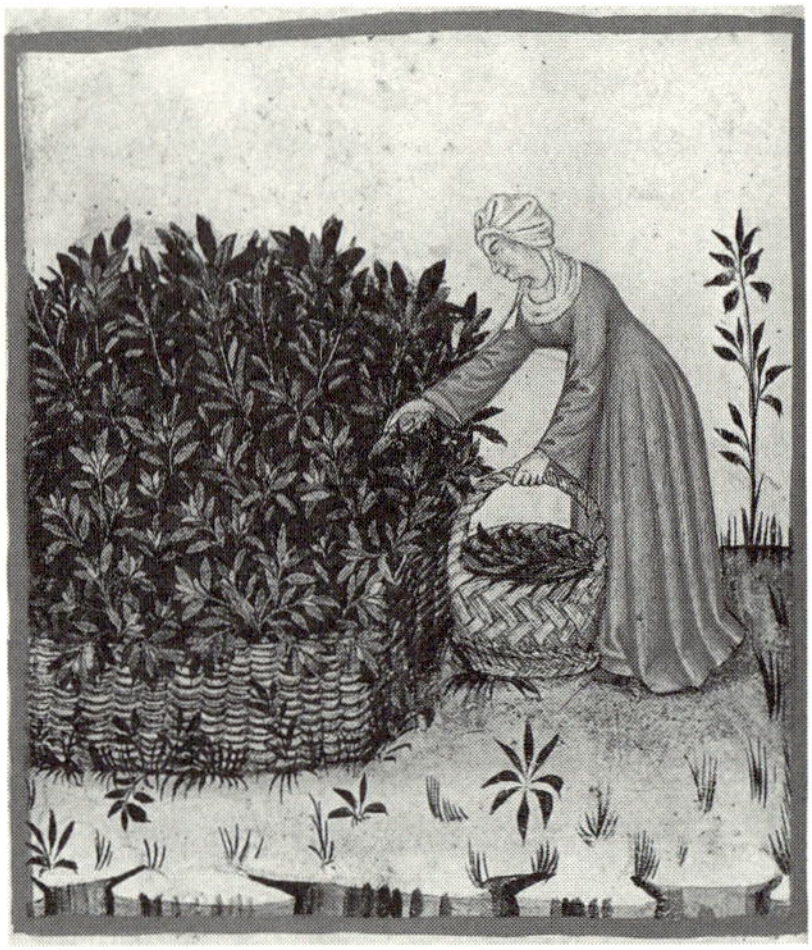

図19　「薬草（セージ）の摘み取り」『健康全書』14世紀末，イタリア（ローマ／カサナテンセ図書館）

為の正当性を主張したのである。反対に、占星術を考慮せずに医療を行うと、訴訟に持ち込まれる危険もあった[43]。

このように、占星術は専門的で高度な知識と理論で成り立っていたが、子供が誕生すると星位図で占うなど、占星術の文化は中世の人びとの生活のなかに浸透していた。また、中世で一般的だった人相学も、惑星の運行が人間に与える影響を前提にしていた。ベドフォード公ジョンが注文した『人相学の書』（*Book of Physiognomy*）には、黄道十二宮と七つの惑星が描かれ、出生時の星の位置が人間の寿命、性格、健康を支配するとしている[44]。また、薬草の摘み取りも、占星術に照らして正しい日時を選び、適切な星の影響下にある人間に摘み取らせれば、薬草に含まれる薬効が最大限に発揮された。加えて、採取する際には、適切な祈りを唱えるなどの宗教的・呪術的な約束事もあった。図19では、セージを摘み取る女性が描かれているが、この女性は決められた祈りを唱えながら摘んだのだろう。一三九六年にイタリアの富裕商人フランチェスコ・ディ・マルコ・ダティーニの妻がマラリアにかかったときの手紙を引用しよう。

早く治したかったら、朝、日が昇る前にサルヴィア（セージ、シソ科の香草で薬用・香味料）の葉を三枚、誰かに摘ませなさい。その時、摘み手は素足でひざまずいて、神と聖三位一体を崇めて主の祈り三回、アヴェマリアを三回唱えること。それからその葉をわたしの所へ送ってくれれば、一枚ごとにある言葉を書いてあげます。熱が出そうになる度に、聖三位一体を崇めて主の祈りとアヴェマリアを一回ずつ唱えてから、くだんのサルヴィアの葉を一枚お食べなさい。三枚とも全部そういうふうにするのです。食べ終わる頃にはもう治っています。でも信心をもたなければだめですよ。信じなければなんの役にも立ちません。(45)

この手紙は星の運行と薬草の効能との相関関係を垣間見せるだけでなく、占星術と民間療法が教会の教えに融合していたことを伝えているのである。

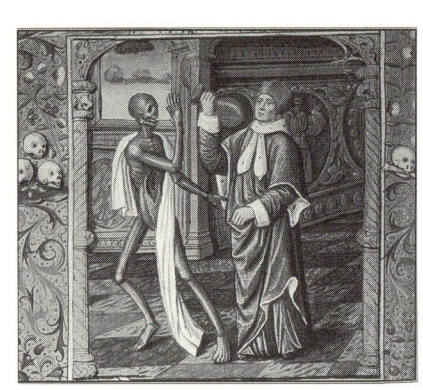

図20　「医師と死」『死の舞踏』15世紀末，フランス（パリ／国立図書館）

五　健康規則（*Regimen sanitatis*）

占星術をもってしても避けられないのは、厳然たる死の訪れである。死は中世の世界に偏在し、人間の命を突然奪い取った。教会の壁には、骸骨がカタカタと音を出して踊る「死の舞踏」と呼ばれる図像が頻繁に描かれた。図20では、擬人化された死のアレゴリーが医師を訪れるが、その訪問に際し、医師はあまりにも無力である。この図像は中世のありふれた教訓的トポスだが、病気に対する人びとの心的態度を反映している。病は罪の結果で、神が与える罰という認識が人びとの潜在意識にあったのである。抗生物質も点滴もない中世では、ひとたび病気になれば、効果的な治療方法を見つけるのは困難だった。死はどこにでも姿を現した。一三四七年、ペストがイタリアに上陸し、翌年全ヨーロッパに広がったときも、多くの医者は途方に暮れた。程度の差は大きいものの、エイズが急速に広がった一九八〇―九〇年代、世界中を震撼させた記憶がよみがえる。エイズ感染のメカニズムが解明され、治療薬が開発されるまでの恐怖は、ペストに襲われた中世の人びとの恐怖と重ね合わせられるだろう[46]。しかしエイズとは異なり、ペストの原因や感染ルートは中世をとおして明確に説明されることはなかった。

養生訓

ペストの猛威を経験した人びとの頭から身体と魂の健康への不安は離れることがなかった。しかし、中世の医学的知見の狭さや衛生状況を考えれば、現実的な健康への道は病気の予防と自己管理しかなかっただろう。第一章で述べたように、その前提となるのは清らかな魂の維持であり、告解による魂の清めが重視されたのだが、魂の健康と並んで奨励されたのが体液病理学に基づく健康規則である。この養生法はキリスト教の教えに調和しただけでなく、特別な医療技術を必要とせず、生活に密着した包括的な健康規範であったため、中世をとおして病気予防の基本となった。養生法の中心は体液説、「六つの非・自然」、環境に配慮した生活態度にある。摂生と体液バランスの維持に努める養生法は、健康への関心が高まった中世末、あらゆる階層の人びとのあいだに広がった[47]。

身体を健康に保ち管理するための規則は基本的に、医学書として流布した。そのなかで多くの読者を得たのは『秘中の秘』(*Secreta Secretorum*)と『サレルノ養生訓』(*Regimen sanitatis Salerni*)で、両者は類似した内容を持つ[48]。これらの養生訓はギリシャ語からアラビア語やラテン語に翻訳された後、中英語などの俗語で普及し、五百以上に及ぶ写本が現存する[49]。『秘中の秘』の序文では、同書はアリストテレスからその弟子アレクサンダー大王に宛ててしたためられた書簡集と伝えられている。また、『秘中の秘』は「君主の鑑(手本)」としても知られた。その内容は国王の健康を管理し、健全な国家を統治するための百科全書的な指南で[50]、君主に対して、いかに行動し、いかに統治するかを教え、同時に年間を通じた健康維持法について助言している。

『秘中の秘』のように、君主の健康を健全な国家と結びつけ、統治者の健康管理や国の運営方法について助言を与える書物は王侯貴族の関心を呼び、イギリスではエドワード三世やグロスター公ハンフリーがそれぞれの生活スタイルに合った養生訓を特注した。その背景には国家を人間の身体になぞらえ、国や社会の機能やはたらきを身体のアナロジーで表現する「ボディー・ポリティック」の言説がある。反逆者の解剖に関して述べたように、中世では、社会は身体をもつ生き物であると捉える思想が広く浸透していた[51]。身体には、その機能から判断して、上下関係、ヒエラルキーがあると考えられた。胃には食物を熱して消化するかまどの機能があ

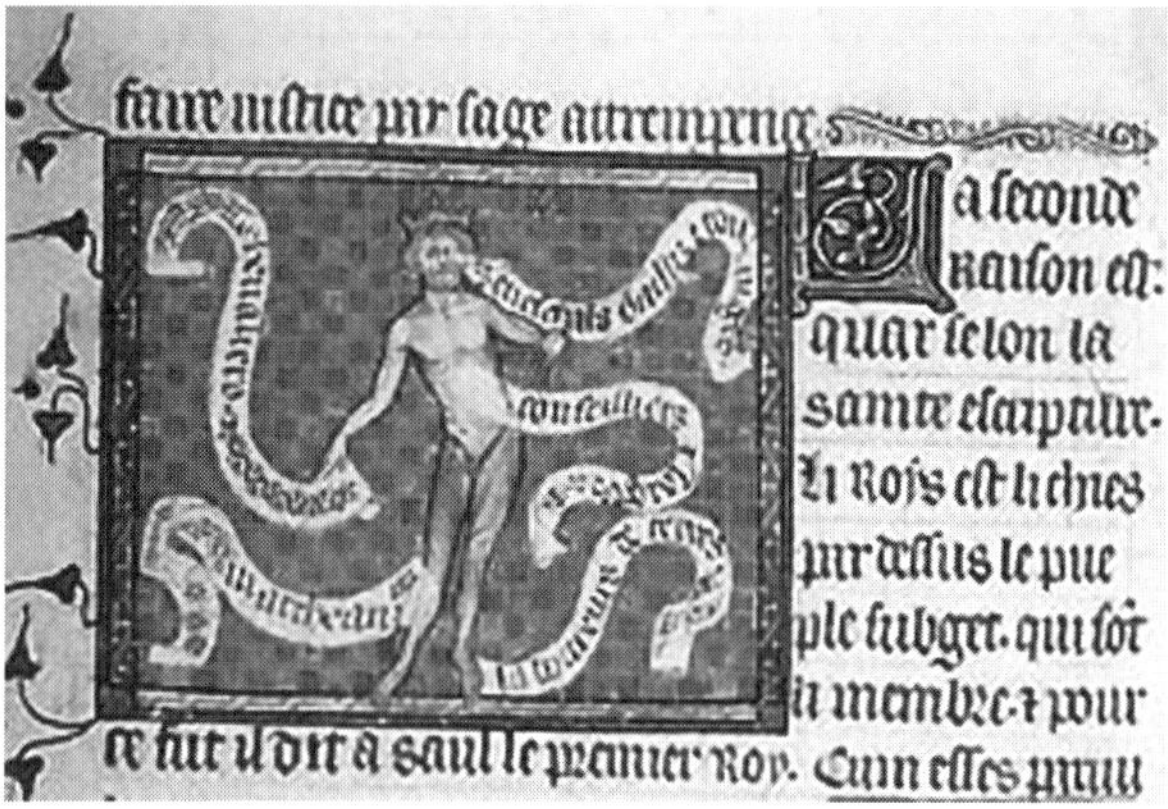
faire iustice par sage atrempance
La seconde raison est: quar selon la sainte escripture. Li Rois est lichefs par dessus le pueple subget. qui sont li membre. Et pour ce fut il dit a saul le premier Roy. Cum esses paruu

図21　「ボディー・ポリティック」『国王への助言』（ニューヨーク／ピアポント・モーガン図書館）

り、身体のエンジンの働きをした。[52]生命精気が宿る心臓は身体全体に熱を供給し、生命を維持する最も重要な器官であり、動物精気が宿る頭部は人間の思考に息を吹き込み、理性と魂の働きを司る身体の要と理解された。

また、社会の構造も身体の比喩を用いて表現された。身体に頭部、心臓、胃腸、手足というヒエラルキーがあるように、社会の構成員にも国王、枢機卿、貴族、農民というヒエラルキーがある（図21）。この他にもさまざまな比喩的説明が行われ、行政官、荘官、法廷判事は見る、聞くという重要な機能を担う頭と重ねられた。また、騎士は手、助言者や賢人は心臓、商人や土木作業員は足というように、身体の一部がそれぞれの役割を表現した。中世社会の構成員は社会という身体に組み込まれたのである。換言すると、社会的ヒエラルキーは身体のヒエラルキーで語られ、個々人のアイデンティティは、その人間が社会的身体のどの部分に相当するかで決まった。

このようにボディー・ポリティックでは、国家の健全な繁栄が健康な身体のアナロジーで説明される。十四世紀前半、シエナの市庁舎の壁に、アンブロージオ・ロレンツェッティの手によりフレスコ画「善政と悪政の寓意」が制作された。このフレスコ画では、善き為政者の資質や安定した国家の姿が健康な身体に重ねられている。また、イギリス・ルネッサンスの詩人エドマンド・スペンサーがエリザベス一世に捧げた『妖精の女王』(*Faerie Queene*)は、女王の統治する当時のイギリス社会を健全な身体と見立てている。スペンサーが称える理想的な統治の背景にも身体論の言説が見えるのである。

養生法に話を戻そう。医学の権威、ヒポクラテス、ガレノス、アリストテレスの唱えた健康規則を拠りどころに語られる養生訓は人びとに支持され、多くの俗語に翻訳されて中世末のヨーロッパに流布した。たとえば、十五世紀のイギリスでは詩人ジョン・リドゲイト(John Lydgate, 一三七〇—一四四九年)やトマス・ホックリーヴ(Thomas Hoccleve, 一三六九—一四二六年)が養生訓を翻案した[53]。リドゲイトとホックリーヴは国王の健康な身体と健全な国家運営を重ね合わせているが、どちらの著作にも「六つの非・自然」を基本とした健康規則が含まれている。[54]リドゲイトの『君主の統治の書』(*Book of the Govermace of Kynges*)には、『秘中の秘』に含まれる、ほとんどすべての指南が韻文で翻訳されている。[55]『秘中の秘』はリドゲイトの「ダイエタリー」('Dietary')や「ペストについての教え」('A Doctrine for Pestilence')などの短い韻文の養生訓にも取り入れられた。[56]

ところで、いずれの言語においても韻文は諳《そら》んじやすい。快活に韻を踏んで覚える養生法は、読者の好奇心や想像力をかき立てただろう。周期的に襲うペストから命を守り、健康を維持することが読者の関心事になると、俗語で書かれた韻文の養生訓の人気はいや増した。[57]特に、俗語のテクストは、ラテン語の素養に欠け、論理的なテクストの読解に不慣れな平信徒(それも女性たち)に適すと考えられた。リドゲイトは、このような養生訓を翻訳する目的は、薬局で高価な薬を買う余裕のない人びとに知識を与えることだと記しているが、医学書を翻訳することはキリスト教徒の善行になっていたのだろう。[58]養生訓が多くの読者を得た理由はいくつもあるが、総じて、同書が摂生した食生活を重視し、「六つの非・自然」についての具体的な情報を発信していたからだと考えられる。実用的な養生訓は時代を越える優れた医学書として、中世末に揺るぎない地位を固めたのである。[59]

『健康全書』と食餌療法

ところで、「六つの非・自然」のなかで特に重要なのが体液に直結する食物である。エンペドクレスは人間の体液をつくる食物にも固有の性質があると説き、摂取する食べ物の性質が体液に影響を及ぼすと考えた。しかも、古代・中世の医学では、食物と薬のあいだに区別はない。つまり、食べ物は薬にも毒にもなるのである。それゆえ、食物を摂取する側は、それが何の混成物であるか、どのような割合で混成されているか、また、温、寒、乾、湿のいずれの傾向が強く、どのような性質であるかなどについて、詳しく知る必要があった。

そこで、中世の栄養学の指針となったのが『健康全書』（*Tacuinum Sanitatis*）である。十一世紀にバグダードで医学を学んだキリスト教徒の医師イブン・ブトラーン（Ibn Butlān）は、*Taqwīm al-Sihha* というアラビア語の書物をラテン語に翻訳した。同書は健康に役立つ事物の情報を表にまとめたもので、直訳すれば『健康表』であり、その名のとおり、個々の食物の温、寒、乾、湿といった性質とその度合いが明示された表になっている(60)。しかし、健康と衛生に関するさまざまな知識が集められたことで、しばしば『健康全書』と呼ばれている。ブトラーンはギリシャ以来の体液説に基づくバランスの健康学に倣い、食餌と摂生した生活をとおして健康を確保するよう提唱した。『健康全書』はまたたく間に人びとの注目を集めることとなる。

十四世紀末の北イタリアでは、図を中心とした『健康全書』の写本が作成されたが、これらの図は当時の生活における食物や生薬の実際の利用を知るための貴重な資料となっている[61]。

中世の健康本は個々の食物の情報に始まり、体液説を軸にした百科全書的な記述内容となっている。野菜やハーブでは、春野菜のアスパラガスが温一度・湿一度、バラは寒一度・乾三度、夏のハーブ、ディルは温二―三度・乾二―三度の性質を有すと考えられた（図22）。煮出して飲むカモミールは温一度・乾一度の効き目穏やかなハーブで、広く使われた。レタスは粘液質の寒一度・湿二度なので、ほてった肌を冷やし、痛みを鎮めた。また、柘榴《ざくろ》は温一度・湿二度で、咳止めや性交の促進に効果があるとされた（図23）。

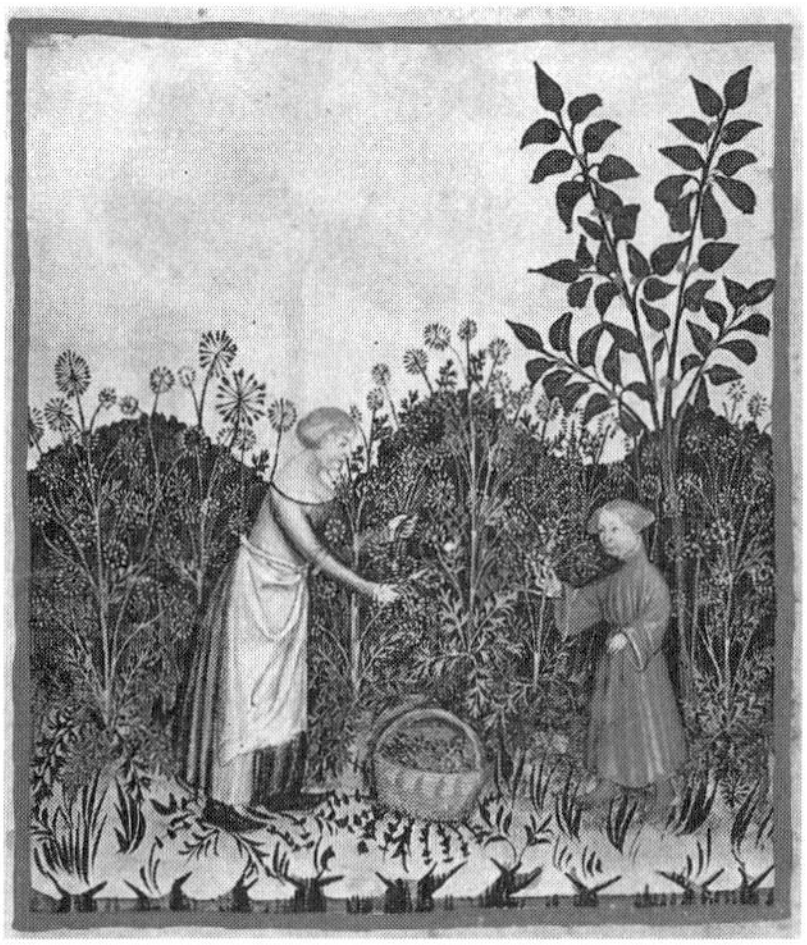

図22　「ディル」『健康全書』1390-1400年頃（ウィーン／オーストリア国立図書館）

ハーブは水銀や砒素などに混ぜて使われることもあった。これらは薬として単体で使うと強く効きすぎたが、寒の性質を持つハーブを三倍、四倍混ぜれば、火のような

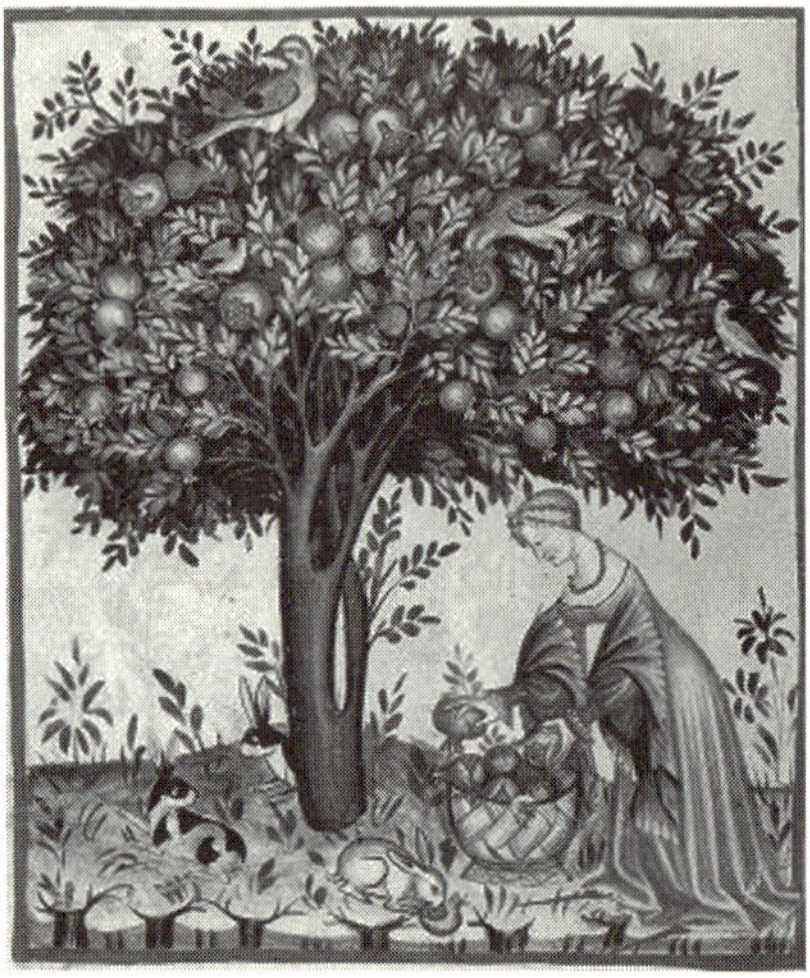

図23 「柘榴の木」『健康全書』1390-1400年頃
（ウィーン／オーストリア国立図書館）

激しい性質が抑えられた。ただし、水銀や砒素を混ぜた薬の使用は危険を伴うので、外科手術と並び最後の手段として用いられた。

　肉類では、鳥肉全般が多血質で温・湿のバランスがとれた理想的な肉だった。家禽類のニワトリとひよこはその代表格である。オンドリは去勢して食したが、若いトリほど食用に適した。豚やラムもまず去勢し、丸々と太らせた。理由は単純だ。雌は雄より水分が多くて柔らかく、食欲をそそったからだ。鳥肉は安全だが、水中に棲む魚は粘液質で消化に悪いと考えられた。そういうわけで、料理人は魚を乾燥させ、水分を取り除く調理法を考案するのに腐心した。また、赤肉から造られる血液は多血質の人間に害を及ぼすと考えられた[62]。その一方で、穀類のなかには薬に用いられたものもある。米はアジア原産の穀物だが、イタリアの薬剤師は米を輸入して薬用に使うようになった。イタリアでは十五世紀の中頃から終わりにかけて、米の栽培が始まっている。

このような食物重視の医学において、料理と医学の二つの領域が交差する書物が作られた。健康に関心のある人は医学書も料理のレシピも参考にしたのである。実際、医者は調理に携わり、少なくとも十五世紀まではその習慣を続けていた。ミラノの医者マイノ・デ・マイネリ（Maino de Maineri）が一三三〇年代に著した健康本は食物の分析に多くのページを費やしている。シリアル、果物、薬物野菜、根菜、マッシュルーム、肉、魚、ミルク、チーズ、卵、ハーブ、香辛料の他、スパイスの入ったソースや飲み物などが百科全書的に網羅された[63]。最も適切な食べ物や食べ方は健康時の体液バランスを維持し得る食物の摂り方であり、健康本もそれを強く勧めている。

中世の医師は「六つの非・自然」に基づく健康規則、解剖学、体液病理学を学び、臨床の場では、体液と気質に合わせた栄養指導を行った。中世の医師は現代の管理栄養士の役割を担い、食べ物を薬として処方したのである。裕福な家には住み込みの医師がいて、一家の体調管理にあたった。フランスのブルゴーニュ公は六人の侍医を雇ったが、彼らの主な責務は食生活の管理だった。ブルゴーニュ公が食卓に着くと、医師がそのかたわらで食べ物や飲み物をすべて調べ、健康の維持に適当かどうか助言した[64]。貴族の食卓で医師の専門的知識が発揮されたことが窺える。

『カンタベリー物語』のなかの医者は体液病理学を熟知した内科医であり、食事においては、栄養に富み、消化のよい食べ物を摂るよう心がけている。

〔その医者は〕病気という病気の原因でも、温、寒、湿、乾のいずれであれ、よく知っており、どんなところに病気が生れ、どんな体液からそれが生じたかを知っていたのです。〔中略〕食事はほどほどにしていました。というのは、決してたくさん食べるのではなく、非常に栄養があって消化しやすいものだけを食べたからでした。[65]

一五三〇年代のことだが、男子懐妊を切望したイギリス貴族レイディー・リーズルが想像妊娠によって体調を崩したときも、治療の中心は食餌療法だった。[66] 侍医は、不摂生な食習慣が原因で夫人の体質は冷たい粘液質になったと診断し、下剤に続き、温・湿の性質をもつ食物を処方した。なかでも、鳥やアーモンドは温、寒、乾、湿の四つの性質がバランスよく備わった食べ物で、体液を理想の状態に近づけると期待された。アーモンドは病人食の定番ブラマンジェの主な食材であり、夫人にはブラマンジェと去勢したオンドリを煮込んだスープが処方された。

口絵6では、現在でも病人に供される、大麦入りのチキン・スープを与えるところが描かれている。

香味料や調味料は風味や味つけに欠かせないが、これらも薬の働きをする。たとえば、古代からロウソクの原材料として使われた蜂蜜は、胃腸を清浄して便秘を解消し、筋力を保持する薬効があると考えられた。また、蜂蜜の性質は温・湿なので、冷え性の女性や老化によって体内の水分が涸れた高齢者にも適するなど、その効能は枚挙のいとまがない。蜂蜜の使い方は多岐にわたるが、果物のコンポートをはじめとする保存食作りに欠かせなかった。貴族はミード（蜂蜜酒）を作らせ医食同源の酒を楽しんだ。香味料のほとんどは植物が原料であり、総称してハーブと呼ばれる。薬草としてのハーブは第三章の薬剤師の節で詳しく見ていこう。

六　環　境

大気・水・場所

前節で述べたように、大宇宙（マクロコスモス）と小宇宙である人間（ミクロコスモス）のつながりを探求したギリシャ人は、天体と個々人の健康とのあいだに相関関係を見て星の運行を観察したが、これと同様に、大気・水・場所などの環境も健康に直接的な影響を与えると考え、環境の評価に取り組んだ。ヒポクラテスは風と水に注目し、「空気、水、場所について」のなかで、「医者は未知の場所に着いたならば、その町の位置が風の点と太陽の昇る方角の点からいってどうであるかをよく吟味しなければならない[67]」と述べ、その土地の方角と水質を考慮するよう指南している。

北の方角にある町と南の方角にある町、太陽の昇る方角にある町と沈む方角にある町とでは、けっして同じ性質ではないからである。これらのことをできるだけよく考慮し、また水についてそれがどんな状態にあり、人々は沼地の軟性のものを使っているのか、それとも硬性で高地の岩山から来るものを使っているのか、それとも塩辛くて粗い水を使っているのかを考慮しなければならない[68]。

また、ヒポクラテスは気象状況と流行病の関係について、タソス島での観察から次のように記述している。

タソス（島）では、秋分の時とプレーイアデス（すばる、七ッ星）の出ている間とは雨が多くて静かに降りつづき、南風がちである。冬は南風がちで、北風は少なく、乾燥している。冬は概して春のようである。春は冷たい南風がちで、雨は少ない。（中略）さて、乾きをまじえながらも概して南風がちであったものが、春のはじまりとともに、これまでの天候とは逆に北風がちになると、少数の焼熱患者が出たが、これは軽症であった。（中略）しかし片方もしくは両方の耳あたりに腫瘍のできた人が多数あり、その大部分は平熱で床につかずにすんだが、少々発熱したものもあった。[69]

ギリシャ医学が復活した中世末のヨーロッパでは、神が支配する宇宙において、風向、風速、風の質は人間の健康に影響を与える自然の力と理解され、その自然観はルネッサンスにも引き継がれた。古代・中世の自然科学で宇宙を表現するのに使われた車輪の図式には、東西南北から吹く風が擬人化される。[70]また、そのような図式では、四つの基本方位からキリストの頭部、右手、左手、両足が現れ、神が宇宙を支配していることが示される。

東西南北から吹く風は四種類の大気を運ぶ。それぞれの大気は四大元素に基づく温、寒、湿、乾の特徴を持ち、体液バランスに影響を与えると考えられた。南から吹く風は水に支配され、湿った空気を運び、疫病や不和をもたらすが、東の風は火に支配され、乾いて安定し、健康によいとされた。したがって、初めて訪れた土地の環境を評価する際、いずれの風が吹くかを調べ、それに応じた対策を注意深く講じる必要があった。

時代は少し下るが、チューダー朝のイングランドに目を向けると、ノリッジの医師ウィリアム・カニンガム（一五三一頃―八六年）が一五五八年に出版した『宇宙誌の鏡』（*Cosmographical Glasse*）の挿絵には、中世に栄えたイギリス・ノーフォークの商業都市ノリッジの眺望が描かれている[71]（図24）。カニンガムの地誌学書からチューダー朝の人びとがノリッジを健康的な都市と考えていたことが分かる。まず、この町では東から風が吹いた。しかも、北海沿岸から一五―二〇マイルの内陸に位置するので、湿った海風の影響を直接受けることはない。また、ノリッジの町中をウェンサム川が勢いよく流れ、清涼な水を供給したのも好条件だった。都市計画において、中心部は道路整備が進められ、汚物のたまるような入り組んだ小路は少なかった。広々とした大通りには自然に空気の流れができるので、十分に換気されることとなる。よって、病気を引き起こすミアズマ（瘴気）が町のなかでよどむことはなかった。ノリッジ近郊には開かれた空間が広がり、美しい田園風景が人びとの目を楽しませ、心身の健康を促進させた。視覚から得る情報や刺激は健康に影響を与え、美は精気の働きを活性化したからである。

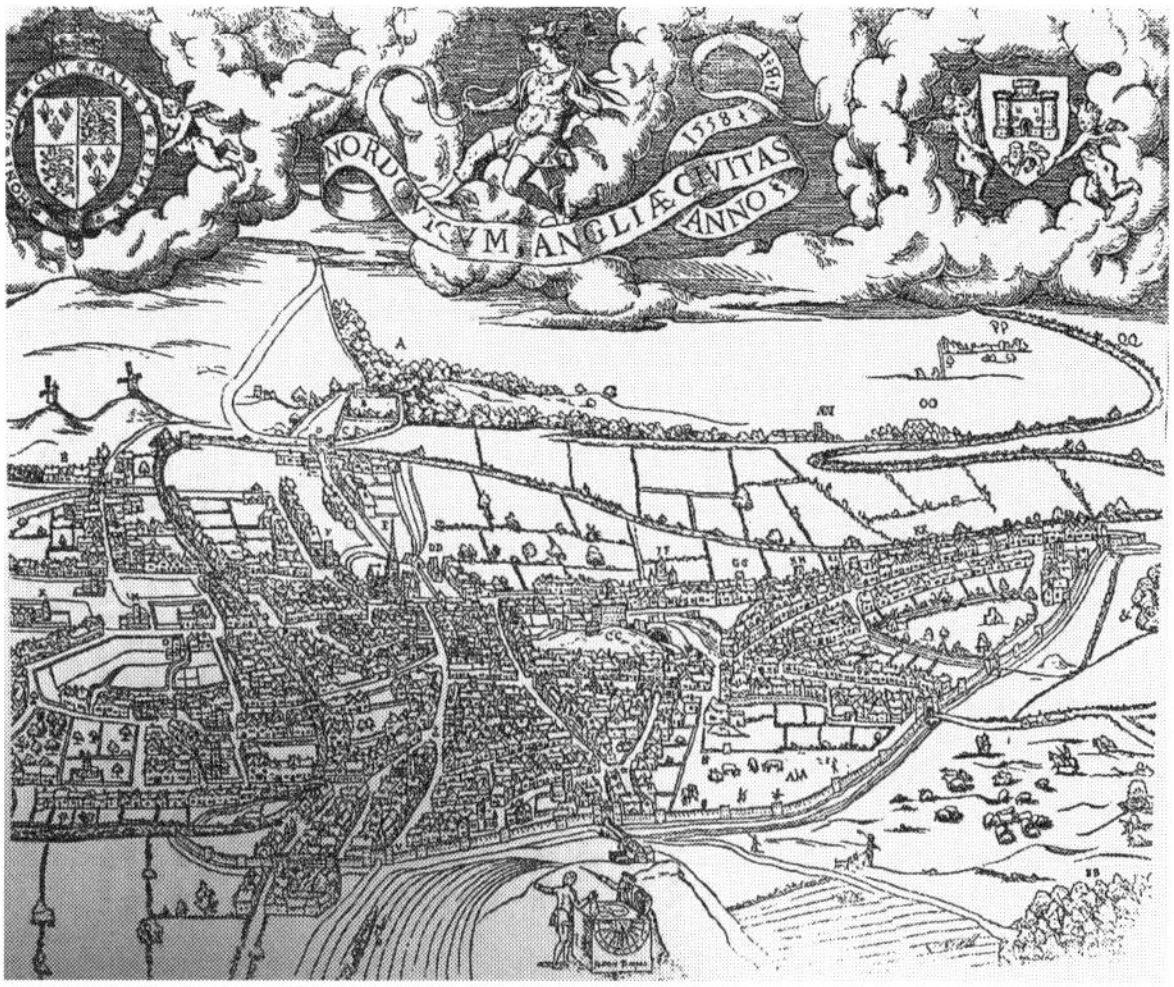

図24　「ノリッジ遠景」ウィリアム・カニンガムの『宇宙誌の鏡』1558年，ノリッジ（ノーフォーク／ヘリテージ・センター）

東から爽やかな風が吹くノリッジは、健康の維持・増進という点から理想的な都市で、この地を訪れる人びとは後を絶たなかった。

それとは反対に、湿った風は疫病や不幸をもたらすと信じられた。ウィリアム・シェイクスピアの『夏の夜の夢』を例に挙げよう。この劇では、妖精の王オベロンと女王ヒポリタの不和が原因で、海から毒気に満ちたつゆを吸い上げた風が吹く。すると、地は洪水や冷害に見舞われ、人間界は災難、悪天候、作物の不作に苦しめられるのである。また、妖精界の不和は月の女神の機嫌を損ね、顔を曇らせた月が大気に湿り気を与える。その結果、季節は狂い、地は禍《わざわい》に見舞われ、病人のみが増えるのだった。

中世末のペストの流行も環境問題に起因すると考えられた。シェイクスピアの史劇『ヘンリー四世』の舞台はペストが猛威を振るう十四世紀のイングランドである。劇中では、大地を震わす火山活動の活発化が注目されている。ペストを誘発した原因の一つとして、灰や硫黄臭が大気に混ざり、環境がミアズマに覆われたことが指摘されていたのだ(72)。シェイクスピアのみならず、大陸の先進的人文教育を受けたチューダー朝のエリートは、古代ギリシャ医学に由来する環境と健康との相関関係を学んでいた。こうして、自然界の環境は身体の環境と重ねられ、疾病や疫病から身を守るための環境意識は中世末からルネッサンスにかけて大きな高まりを見たのである。

臭気と芳香

環境問題のなかで中世医学が注視したのは、匂いが身体に与える影響である。古代ギリシャ医学は「六つの非・自然」の最初に空気を位置づけ、人間の活動に伴って発生する匂い・体臭、食物や環境から発生する臭気についてさまざまな解釈を行った。特に、ミアズマを運ぶ悪臭は病気を引き起こす直接的な原因とされ、恐れられた。健康の維持には、腐敗物から出る臭気、沼などの水辺から発生する悪臭、火山性のガスなどの有害な空気を極力避けることが肝要だった。実際、ミアズマから身を守る最も簡単な方法は有害な空気を排除・除去し、芳しい香りで環境を満たすことだ。よって、個々人も共同体もミアズマ対策に熱心に取り組んだ。たとえば、ミアズマを発生させない工夫が中世の病院建築に検証できる。病院や施療院を設計する際には、高い天井が採用され、ベッドの間隔も広くとられる場合が多かった。これは、ミアズマが狭い病室に充満するのを避けるためだった。

ところで、中世医学は匂いには実体があり、それは言わば空気と水の中間のようなものだと考えた。つまり、匂いは湯気のようにもくもくと立ち上がり、鼻から吸い込まれるや否や心臓や脳に至ると理解されたのである[73]。図15（五二頁）は十五世紀初めに制作された血管系の線描である。中世の医学では、鼻から吸い込んだ空気は血液に取り込まれ、一部は直接脳へ向かい、残りは肺で温められた後、心臓に運ばれる。吸い込んだ空気に含まれる匂いは、このような経路で身体の働きに直接影響を与えるのである。

空気は生命精気や動物精気を活性化させる要素と考えられたので、悪臭を含んだ空気を吸い込むと身体全体に不調を来す。生命精気は心臓に宿るため、悪臭が心臓に到達すると生命精気の勢いは衰える。さらに、生命精気が悪臭に驚き、心臓に引きこもってしまうと、身体を温める熱が失われるばかりか、心臓発作が誘発される場合もあるのだ。これとは反対に、芳香には生命精気を活気づける効果があったので、よい香りを吸い込むことは健康維持に欠かせなかった。さらに、悪臭が鼻から入り脳に達すると、動物精気に作用し、人間を狂気に向かわせる場合もある。匂いと精気の密接な関係を知れば、悪臭を避け、きれいな空気を体内に取り込むことに合理性があると分かる。環境をいかに整え、管理するかは健康の維持と促進に必須の条件だったのである[74]。

匂いの治癒力や予防力が医学的に説明される社会において、アロマ・セラピーが治療法として確立するのは自然なことだ[75]。ギリシャ医学は、植物、動物、鉱物など、地上のあらゆる物には固有の体液構成と治癒能力があると考えた。ギリシャの薬草学者ディオスコリデス（Dioscorides, 紀元前四〇頃—九〇年）は『薬物誌』（*De materia medica*）を著し、身体のホリスティックな治療に薬草を取り入れた。特に、個々の薬草が持つ特有の香りは病の治療に大きな効果があると考えられた。たとえば、ヒポクラテス派は流産の処置にハーブを使用し、芳香によって子宮内容物が排出されると説明したのである。

香りは病気の予防にも使われた。芳香は生命精気に活力を与え、病気に対する身体の抵抗力を高めるからだ。ドミニコ会の神学者で百科全書家でもあったアルベルトゥス・マグヌスは

『庭について』（一二六〇年頃）のなかで、「（ハーブを育てれば、）その香りが匂いの感覚に喜びを与えてくれる」と述べている。[76] 甘い香りを放つヘンルーダ（rue）、カモミール、ローズマリー、ラヴェンダーなどは床に敷いたり、天井から吊るして使われた。壁に囲まれた小さな庭も効果的だった。外から流入するミアズマを防ぐ上、香りが凝縮されるからである。図25は中世に頻繁に描かれたバラ園であるが、バラの芳しい香りを吸い込むことで、ミアズマによる害が打ち消されると考えられた。

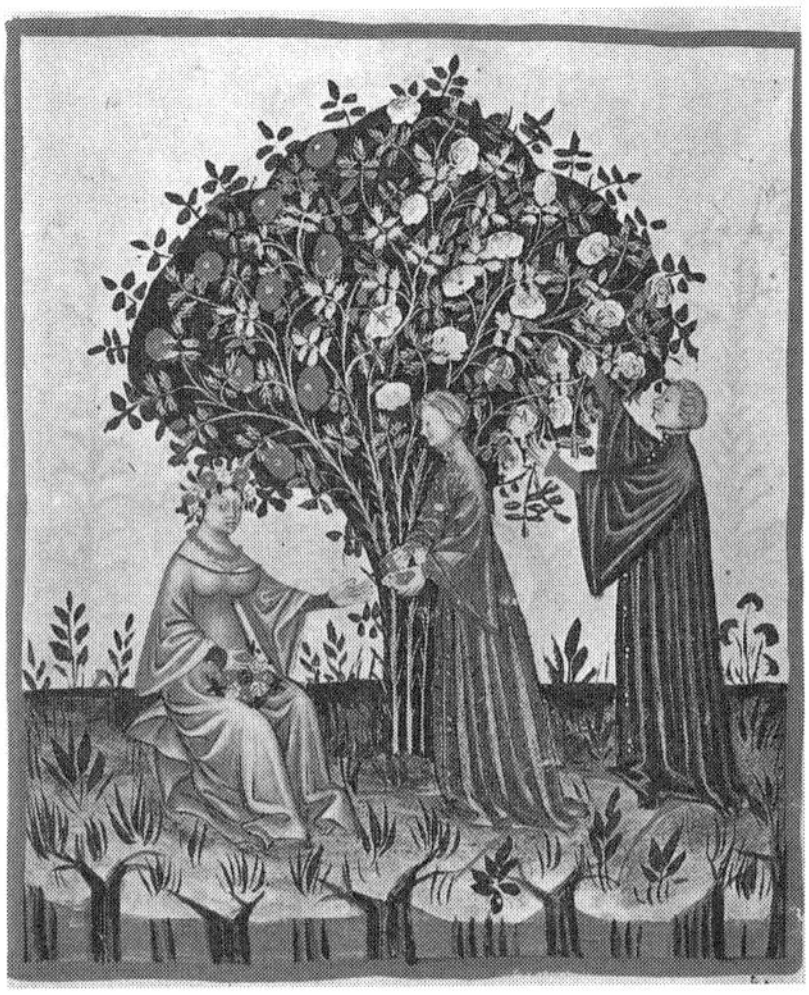

図25　「バラを摘む女性たち」『健康全書』1390-1400年頃（ウィーン／オーストリア国立図書館）

その一方で、臭気を消す努力も行われた。市当局は香木を燃やして環境を改善し、個々の家庭では室内や衣服をビャクシンやローズマリーでたきしめ、床にはバラ水をまいた。薬草や香り高い花々は健康維持や治療に広く利用されていた。また、庭園には心を穏やかにする効力があり、情念の管理によい環境だった。心の落ち着きは体液バランスに連動し、ホリスティックな効果が期待できたのである[77]。中世の修道院には薬草園があり、修道院の病室と薬草園が隣接する場合もあった。

ところで、ローマ以来、沐浴は病気の予防と治療に役立つと考えられてきた[78]。『ベネディクトの修道戒律』においても重要な療法と位置づけられている[79]。特に薬草入りの湯に浸かると、香り成分が直接毛穴から体内に取り込まれ、効果を発揮すると理解された。体内をめぐる芳香は精気を活気づけ、体液バランスを回復させ、心身に活力を与えたのである。沐浴療法は中世の文化のなかに浸透した[80]。トリスタンの伝説では、王妃イゾルデが誰とは知らずに手負いのトリスタンを薬草入りの湯漕のなかで手当てしたと伝えられている。

香りは霊的安寧のメタファーにもなる。教会はアダムとエヴァの楽園追放以来、人間は霊的・身体的な治療が必要な存在となったと説いた。しかし、芳しい庭園は病と死に脅かされることのない楽園を想起させた。中世末に人気を博した図像に、「閉ざされた園（*hortus conclusus*）」がある。バラ垣や壁に囲まれた庭の中央で、幼子イエスを抱く聖母マリアを描いたこの図像では、マリアを象徴するバラ、ユリ、アイリスなどの香り高い花々が庭に咲いている[81]。これらの花々には薬草としての効能もあった。また、元来、修道院の庭は薬草園から始まったが、そこは修道士が黙想する空間でもあり、魂と身体に安らぎを与える場所だった[82]。庭園に身を置き、罪について思い巡らすと、清らかな香りに包まれ、罪びとの魂は悔悛へと導かれる。こうして魂は浄化され、心身の健康が回復するのだが、それを象徴するように、「ヨハネによる福音書」（第二〇章　一五節）では、復活したキリストが庭師の姿でマグダラのマリアの前に現れる。庭師キリストは病苦のない、健やかな庭園の主であり、心身の救済を約束すると考えられた（口絵7）。

ところで、甘美な香りを放つのは植物だけではない。聖人の身体からも芳しい香りが漂い、それこそは聖人のしるしと理解された。「コリントの信徒への第二の手紙」（第二章　一四―一五節）では、神の言葉を述べ伝える使徒はよい香りを漂わすと語られている。

神に感謝します。神は、わたしたちをいつもキリストの勝利の行進に連ならせ、わたしたちを通じて至るところに、キリストを知るという知識の香りを漂わせてくださいます。救いの道をたどる者にとっても、滅びの道をたどるものにとっても、わたしたちはキリストによって神にささげられるよい香りです。

しかし、天国が芳しき香りに包まれるのに対して、地獄は悪臭を放つ場所と想像された。十四世紀のノリッジに生きた隠修女ノリッジのジュリアンの幻視には、悪臭を放つ悪魔が現れた。ダンテが『神曲』のなかで描いた地獄も悪臭に満ちていた。悪臭は身体生理に害を及ぼすが、その脅威はペストによって拡大した。中世以来ペストが蔓延するたびに、医者はマスクで口もとを覆い、ミアズマから身を守った。一三四八年、ペストが猛威をふるったイタリアのピストイアには、悪臭を放つ衣服を焼却した記録がある(83)。

悪臭の排除が推進されると、ハンセン病者もターゲットとなる。ハンセン病が重くなると身体から臭気が放たれるため、患者の手は布で覆われ、口もとは布で隠された。また、ハンセン病者は都市の城壁内での生活から排除され、城壁門のそばや郊外に建てられたハンセン病療養施設に収容・隔離された。しかし、中世の都市がハンセン病者への慈善活動を怠っていたわけではない。ハンセン病療養所では病者を食べさせ、沐浴させ、手厚く看護した。ハンセン病者を病原とみなす考え方がある一方で、彼らを神の祝福を受けた魂とする考え方があった。健康な人びとが距離を置くハンセン病者こそ、この世で「キリストのまねび(*Imitatio Christi*)」を行い、キリストの十字架上の苦しみを分かち合う特別な人であると考えたのである。この世で病苦の重荷を背負ったハンセン病者は天国での救いが約束された清らかな魂であり、神へのとりなしを行う霊的権威さえも与えられたのだ(84)。ハンセン病に対するこのような見方はキリスト教のパラドックスであり、中世社会に通底する聖と俗の両義性を露呈する(85)。

しかし、ハンセン病者に対する慈善行為には功利的な側面もある。ペストが流行するとハンセン病者に接して食べ物を施す「もてなし」が禁じられたが、十五世紀のニュルンベルクでは、市当局が聖週間にこれを再開した。そのような慈愛の行いは確かに善行であるが、将来の疫病発生を防ぐ保険とも考えられたのである(86)。

ところで、ハンセン病をはじめとする疾病が流行すると、ボディー・ポリティックの言説が差別的なかたちで横行した。特にミアズマが社会問題となると、これを発生させない工夫が時には暴力的手段をもって行われたのである。ハンセン病者の吐く息で汚染された空気はミアズマとなって、社会全体を汚染すると恐れられ、遺体が焼かれることもあった。また、社会の汚染源という意味では、異端も同じ言説で糾弾される。教会の教えを汚染し、キリスト教社会にミアズマを発生させる異端は撲滅の対象となった。一三二〇年には、南フランスの異端カタリ派の指導者が火あぶりに処せられ、反異端思想のプロパガンダとなった。異端運動が盛んになった頃、ハンセン病への恐怖も拡大した。差別的言説が相互に作用したからだろう。さらに、疾病の言説は反ユダヤ思想にも及んだ。ユダヤ人をはじめとする異教徒や異端は臭気を放つという風説が流れたのである。ユダヤ人はハンセン病者と同一視され、社会という身体において病に罹患した危険な部分として忌み嫌われた。汚いユダヤ人を病原として扱う言説はミアズマへの恐怖とともに広がった。

このように、環境衛生の言説が社会的・文化的価値の表現や言説に使われる社会にあって、都市の衛生状態を維持・管理する環境整備は市当局の重要な課題となった。一般的に都市部の衛生問題には、水の汚染、し尿の不適切な投棄、ミアズマによる空気汚染などがあった。これに加えて、冬場は暖房や調理から出る煙で室内の空気は汚れ、その上、蚤をもった動物が家族と共に狭い居住空間で暮らしたので、劣悪な衛生状態となった。また、ごみ問題も職人の仕事場を中心に広がった。肉屋が廃棄する生ごみや、染物、毛織物、皮なめし職人の工房から排出される汚水などである。さらに、下水施設の不備による汚物の処理など、枚挙にいとまがない。イギリスの場合、衛生設備の技術的課題はヴィクトリア時代まで解決されないが、都市では、ペストの襲来を境に、公衆衛生への意識が高まり、環境改善は市当局と住民双方の関心事となった(87)。

ノリッジでは都市部のごみ処理に関して厳しい規則が作られた。し尿の処理に加え、放置すれば腐敗臭を放つ生ごみを出す精肉業、尿を用いる皮なめし業などに対し、市当局は新たな対策を練った。その結果、精肉業者や皮なめし工房を、市内を流れるウェンサム川の左岸に集めた。有害な汚染水を流す染物業者は川の下流や城壁の外に移動させた。鍛冶屋は騒音をたて、空気を汚染し、精気の働きを阻害するので、鍛冶屋の工房を町の中心部から移動させた。衛生的な環境を実現するために、市当局は職人工房を都市の一箇所に集中させ、検査官を配置するなど、対策を講じたのである。

行政による公衆衛生の改善は、ヒポクラテスの唱えた環境と健康の思想にキリスト教徒の責務である慈善活動が融合して実現したと言える。貧者に清潔な水や食べ物を与えることがキリスト教徒のなすべき七つの善行の一つであったように、快適で清潔な環境をつくることは敬虔な行いと解釈され、市当局や都市部の富裕層が生活環境の改善に向けて熱心に活動する動機となった。慈善活動と魂の救済の希求が織りなす中世社会の内実については、最終章で詳しく扱う。

第三章　医療に従事した人びと

中世のヨーロッパでは、医療に携わる多種多様な人びとがいた。大学教育を受けて医学博士の学位を得た内科医、理髪外科医、軍医、無資格の経験医、助産婦、看護婦、民間療法の知識にたけた女性（ワイズ・ウーマン）、薬剤師、薬草医など、男女ともに医療インフラを支えた。医療における女性の活躍については次章で詳しく扱うこととし、本章では、主に男性が従事した内科医、外科医、薬剤師の医療活動を中心に話を進める。

一　内 科 医

中世医学には体液生理学から占星術に及ぶ広範な知識・理論と実践が含まれるが、中世の医師はどのような教育を受けて育成されたのだろうか。

中世初期の医療には、地域の共同体に伝わる医術、呪術、宗教的な癒しに加え、断片的に継承されたギリシャ医学が混在していた。やがて、キリスト教の浸透とともに各地で修道院が営まれ、西洋医学の発展に寄与した。修道院の医務室では病気の診断・治療が行われ、修道院に併設された宿泊施設には、慢性の病を患う病者、シェルターのない貧者が泊り、巡礼者ももてなしを受けた。また、修道院は学問の場であったので、古代ギリシャから受け継がれた医学書を学び、後世に伝える役割を担っていた。

十二世紀以降、都市が成長した西洋ラテン世界では、大学が誕生し、医学・医療の中心も修道院から都市に移るが、大学での医学教育の先駆となったのは、南イタリアの風光明媚な温泉地サレルノに九世紀以来あった医学校である。地中海に面したサレルノはギリシャ医学を継承したイスラム医学を受容するのに有利な位置にあった。ギリシャ語からアラビア語に翻訳された数多くの医学書がサレルノに到着すると、そこでラテン語に翻訳されたからである。前述したように、イスラム教徒から改宗し、ベネディクト会修道士として活躍した医師コンスタンティヌス・アフリカヌスは医学書を精力的にラテン語に翻訳し、サレルノ医学校の教育に貢献した。

大学の成長とともに、医学教育はサレルノや南仏モンペリエの医学校から大学の専門課程での教育へと大きな一歩を踏み出した。中世の大学には神学、法学、医学の三つの専門課程が成立し、いずれの学問を専門とするにも七つの自由学芸科目を学ぶこととなっていた。医学生は三学科（文法・修辞学・論理学）と四学科（算術・幾何学・天文学・音楽）の七学科を修めた後、専門課程へ進み、解剖学（人体の機能を分割して考える程度であるが）、体液生理学、疾病分類学、診断・治療・予後を総合した内科学、そして外科学について学んだのである。

自由学芸と医学のつながりは、大宇宙のなかに人間を位置づけ、体液バランス、自然現象、環境が人間の健康に及ぼす影響を総合的に考えるギリシャの人間観に基づいている。たとえば、脈拍は天空の星の運行に支配されるが、音楽も宇宙の調和と連動する。そのため、脈拍は音楽から影響を受けると考えられた。したがって、医学生は七つの自由学芸科目を修め、ギリシャ医学を学ぶための素養を身につける必要があった。つまり、医学は自然科学（physica）の理論体系の一環として展開したのである。内科医を英語で'physician'と呼ぶのもこれに由来する。また、四学科ばかりか、後述するように、文法・修辞学・論理学の三学科は、問診・診察・診断・予後の説明という患者とのコミュニケーションの師となり、医師の弁舌に磨きをかけた。

大学教育を受けた内科医は体液生理学に基づき、診断・治療を行った。中世の医学では、およそすべての病は体液生理学で説明がついた。また、身体を浸襲せずに診断するのが望ましいのはいつの時代も変わりはない。特に中世では、身体の復活を教えるキリスト教会が身体の完全性を尊んだことや、外科的治療の危険性が極めて高く、手術は生命の危険を伴う最後の手段だったので、非浸襲的診断や治療が広く行われた。診断方法として、脈拍、血液、尿の検査や人相の観察などが確立していたが、アラビアから新たに占星術の書物が到来すると、内科医は占星術の知識や理論を駆使して診断・治療を行った。星の運行やホロスコープなどの先端的学問を学んだ内科医は医学の世界で揺るぎない権威を確立し、大きな富と影響力を得たのである。

口絵8に描かれている大学出の内科医は上等な丈の長い診察着（長衣）に身を包み、尿の入ったフラスコを手にしている。内科医はしばしば医学を学んだインテリの聖職者でもあった。彼らに求められたのは医療行為のみならず、患者に接する際の厳かな物腰と権威あふれる態度だったので、当然ながら身なりも立派なものとなった。尿診断は内科医の学識の見せ場であり、フラスコはそのシンボルだった。(1) 内科医は尿の粘り、濃度、重さ、臭い、沈殿物の状態を観察し、体液の特徴を精査、診断した。さまざまな色の尿が入ったフラスコが木の枝に描かれた「尿の樹」では、尿が生成される過程がラテン語で説明されている（口絵9）。各々の尿は異なる健康状態を示しているが、最も健康な尿の入ったフラスコが木の最上部に配置されている。

尿検査に基づく診断は明快であり、患者の負担も少なかったので、大学教育を受けていない

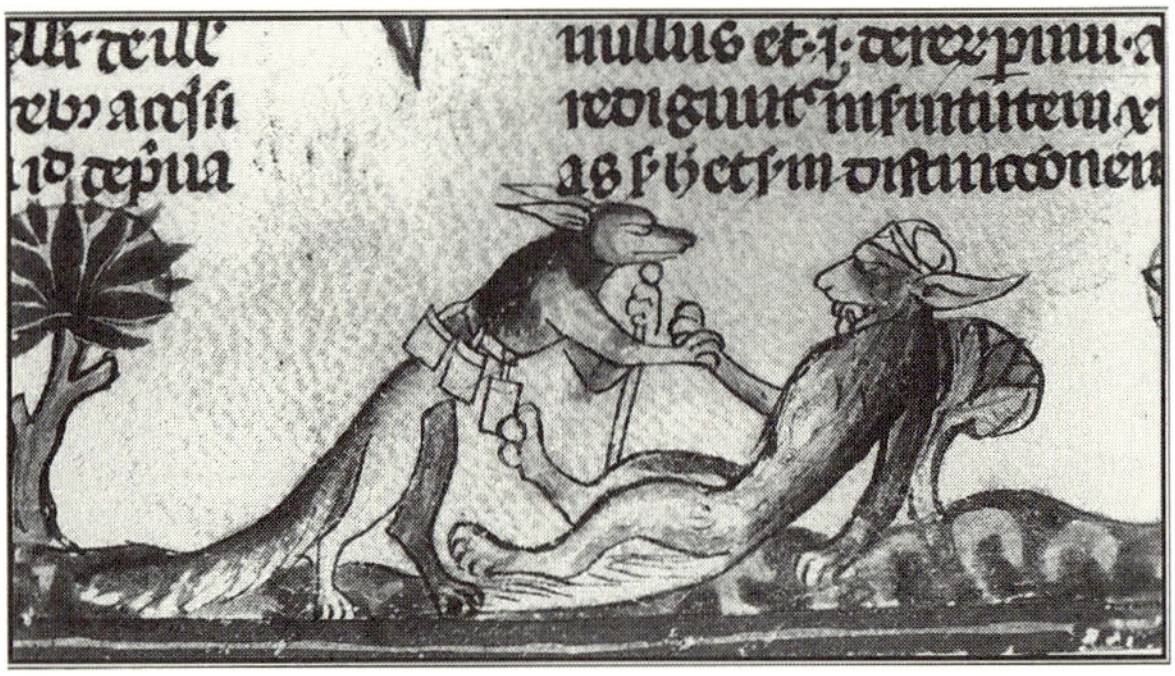

図26　「医者に扮した悪狐ルナール」『グレゴリウス九世の教皇教令集』（『スミスフィールド教令集』）14世紀初頭（ロンドン／大英図書館）

市井の経験医も積極的に行った。彼らが参考にしたのは高価なラテン語の医学書ではなく、簡略版の尿のチャート（図表）で、その利便性ゆえに広く利用された。十二世紀後半にフランスで生まれた『狐物語』の写本には、主人公の悪狐ルナールが偽医者に扮し、彼の不倶戴天の敵である、患者の狼イザングランの脈をとる挿絵がある[2]（図26）。よく見ると、ルナールの腰のまわりに各種の図表と薬草の入ったポシェットがいくつもぶら下っているのがわかるが、このように、尿診断は医療の草の根にも浸透したのである。以来、検査方法こそ近代化されたが、尿検査は最も基本的な診断の目安として現在まで続いている。

　尿検査と並んで頻繁に行われたのが血液検査である。血液は生命を保つ最も重要な体液と考えられ、血液を採取し、色、匂い、濃度、味を調べる検査が行われた（図27）。しかし、後述するように、第四回ラテラノ公会議で血液は不浄なものとみなされ、高位聖職者の血液への接触が禁じられたため、血液検査が尿検査を凌ぐことはなかった。と言うのも、多くの内科医はエリート聖職者であったので、ラテラノ公会議以降、血液との接触が起こりうる検査は積極的に行われなかったからである。

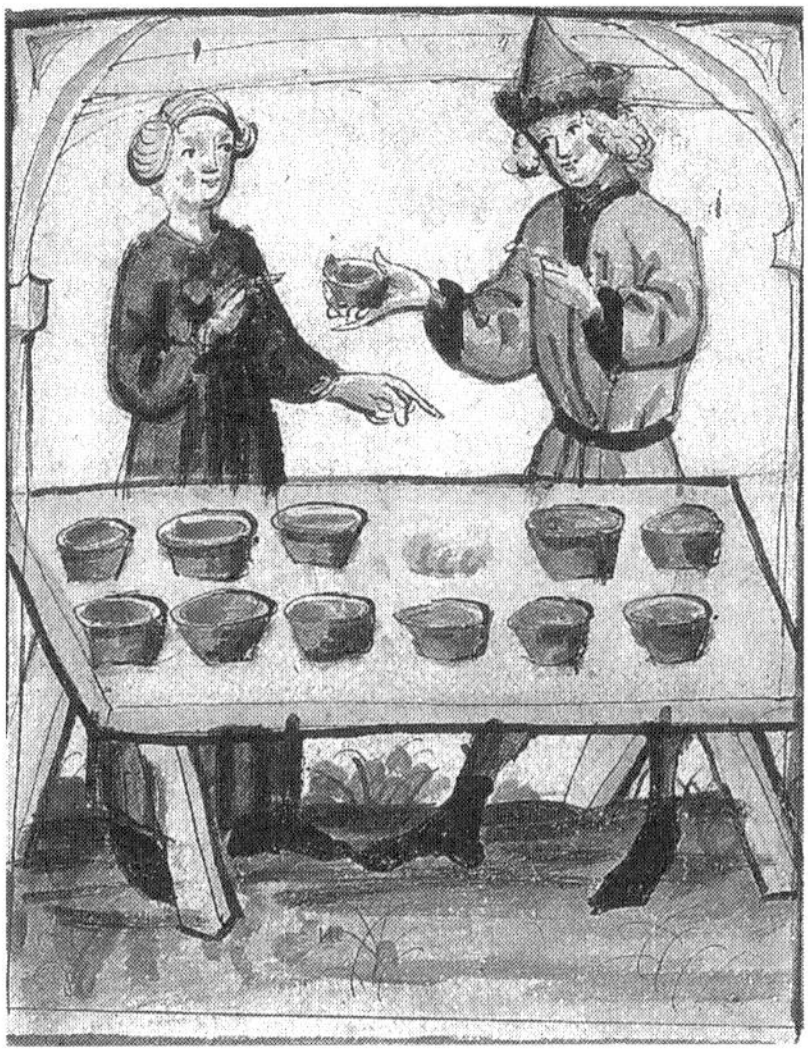

図27　「血液検査・診断」15世紀の写本，ドイツ（ロンドン／大英図書館）

人相学から診断するのも中世医学の特徴であるが、その背景には、身体の美しさは健康な身体を表すという認識がある。たとえば、赤肉やワインを好み、暴飲暴食する不摂生な胆汁質はヘロデ王の人相に表出していた。ノリッジ大聖堂を飾る天井彫刻には「嬰児虐殺を命じるヘロデ王」の彫像があるが、狂気という罰が下った短気で残忍なユダヤの王の赤ら顔は人相学的診断に基づくもので、胆汁質の気質が反映されている[3]。また、虚弱体質の国王ヘンリー六世は情緒不安定で、顔つきも女性的だった。その上、精神活動も鈍重で間が抜けていた。人相学で見ると、これらは粘液質の特徴であったので、侍医は国王の人相と体質の連関を調べ、病気の治療方針を立てるのに役立てた[4]。

夢診断にも触れておこう。中世で行われた夢分析や心理療法はギリシャ神殿の癒しの伝統を受け継いでいる。「六つの非・自然」に情念が含まれるように、古代の健康観では、心配事や悩みは体液の閉塞状態を引き起こし、体液バランスを崩し、延《ひ》いては心身の安寧に悪影響を及ぼすと考えられた。体液バランスのエキスパートである内科医は「六つの非・自然」を管理する健康指導を行ったが、体液と魂の健康がここでも連動している。たとえば、精神的な緊張によって体液が停留し、閉塞状態に陥ると、霊的な不調も起こる。これを改善するには、食餌療法などによる「六つの非・自然」の調整と霊的治療が必要だった。第一章で述べたように、霊的な閉塞感や不調和は罪の結果と考えられ、告解による悔悛と赦しという魂の治療によって改善された。さらに第五章で詳しく述べるが、慈善行為にも霊的治療の効果があった。キリスト教会に礼拝堂を遺贈したり、貧者に喜捨を行えば、それが身体と魂の治療となり、体液バランスが回復すると説明されたのである。

心身の共生的関係を考えると、フロイト以前にも内科医が夢のなかに問題解明の糸口を探る理由が見えてくる。チョーサーの『カンタベリー物語』の「尼僧付僧の話」には、不吉な夢におびえる雄鶏チャンテクレールが登場する。情けない夫の姿に幻滅する妻の雌鶏パーテロットであったが、悪夢の原因が体液バランスの崩れにあると診断すると、過剰な黄胆汁と黒胆汁を除去する薬をチャンテクレールに処方する。実は、パーテロットは薬草医であり、体液生理学の知識に基づいて、体液バランスを回復させる下剤を与えたのである(5)。

ところで、自由学芸科目の三学科である文法・修辞学・論理学の習得は、内科医が患者を診察する際、大いに役立った。医学の知識を背景に繰り広げられる雄弁かつ才知あふれる論理の展開は、医師の権威を確固たるものとし、患者から全幅の信頼を得ることができた。内科学において系統だった診察法や診断法が確立するまでは、医者の知識や技量の甲乙は弁舌の巧みさや臨床マナーの良し悪しで決まることもあった。特に、治療が困難な患者を診るときは、修辞が何よりの医術となった。

実際のところ、大学出の内科医が相手にするのは王侯貴族や高位聖職者などの社会的エリートだった。もっとも、大学出の内科医は非常に少なかったので、高い医療費を払える富裕層のみが彼らの患者となったのである。弁の立つ内科医の診察を受ければ、日頃から修辞や巧みな弁舌に慣れ親しんでいた患者たちの安心感が一層増したのは想像に難くない。しかし、虚飾混じりの医術を駆使し、富を蓄える内科医も珍しくなかった。お世辞に長けた医師が上流階級の患者を相手にするのを不快に思う識者もいた。人文主義者ロッテルダムのエラスムスは医師の生業について、深遠なる修辞とはほど遠い「堕落したおべっか術」と批判している。(6)『カンタベリー物語』のプロローグでは、一人ひとりの巡礼者の職業や特徴が服装や立ち居振る舞いの観察をとおして歯切れよく語られるが、くだんの医者は、医師が好んだ赤とグレイの高級なタフタの絹衣を身にまとっていた。チョーサーは触れていないものの、富裕層のお抱え医者になれば、豪華な衣服をパトロンが準備してくれることもあったようだ。

チョーサーと同時代に社会批評の色濃い頭韻詩を書いたウィリアム・ラングランドの場合はより辛らつだ。『農夫ピアスの夢』では、飢餓の寓意が農夫ピアスにこう語る。

もし、お前がわたしの言うとおりの食餌をしたなら（節度を守り、腹八分目で食卓を離れたら）、誓っていうが、イングランドのすべての医者はまともな食事にありつくために、裏に毛皮を張った頭巾や金の留め金のついたカラブリア産のりすの毛皮のマントを脱いで、売り投ばすだろう。わたしの言葉を信じなさい。彼らは医業を放り出し、食べるために畑仕事を習わんといかんだろう。

医者だって？　主よ、彼らを悔悛させたまえ。やつらはほとんど嘘つきだ。まずい混ぜ薬で、まだ寿命があるというのに、人をあの世に送ってしまうのだから。(7)

また医療には、医者と患者とのあいだに築かれる信頼関係が必須だが、その信頼が揺らぐと、医者への批判がさまざまなメディアに現れる。くだんの悪狐ルナールが患者から採取した尿の臭いをかぐ姿は、胡散臭い医者のイメージを視覚化するものだ。(8) しかし、知識と技術を身につけ成功を誇る医師であっても、「死」の姿の前には無力だった。高価なタフタ生地の服に身を包み、尿のガラス瓶を手にする医師が死のアレゴリーである骸骨と向き合う図像には、たとえこの世で立身出世した医師であっても、死には打ち勝てないという普遍的な死生観が表れている（図20、六六頁）。

ところで、医師の最も重要な役割は「よい死」を迎える手助けをすることだったので、医師は患者の尿を調べ、星の運行を観察しながら余命を予測し、死の準備を整えさせた。医師による生から死への橋渡しのプロセスが病者の魂にどれほど大きな安寧をもたらしたことか計り知れない。キリスト教徒にとって、司祭に告解せず、終油の秘跡を受けずに突然死に襲われるのは最も恐ろしい事態だったのである。また、中世の内科医の多くは魂の医者でもあり、身体を調べるだけでなく、魂の内奥をも探った。彼らは患者の霊的健康と心の悩みに詳しく、時に、聴罪司祭として患者の告解を聴いた。医師は生と死、罪と贖罪の仲介者であった。特にイギリスのように、大学の専門課程で学ぶ医師の数が非常に少ない上に、学位を取得した医師がしばしば司祭である場合、その役割は顕著になる。十五世紀のイギリスを代表する医師ギルバート・カイマーは、グロスター公ハンフリーの主治医と聴罪司祭を兼任し、ハンフリーに対して大きな影響力をもつ廷臣だった。

内科医の権威が増すと、彼らは王侯貴族の私的生活に留まらず、国政にも関与するようになった。国王の侍医が築いた特別な地位について、最後に考えてみよう。もとより、医師と患者のあいだには共生関係があり、両者の絆の親密性ゆえに患者に対する影響力が生まれるが、医師と患者の関係は中世の支配者階級のなかで特別な意味をもっていた。国王が慢性の病を抱えたり、精神虚弱や精神疾患を患う場合、侍医は国王個人の健康管理を越えて、政治権力の中枢にいる人びとと利害を共有し、国の政治にも関与した(9)。一四二七年から一四五一年にかけて、病弱な若きイギリス王ヘンリー六世の侍医を務めたジョン・サマセット(John Somerset)は、まさしくそのような医師であった。国王の心身の健康管理に携わったサマセットは、君主たるものが受けるべき徳育にも力を注いだが、彼の関与はそれに留まらず、ついには国政レベルでも影響力を発揮した。十三世紀末に『君主の統治』(*De regimine principum*)を著したジャイルズ・オヴ・ローマ(Giles of Rome)は、「医の真髄が食餌、飲み薬、シロップ薬などの処方によって行われる体液管理と健康維持にあるように、都市や広い領土を治める方法(技)は法によって政務にあたることだ[10]」と説明したが、統治者の責務は国家という身体を健康な状態に保つことにあり、これがボディー・ポリティックの核だった。そして、サマセットの役割が示唆するように、国王の健康と国の健全な統治の影に内科医の姿があったのである。

二　外科医

第一章で述べたように、教皇イノケンティウス三世は第四回ラテラノ公会議で教令第二十二号を発布し、病者が医療を受ける前に告解の義務を課し、医師の医療行為に規制を与えた。また教皇は、キリスト教会の綱紀粛正の一環として、教令第一八号を発布し、外科的治療に従事する外科医の仕事も規制した。その内容は、副助祭以上の高位聖職者に対し、手術、瀉血など、出血を伴う医療行為を禁止するものである。この教令をもって、事実上、外科手術は平信徒の領分となった。ラテラノ公会議以前の医療では、内科も外科も優れた聖職者が従事していた。エドワード懺悔王やウィリアム征服王に仕えた医師ボールドウィンは、イングランド東部ベリー・セント・エドマンズのベネディクト会修道院長だった。しかし、イノケンティウス三世は教令第十八号をもって、高位聖職者が血にまみれる外科治療を行うことを禁じた。ミサを挙げる神のしもべが血液で手を汚し、ミサを穢すなど、あってはならないと考えたのである。こうしてラテラノ公会議以降、主に聖職者が兼任した内科医が診断・食餌療法・投薬を中心とした医療を行い、平信徒の外科医が外傷の治療や身体への浸襲性の高い外科的治療に従事することとなった。医療現場では、内科医が体液バランスを診断し、外科医が体液調整のための瀉血を行ったのである。但し、外科手術はあらゆる内科的治療を施しても効果が認められない場合の最後の手段として行われた。

内科医と外科医の差別化が進むと、両者は外見からも容易に見分けられるようになる。たとえば、白衣のスタイルも異なり、内科医は長衣を着用し、外科医は多くの場合、動きやすいチュニックの短衣を身に着けた。中世では、服装は身分や地位を表す記号でもあったので、外見の違いは大きな意味を持った。

外科治療に対するこのような態度の背景には、古くからの血液をめぐるタブーが認められるが、同時に、多くの人びとが手術という行為を恐ろしく残酷な治療と受けとめた事情があった。(11) 中世の外科治療は麻酔に慣れた現代人には想像もつかないほどの痛みを伴った。人間の身体にショックが与えられると、鎮痛作用のあるエンドルフィンの生成が活発になり、痛みはいくらか和らぐようだが、それでも、中世の人びとは外科手術に恐れ戦《おのの》いたに違いない。当然のことながら、近代的な殺菌法を知らぬばかりか麻酔や輸血にも頼れない環境では、不測の事態が起きないほうが稀である。しかし皮肉にも、手術で病人が命を落とすと、外科医が殺人行為で訴えられることもあった。

さらに、内科医の側にも問題があった。医学博士の学位を持った高位聖職者のあいだに高慢や気取りがあったことは否定できない。イギリスの場合、手を用いる施術によって医療を行うのは、専ら正規の医学教育を受けていない理髪外科医、経験医、読み書きのできない女性などであった。高位聖職者の医師は外科学から距離を置き、自らを高度で知的な内科学の専門家であると自負した。大学で医学部が成長すると、医学理論を専門とする聖職者の数が増えることとなり、このすみ分けはさらに明確になった。(12)

大学教育を受けた医師が内科医となるのに対し、外科治療は医術と言うより巷で行われる技能とみなされた。(13) 外科は手を用いて治療を行う性質上、職人仕事に結びつけられ、外科医の教

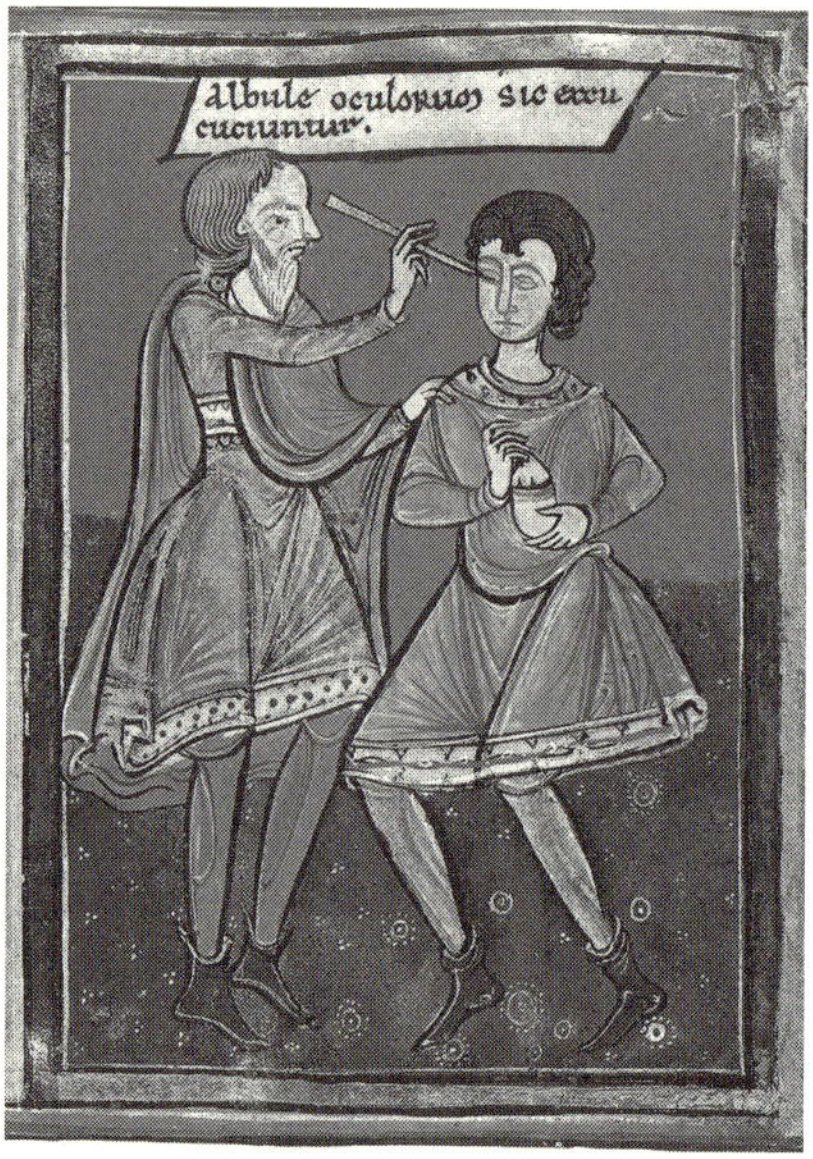

図28 「白内障の手術」写本の挿絵 12世紀末
（ロンドン／大英図書館）

育は平信徒によって、主に徒弟制度のなかで行われた。この制度はあらゆる職人ギルドに共通する厳しいシステムだ。外科医を志望するのは主に若く、体力のある男子で、親方のもとで最低五・六年奉公し、技術を身につけた。

外科医の仕事は多岐にわたったが、基本的に実践的な職人仕事であり、石工職や大工職としばしば比較された。外科医は専門的な知識と技術が要求される頭部骨折の治療、白内障の治療（図28）、骨折した手足の接骨などを行った。また、アラビアの外科医アルブカシス（Abu al-Qasim al-Zahrawi [Albucasis]，一〇一三年没）が確立した焼灼法によって、感染部分を破壊・切離した。外傷の感染で体液バランスが崩れ、身体全体の体液が閉塞状態に陥ったと診断された場合、焼灼が施されたのである。抗生物質のない時代、焼灼法は有効な治療方法とみなされ普及した。また外傷の他に、身体に表出した皮膚科的症状への対応も外科医が担当した。たとえば、ハンセン病で目、鼻、耳、生殖器が化膿すると外科医が処置し、薬を塗布した。

中世の外科学における理髪外科医の存在も注目に値する。理髪外科医は外科的処置や治療のなかでも、主に静脈を切開して瀉血したり（図29）、抜歯、結石の除去、骨折や脱臼の治療などを行った。理髪外科医の前身は修道院において手術前の準備にあたる助手で、患部を剃り、ヒルに血を吸わせるなど、内科医が蔑む作業を行った。彼らは一〇〇〇年頃から修道院で雇われていたようだが、その仕事は次第に職業として確立し、社会的権威も増すこととなった[14]。

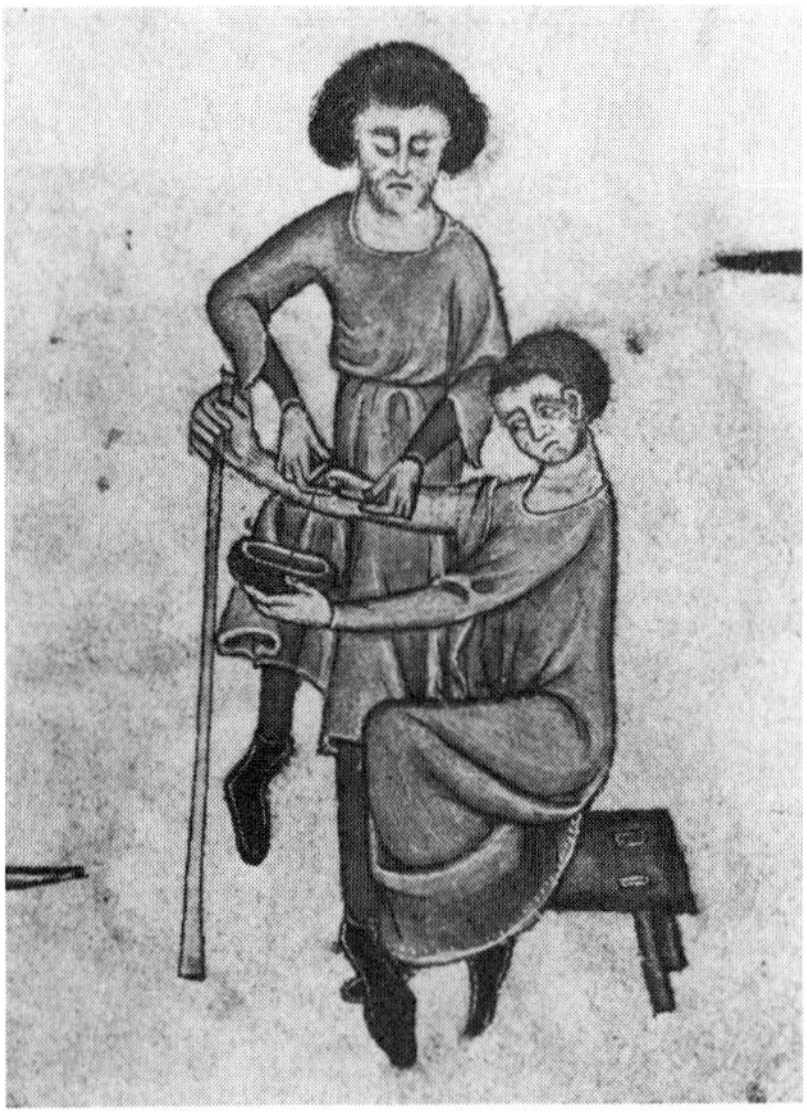

図29　「瀉血を行う理髪外科医」『ラトレル詩編』1340年（ロンドン／大英図書館）

さらに、外科治療や手術では外科医の実践的技術（即ち、腕前）がものを言う。従軍医として戦場を舞台とするときは、特にその力量が発揮された（口絵10）。百年戦争の最中、イギリス軍が予想に反して驚くべき精彩を放ったアザンクールの戦いで、ヘンリー五世率いるイギリス軍の勝利に貢献したのは国王軍の医療部隊であった。頑強な肉体を誇る外科医たちは精力的に活動した。麻酔のない時代、手術台の患者を抑えるだけでも相当な力が必要であるが、手足の切断に使う医療機材を扱うには腕力がものを言っただろう。若く、健康な身体が従軍医に求められたわけである。

ところで、統治者である国王を国家という身体の健康を守る医師や外科医になぞらえるアナロジーを軸に、外科治療はボディー・ポリティックの言説で語られた。切断、焼灼、瀉血などの治療を行う外科医は、反逆者の首を撥《は》ね、焚刑に処す国王と重ね合わされるのである。六人も妃を取り替え、自らの信じる大義のために前妻や側近さえも断頭台に送ったヘンリー八世は、皮肉にも理髪外科医のギルドを取り立てた。ハンス・ホルバインに制作させた「ヘンリー八世と理髪外科医たち」という集合肖像画（一五四三年）は、国家に外科的処置を幾度も施した国王を象徴する図像となっている。

しかし、外科医が単に切断の専門家であったというわけではない。解剖についての節（第二章三節）で述べたように、王族の亡骸に防腐処置を施し、埋葬の準備をするのは王家に仕える外科医の仕事であり、これには解剖学の知識が不可欠だった。また中世末のイタリアやフランスでは、理髪外科医もエリートの内科医と机を並べて医学を学ぶ機会が増えた。一四三六年には、理髪外科医の団体であるパリ・聖コスマス協会の会員がパリ大学医学部の学生として受け入れられた。イギリスにはそのような例は見当たらないが[15]、イタリアやフランスから最新の理論と医療技術を携えて優秀な外科医が渡来した。十三世紀末には、大陸出身の医師や外科医がイギリス王家に出仕したが、有力貴族ランカスター公ヘンリーの傍には、高名な外科医ボローニャのパスカル（Pascal of Bologna）が仕えていた[16]。

内科医と外科医のすみ分けはあるものの、実際の医療現場では両者が共同で治療にあたっていたと考えるのが自然だろう。病気になると、まず内科医の診断と指示に従い、体液バランスを回復させるための浣腸・食餌療法・薬の処方・瀉血が行われる[17]。浣腸は腹部の膨満感や体液の閉塞状態を解消した。若きイギリス国王ヘンリー六世が精神疾患を患ったときも、まず最初に下剤が処方された。また、医師は患者の血液を採り、体液の状態を調べ、必要に応じて瀉血を施した。瀉血の目的は血液を排出し、有害な体液を体内から除くことだった[18]。この時、患者の静脈を切開し、たらいに血液を排出させるのは理髪外科医の仕事だった。

瀉血は近世まで続いた治療法であり、基本的に一年中行われたが、春は瀉血に最も適した季節と考えられた。占星術の節で述べたように、十五世紀末から十六世紀にかけて繰り返し出版

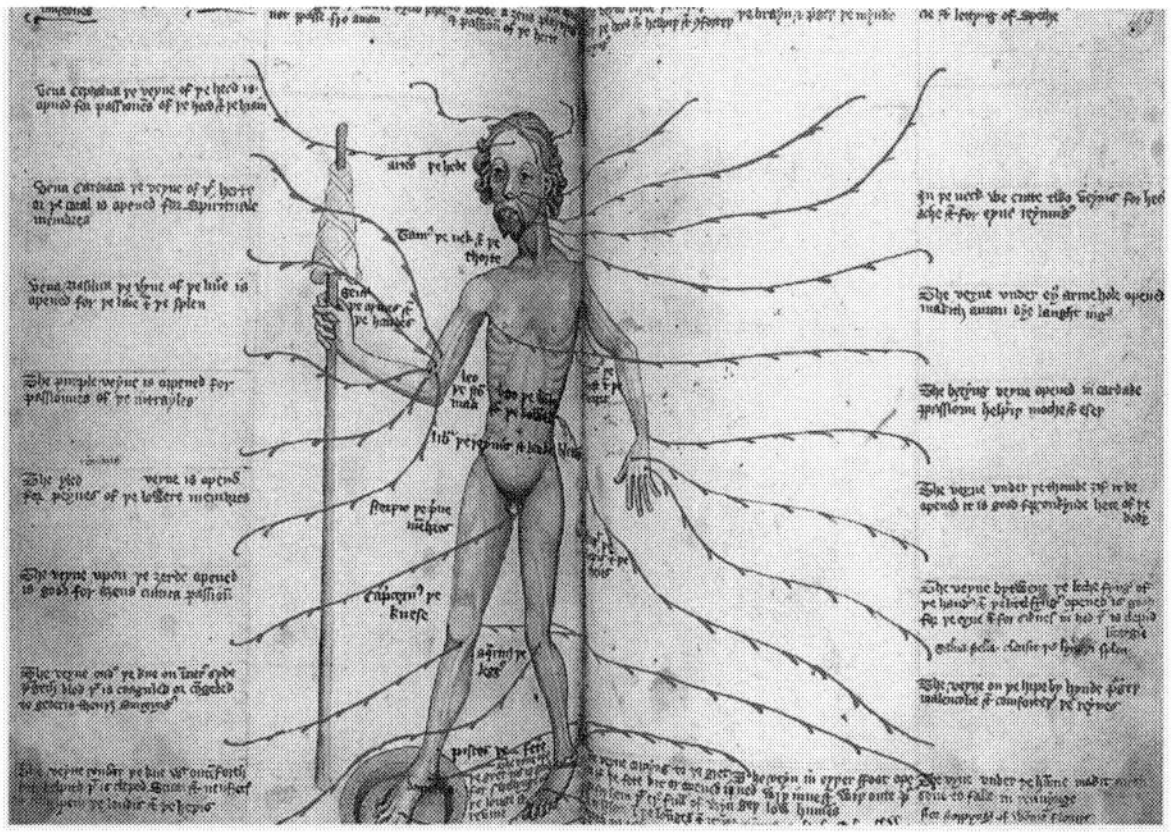

図30　「瀉血の場所を示す人体図」15世紀，イングランド（ロンドン／大英図書館）

された図付きの暦書に『羊飼いの暦』がある。これは実用書と道徳書を兼ね備えた書物で、韻文と散文で書かれたさまざまなテクストと図で構成されている。『羊飼いの暦』に通底するのは、魂の病を治療する「医師キリスト」のメタファーを軸に展開する心身両面の安寧という思想であるが、養生訓を扱った章は、実用書らしい季節の変化に合わせた体調管理を指南する。瀉血の項では、春が来たら瀉血を行い、冬のあいだに身体に溜まった重く濃い体液を排出し、身体を浄化するよう助言している[19]。

外科医には瀉血を施す時期や切開する血管についての正確な知識が必要だった。図30は瀉血の際に切開する静脈の位置を示す人体図である。理髪外科医は月や太陽の位置関係を知るために、車輪をかたどった回転式図表を使ったが、これは、惑星の動きを考慮し、手術や瀉血に適した日を選ぶのに役立った（図31）。この類の図には中英語などの俗語のキャプションがついていて、ラテン語テクストの読解がおぼつかない市井の外科医は重宝した。理髪外科医の親方のもとで見習い修業に励む若者の教育用にもこのような図表が作られたが、テクストは俗語で書かれ、しかも、韻を踏んでいる場合が多かった。

瀉血は人びとの健康管理のために広く行われたが、特に若い修道士の健康維持には不可欠だった。と言うのも、女性には月経があって毎月余分な体液が排出・調整されるが、男性にはそのような生理的サイクルはない。中世では、貞節の掟に従い妻帯しない修道士の血液のなかに余分な精液が流れ込むと考えられた。精液が身体に停留すると、体液が汚れて腐敗するため、精液を排出する必要があった。そこで、瀉血が最も有効な手段となったのである。加えて、修道士の食事内容は厳しく制限された。これも良好な体液状態を保持するためだ。修道士は基本的にベジタリアンで、多量の血液を造る肉類を避け、体液バランスと血液の浄化に努めたと言われる。しかし現実には、チョーサーが『カンタベリー物語』のプロローグで描いた、脂ぎった顔の修道僧のように、太った白鳥が好物の美食家もいた(20)。

中世の外科医の仕事には、外科的治療の他に、予防的な体液療法も含まれた。そのひとつは

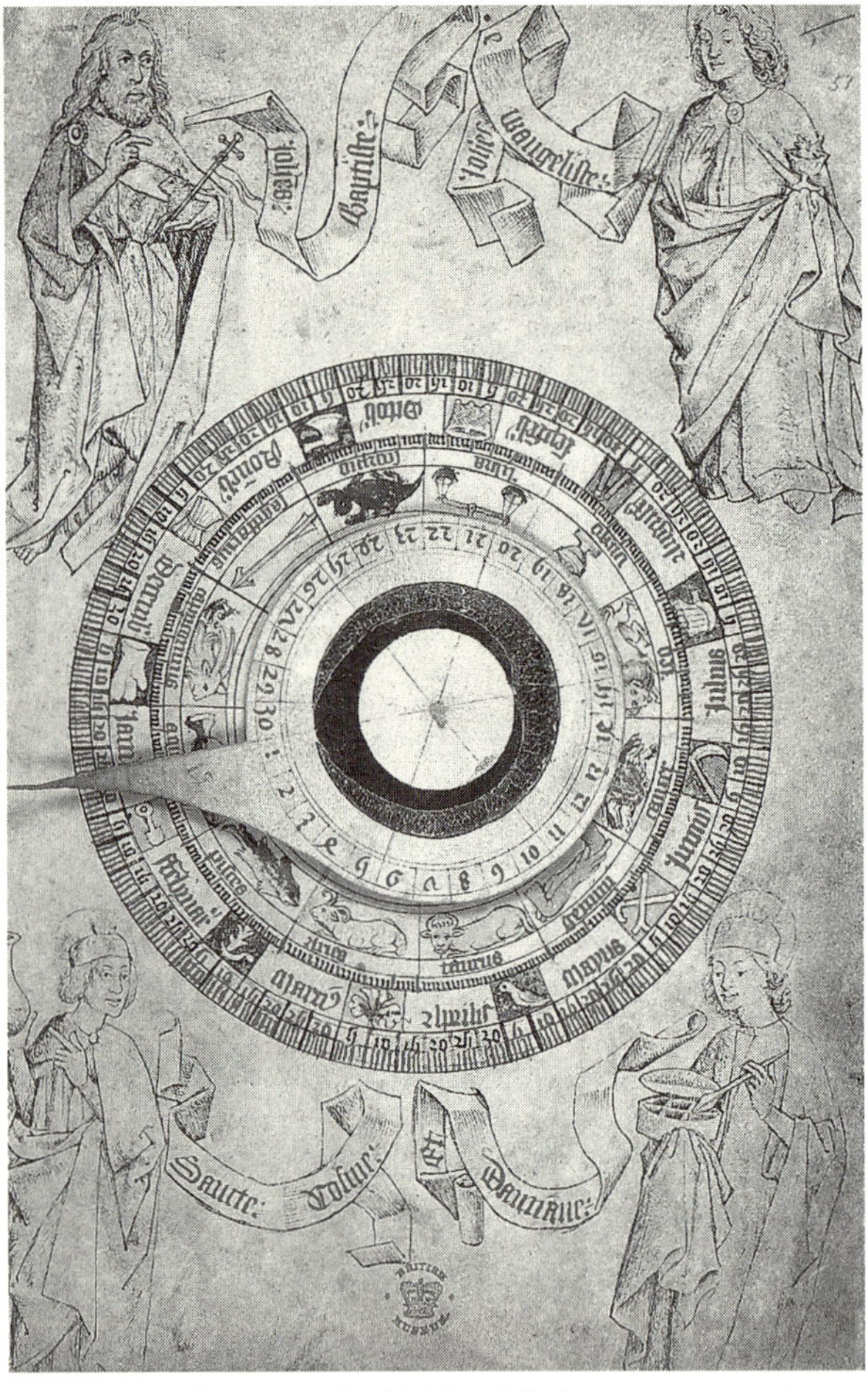

図31 「理髪外科医の回転式早見表」15世紀末，イングランド（ロンドン／大英図書館）

沐浴である。沐浴は「六つの非・自然」のなかの排泄・停留に属し、体液バランスを整えるための健康法として確立していた。沐浴は発汗を促し、体液から過剰な物質や老廃物を取り除くので、排泄、瀉血と同様の効果が期待できる。[21]『ベネディクトの修道戒律』にあるように、沐浴は修道院医学においても確立していた。[22]十三世紀の南イタリアで制作された写本『プテオリ（プッツォーリ）での温泉浴』（*De balneis Puteolanis*）の挿絵には、彼の地の鉱水を利用した沐浴風景が描かれ、水質ごとの体液に与える効能が述べられている。[23]また、沐浴のあとは湯冷めに気をつけ、しばらくしてから軽い食事を摂るのがよいとも書かれている。

鉱水の利用に加え、薬草成分が浸出した湯（ハーバル・インフュージョン）も体液バランスの改善に効果があった。ローマ以来、沐浴は皮膚病、婦人科疾患、関節炎などの痛みに効くとされたが、ハンセン病の治療にも有効だった。図32には、ハンガリーの聖エリザベト（一二三一年没）がハンセン病患者を沐浴させ、理想的な体液バランスを持つ多血質の若鶏を供す様子が描かれている。[24]しかし、沐浴は時に売春などの快楽と一体となった。口絵11のように、売春をほのめかした図像もある。これは十三世紀にフランス語で制作された写本の頭文字Pに施された装飾で、人間の頭を持つが胴体は蛇というグロテスクな生き物がPの土台に描かれ、Pの装飾部分には、隣で沐浴する男性に微かに淫らな視線を投げかける女性の姿が描かれている。このような公衆浴場も理髪外科医が監督する領域であった。

　ところで、沐浴は霊的な清めを内包しているが、そのプロトタイプとなったのは旧約聖書のナアマンの話である。紀元前九世紀半ば、アラム王国の軍司令官ナアマンはハンセン病と思われる重い皮膚病を患った。イスラエルの捕虜の少女から預言者エリシャの噂を聞いたナアマンはエリシャのもとに赴いた。エリシャはヨルダン川で七度身を洗うように教え、ナアマンはそのとおりに身を浸して癒された（「列王記」下 第五章 一―一九節）。中世では、川に七度浸かったナアマンはその行為によって七つの罪を悔悛したと考えられた。さらに、旧約聖書の人物をキリストの予型と考え、キリストの受肉によって旧約の出来事が完成すると解釈する予型論（タイポロジー）において、皮膚の病に苦しんだナアマンは、

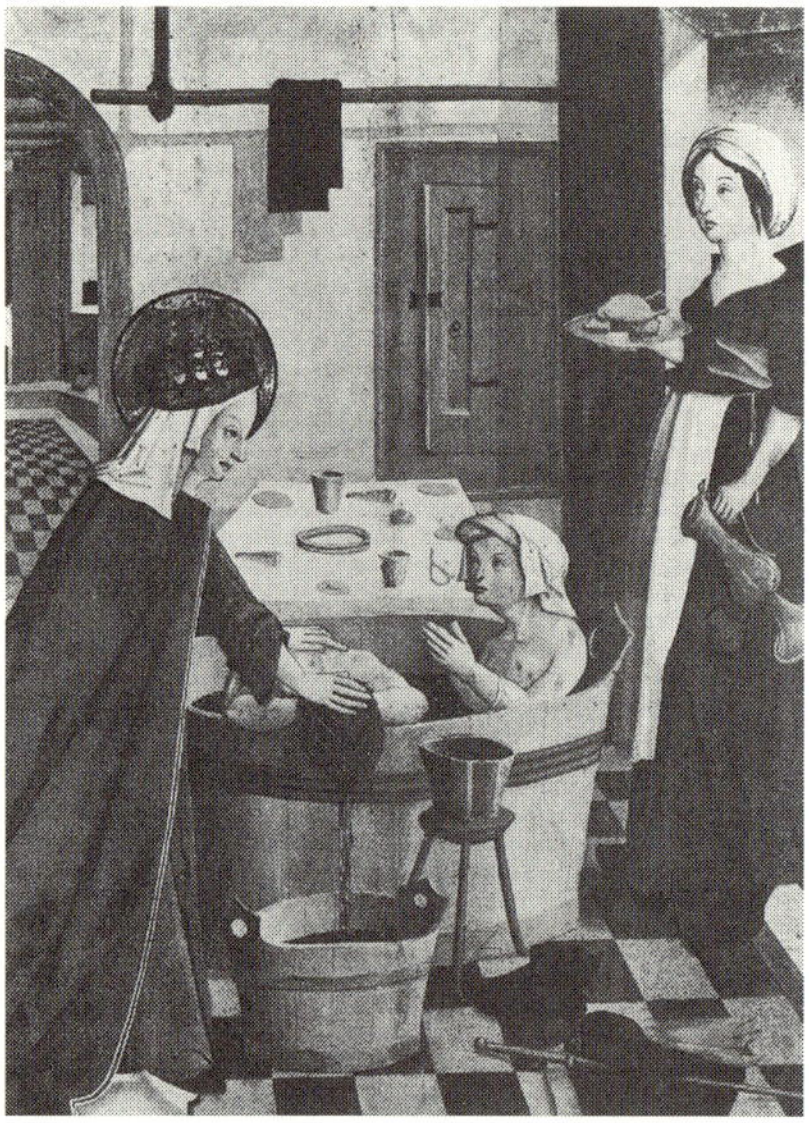

図32　「ハンセン病者を看護するハンガリーの聖エリザベト」祭壇画　1500年頃，ラウフェン（バーゼル近郊）聖堂参事会教会（個人蔵）

身体に傷を受け、十字架上で血を流すキリストの予型と解釈された。十五世紀のヨーロッパに広く流布した宗教書『人間救済の鑑』（*Speculum humanae salvationis*）は、この予型論に基づいた木版画を伴うが、そこには沐浴して悔悛するナアマンの姿も描かれている。

心身の清めという意味で、沐浴は洗礼を象徴した。ヨルダン川でキリストに洗礼を授けた聖ヨハネは理髪外科医の守護聖人として崇められた。中世の職人ギルドが「コーパス・クリスティの祝日」などの祝祭日に演じた聖史サイクル劇で、キリストの洗礼場面を演じたのは理髪外科医のギルドだった。また、大量出血を止める呪術的な祈りでは、ヨルダン川が呼び起こされた。

さらに、受難と沐浴を重ねる神学的なアナロジーも現れた。ランカスター公ヘンリーは、『聖なる治癒の書』のなかで、キリストのわき腹の傷口から流れる血で湯槽が満たされるさまを黙想する。悔悛するヘンリーは湯槽に全身を浸すのだが、これは言わば血の洗礼であり、キリストの贖罪の血によって罪の汚れは洗い清められ、ヘンリーは新しい人間に生まれ変わるのである[25]。このアナロジーは十四世紀末にロンドンで制作された『カルメル会ミサ典書』（*The Carmelite Missal*）の挿絵にも描かれる（図33）。ミサ典書の洗礼場面の画面上部には、十字架を支え持つ父なる神を描いた、「恩寵の座」と呼ばれる三位一体が表現されている。画面の下半分に描かれた洗礼の場面では、十字架上のキリストが流した血を受ける洗礼盤のなかに赤子

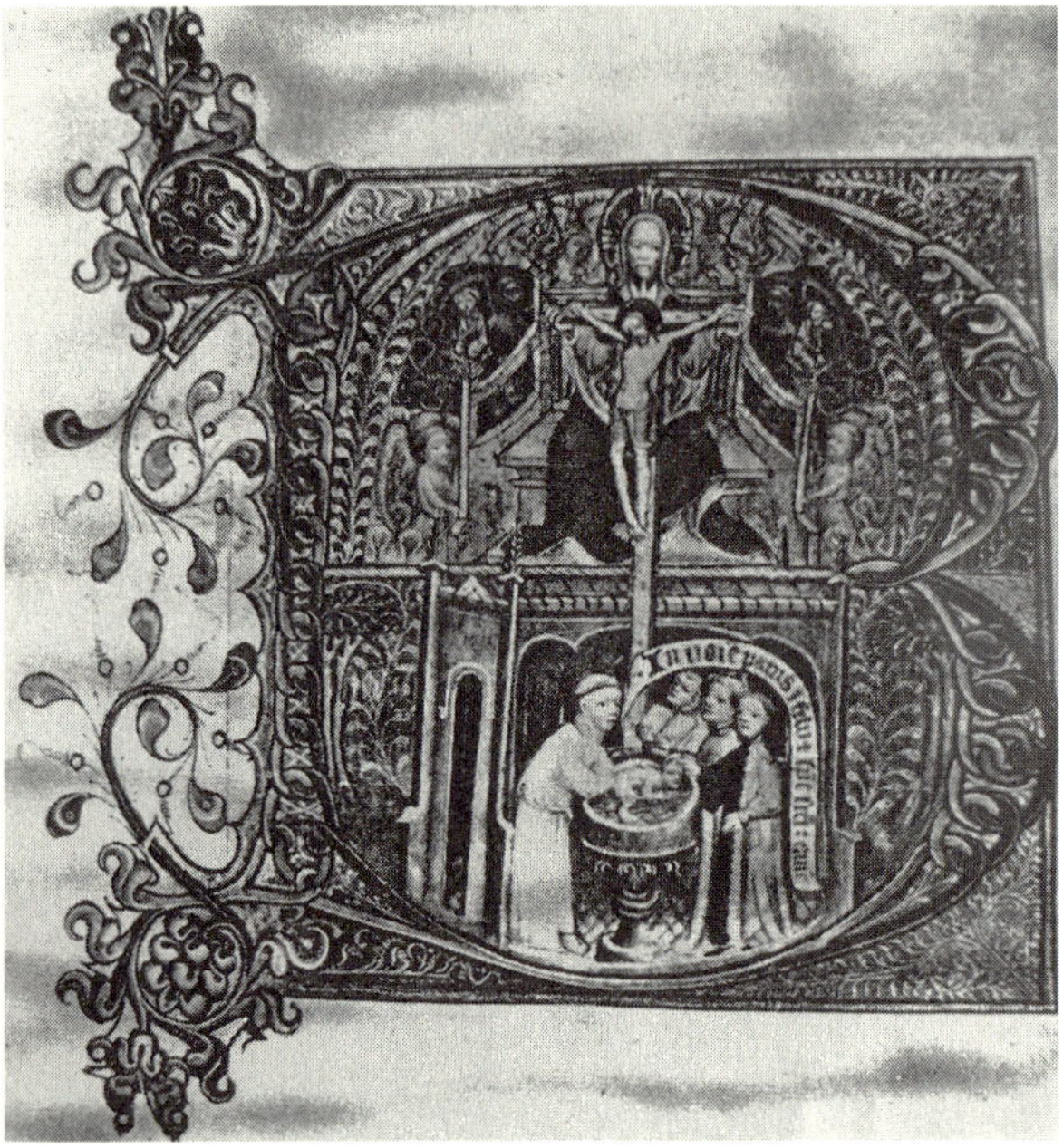

図33　「三位一体の主日」『カルメル会ミサ典書』14世紀末，イングランド（ロンドン／大英図書館）

が浸され、洗礼の秘跡が描写されている。

また、沐浴は発汗を促し、毛穴に溜まった汚れを汗とともに取り除いた。ランカスター公ヘンリーの黙想では、発汗が比喩的に解釈される。ヘンリーがキリストの受難に思いを巡らすと、己の恥ずべき罪への怒りに震え、体中から汗が吹き出てくる。(26) それは、受難の血という熱い湯に浸かる沐浴に等しい。発汗によってヘンリーの罪の汚れは取り除かれ、魂の病が癒えるのである。[27] このように、沐浴が内包する霊的な意味のなかに、宗教と医学が交差する中世末の心性が如実に映し出されている。

ところで、手の汚れる外科治療は職人仕事となっていたものの、外科医が内科医の助手に甘んじていたわけではない。実際、彼らは外科医という職業に大きな自負を持っていた。中世末には後世に語り継がれる外科医が輩出した。十四世紀のフランスでは、『大外科書』（*Chirurgia Magna*）を著したギイ・ド・ショーリアック（Guy de Chauliac, 一三〇〇―六八年）やアンリ・ド・モンドヴィル（Henri de Mondeville, 一三一〇年頃活躍）が、イギリスでは、痔ろう手術の第一人者ジョン・オヴ・アーデン（John of Arderne, 一三〇七―八〇年頃）が活躍した。イギリスきってのこの外科医の仕事ぶりは、アルブカシスの技法から学び、治療の際に使用した器具のイラストからも窺い知ることができる（図34）。また一般に、大陸の優秀な外科医の活躍はよく知られているが、イギリスの理髪外科医のレベルも注目に値する。中世末のイギリスにおける職人階級の識字率は比較的高く、北部の主要都市ヨークでは、理髪外科医の多くが医学書を読み、内容を把握する能力があった。[28] 外科医の多くは大学医学部で教育を受けなくとも、実践をとおして外科学の理論を学び、理解を深める機会を得ていたと考えられる。

優秀な外科医たちは、第四回ラテラノ公会議以降、司祭兼内科医の権限や権威がますます強

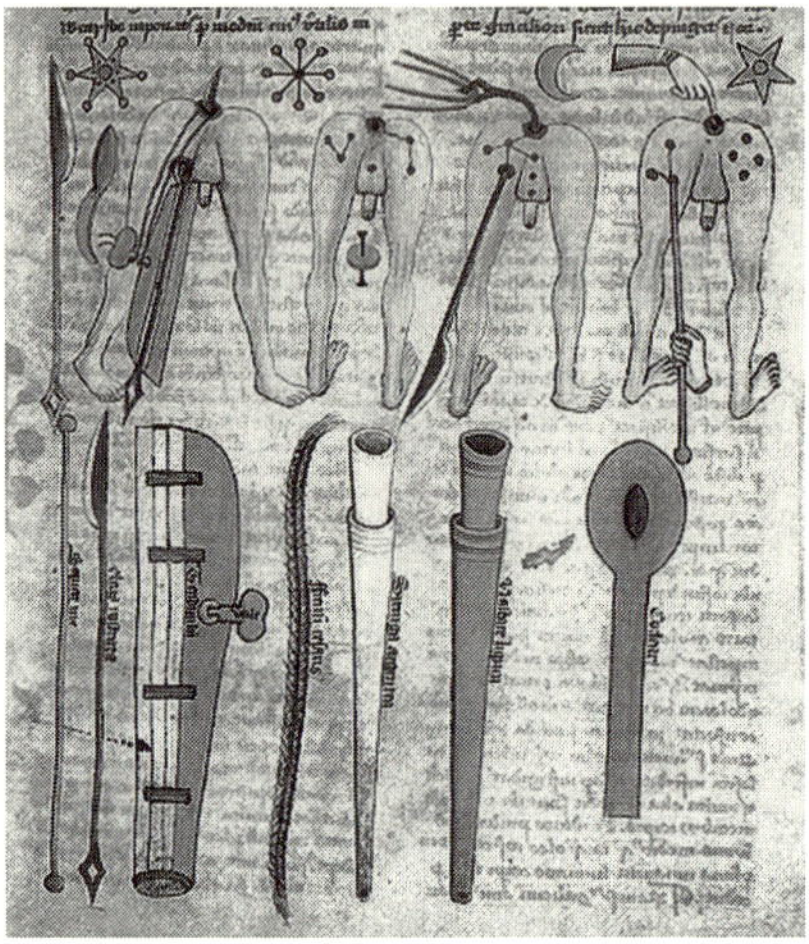

図34　「ジョン・オヴ・アーデンの痔ろう治療器具」15世紀，イングランド（ロンドン／大英図書館）

化されるのに反発した。中世末にかけて内科医と外科医のあいだの対立や競争が激しさを増したが、内科学の絶対的権威に挑戦した外科医のなかに、ミラノのランフランコ（Lanfranc of Milan, 一二五〇頃―一三〇六年）がいた。ランフランコは、外科学を内科学に比肩する地位に押し上げた外科医の一人である。イタリアの諸都市で活躍した外科医のなかには外科学についてラテン語で著作する者もいたが、ランフランコの『大外科書』（*Chirurgia Magna*, 一二九五―九六年頃）は外科学に対する一般の人びとの認識を変え、外科学に内科学と同等の地位を与えたと言われている。同書はラテン語から中英語に翻訳され、イギリスでも外科医のあいだに流布した。

ランフランコは『大外科書』の序において、外科医のイメージを一新した。彼は、「さて、章立てができたところで、各章、順序に従って述べよう。私の言葉はこれまで学んだ医学の権威で裏づけされ、さらに、神のご加護によって、自分が経験してきたことを拠りどころに語られるのである」と宣言した。[29] ギリシャ・ローマの内科学の権威に依拠するだけではなく、手を用いた実技をとおして自らが得た経験を強調し、外科学の権威を獲得しようとする。そして、外科医としての経験と権威ある学問（即ち、内科学）とのあいだに有益な対話を生み出そうとするのである。

ランフランコは内科学の言語や言説を利用しつつも、レトリックを駆使して患者を宥め、説き伏せる内科医の得意技とは対照的な外科学の実践的側面を強調する。そして、外科学'surgery'の語源の説明において、手を用いる外科学の重要性を熱く語るのである。

surgery はギリシャ語の siros に由来し、英語では「手」を意味する。ギリシャ語の gru は「働く」ことを意味する。手術の目的も成果も手の働きによるのである。ガレノスは名前についてかく語る。物の本質を知りたい者は、物の名ではなくその働きや効果について必死に学ぶようにと。だから、外科学とは何であるかを知りたければ、それが、手を用いて病人を治療する方法について教える学問であることを理解しなければならない。外科学は人体を切り開き、骨折や負傷した身体の部分を治し、もとの健康な状態、または、できる限りそれに近い状態に回復させるのである。[30]

ランフランコはガレノスらの権威に言及しつつ、外科学の地位を高める一方、外科医としての自らの経験を自負する。つまりこのテクストからは、ダンテやチョーサーが俗語で著作し、俗語文学の権威を構築したように、中世末の外科学においても、新たな自信を獲得し、独自のアイデンティティを形成しつつある外科医の声が聞こえてくるのである。ここには、古代の権威という巨人の肩の上に立つだけではなく、経験に基づいた新しい科学の確立のために、それを利用しようとする外科医の果敢な姿勢が見える。

さらにランフランコは、外科医は医学の知識や手先の器用さのみならず、高潔な徳目を備え、人びとの模範となるよう主張する。

外科医になるには形のよい手と細く長い指が必要だ。しかも、身体が震えるようなことがあってはならない。外科医は哲学と論理学を学び、聖書を理解せねばならない。医者にふさわしい話し方をするために文法も学ばねばならない。快く話すために修辞学を学ばねばならない。(中略) 外科医は美徳の衣に身を包み、良い評判と名声が生まれるようにせねばならない[31]。

ランフランコの主張は当時の外科医の実像と大きく異なるかもしれない。しかし、これは大学医学部で教育を受けた内科医と同等の地位を得ようとする外科医の願望を表している。ランフランコの『大外科書』の序は、伝統と権威の上に鎮座する内科医に対して、実力をとおして権威を獲得しつつある外科医側の自負と意欲を伝える決意表明とも言えるだろう。

三　薬剤師と薬草医

初期教父の時代から、キリスト教の教えには、病苦は神から与えられる試練であると受けとめる伝統があり、薬の積極的な使用にためらいがあったが、その一方で、キリストを医師や薬剤師にたとえる教えも中世社会に広く浸透した。完全な体液バランスを有するキリストが罪にまみれた人間の体液バランスを回復させると信じられ、薬の処方は神の恵みと理解された。中世の薬局でアダムとエヴァに薬を処方するキリストの図像（口絵4）が示唆するのは、西洋中世の薬の文化の根底に、キリストこそが聖なる医師、薬剤師という認識があったことである。

また、神が世俗の医師を祝福し、薬を与えるという旧約聖書の教えも受け継がれた。神の創造した自然界への関心が高まると、動植物や鉱石など、自然界に存在するあらゆるものに潜むとされる治癒力を求め、薬学が発展した。

中世の薬剤師は古代ギリシャ医学に由来する優れた薬処方の伝統を誇った[32]。ギリシャの薬草学が中世の医療に果たした役割は計り知れない。家庭には菜園という薬箱があり、病気になると家庭菜園で育てたハーブを台所で煎じ、ホームメードの薬をつくった。イギリスでは、アングロ・サクソン時代から、一般の人びとも薬草についての初歩的知識を持っていた[33]。しかし何と言っても、西洋中世の医学や薬学の発展に大きく貢献したのは教会や修道院である。ギリシャの薬草学の処方・効能といった実践的知識の基礎はディオスコリデスの『薬物誌』によって形成された（図35）。修道院の図書館にはディオスコリデスの著作をはじめとする古代の医学書が伝わり、大きな薬草園と病者に治療を施す医務室があった。「ザンクト・ガレンの修道院平面図」として知られる九世紀の設計図には、医師の住まいに隣接して薬草園が配置され、当時の医師が薬草を用いて薬を処方していたことが推察される[34]。この薬草園が修道院の北東の角に計画されたのは、建物を取り巻く壁で薬草を北風や東風から守るためだったのだろう[35]。

ところで、薬草学、動物学、鉱物学が体液説と結びつくと、薬の種類が拡大した。動植物、金属など、すべてのものには固有の体液バランスがあり、医師や薬剤師は各々の体液の構成、割合などを熟知しなければならなかった。医師が処方する薬の需要が急速に高まったのは地中海交易が盛んになった中世末である。このとき、薬草学をヨーロッパ各地に広めたのはアラブ人であり、新しい薬が運ばれる環境を作ったのは主に十字軍だった。聖地イェルサレムをめぐる戦いの合間を縫って地中海の東と西は文化交流を深めていたが、薬の到来は、言わば、十字軍の副産物と言えよう。東西交易の興隆によって、新奇な動植物や鉱物が薬としてアラビアからヨーロッパに流れ込んできたのである。十四世紀になると、アラブ商人が仲介して薬の原料は安定的に供給され、洗練された薬も出回るようになった。輸入される薬の原材料は珍しいものほど効能が期待され、高価な値がついた。そして、当然のことながら、富

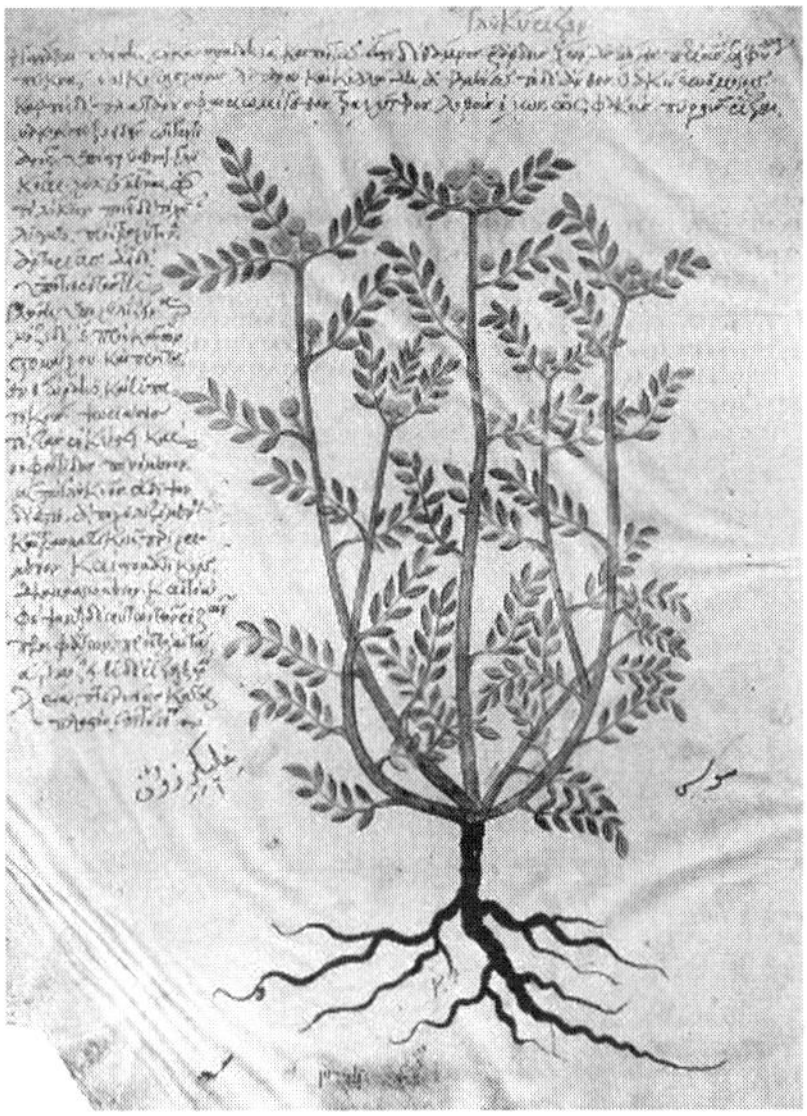

図35　「カンゾウ」ディオスコリデス『薬物誌』512年頃

裕層は珍しい高価な薬に飛びついた。

また、薬学は翻訳によって飛躍を遂げた。アヴィケンナ等の薬学の書物がアラビア語やヘブライ語からラテン語に翻訳されると、薬学は急速にヨーロッパに広がった。すると、ラテン語版を追うように、俗語で書かれた処方集が現れる。一二四四年頃にサレルノのニコラウスが著した『ニコラウスの処方集』には、一七五種類もの薬の処方が注釈付で記されているが、体系的で分かり易い記述ゆえに間もなく各地の俗語に翻訳された[36]。また、アラビアの薬学で確立していた液体の蒸留、アルコールの使用方法などが伝えられると、薬の精製法が洗練された。同時に、砂糖の使用が伝わると、さまざまな舐め薬や調合薬が処方され、人びとは恩恵を受けた。

都市の発展に伴い、薬種業も増加した。多くの薬は香辛料や香草だったので、交易や販売に携わるスパイス商が早い時期から薬剤師を兼ねた。英語で薬局を'spicer'とも呼んだ所以である。十四世紀のはじめ、イギリスのノリッジでは三二人の薬剤師が薬種業を営んでいた[37]。また、貿易商、薬種業者、スパイス商らが扱った特殊な薬の他に、家庭向けの薬草も出回った。前述した『カンタベリー物語』の「尼僧付僧の話」のなかで、怖い夢にうなされる雄鶏チャンテクレールに下剤を処方し体液バランスを調整するのは、しっかり者の美人妻、雌鶏のパーテロットである。この雌鶏は薬草医であったが、このような家庭薬は当時の主婦の基本的な薬草知識に含まれていた。

舶来の薬の消費は富裕な修道院にも急速に広がった。ペストの大流行で薬の消費量が増えたのは当然としても、ロンドンはウェストミンスターのベネディクト会修道院では、ペストの流行前から修道院付き薬剤師への未払いが三〇ポンドに達していた。この金額は、一人の修道僧が一年間に支払う部屋代と食費の実に三倍に当たるが、ウェストミンスターの修道院では中世末をとおして未払い額が増え続けた。一三五一年の明細書には、芳香豊かなビャクダン、当時は贅沢品目に属したルバーブやクミン、コショウ、センナなどの舶来の植物やスパイスが並んでいる。また、ベリー・セント・エドマンズのベネディクト会修道院の薬草園では、アヘンが栽培され、麻酔用に使用された。他にも、金属が薬として使われた。たとえば、占星術で太陽の支配下にある多血質の金は金属の王と理解され、金粉は健康維持に理想的な薬となった。他方、硫黄は火星の影響下にあり、激烈な性質ゆえに劇薬として扱われた。

ところで、良薬の種類が増え、消費が拡大しても、苦い薬は敬遠される。こうしたなか、砂糖の使用が薬の消費拡大に大きな貢献をした。薬のベースに砂糖を用いる習慣は元来アラブ世界にあった。砂糖は温一度・湿一度の甘味料で、健康増進に役立つと考えられた。アラブ人はギリシャの薬草学を学び、多種多様なハーブやスパイスに砂糖を混ぜて薬を作り、薬の消費を著しく拡大させた。砂糖は水薬、シロップの他に、後述するテリアカと呼ばれる万能薬のベースとして使われ、薬局の棚に常備されていた。『健康全書』にはこのような記述がある。「食料品店で、塩のように硬くて白い、きれいな砂糖を求めなさい。はちみつ同様、砂糖には身体を浄化する効果があります。胸、腎臓、膀胱の疾患に効きます。血液にもよい効果があります。だから、あらゆる気質、年齢の人に向くのです。咳で胸が苦しいときにも、舌が乾いているときにもよいのです」と。(38) 砂糖は特に、病人食や回復期の食餌に使用された。(39) ハーブとスパイスを砂糖で練った舐め薬は消化を助け、食欲を増進し、心身強壮に効くとされた。王侯貴族に仕える薬剤師は大量の砂糖を購入し、甘い薬を処方した、富裕層はこの甘味の虜《とりこ》になったが、巨額の請求書が届いたばかりか、甘味の代償として歯痛に悩まされたのは想像に難くない。

新しい薬の情報はサレルノ、ヴェネツィア、ジェノアなどの交易都市からヨーロッパ中に広がった。舶来のエキゾチックなスパイスの他に、象牙や琥珀なども珍重されたが、特に貴重だったのがテリアカと呼ばれる薬である（図36）。この薬は皮をはいで炙ったヘビを主原料とし、古代ギリシャ以来、ヘビ毒の毒消しとして知られた。テリアカの製造方法は同毒（同種）療法、ホメオパシー治療に基づくもので、毒には毒をもって制し、免疫力を高める狙いがあった。テリアカを作るには通常四〇日ほどかかり、それを熟成させるには十二年以上の年月を要した。

熟成が二〇年を過ぎ、四〇年頃になると効能が最も高まった。しかしその後、効き目は低下し、六〇年を過ぎるとすっかり効能は失われる。このような事情から、熟成途中で手抜きしたり、希釈して売るあくどい薬種業者も現れた。

　中世末、テリアカの効能は毒消しから万能薬へと広がった。テリアカはむくみを防ぎ、便秘を解消し、おできを治し、熱を下げた。また、心臓病の浮腫を抑え、癲癇《てんかん》や中風にも効果を発揮し、万能薬として重宝された。ペストが流行すると、ワインに溶かしたテリアカが予防薬として服用された。十五世紀のイギリスでパストン家の人びとが交わした『パストン家の書簡』には、一四七五年のペストの流行時、主婦マーガレット・パストンがロンドン滞在中の息子にテリアカの購入を頼んだことが記録されている[40]。テリアカはルネッサンス以降も万能薬としての地位を維持した。ブルゴーニュのボーヌ施療院には、一八一八年頃までテリアカの薬壺が薬局棚に保管されていた。

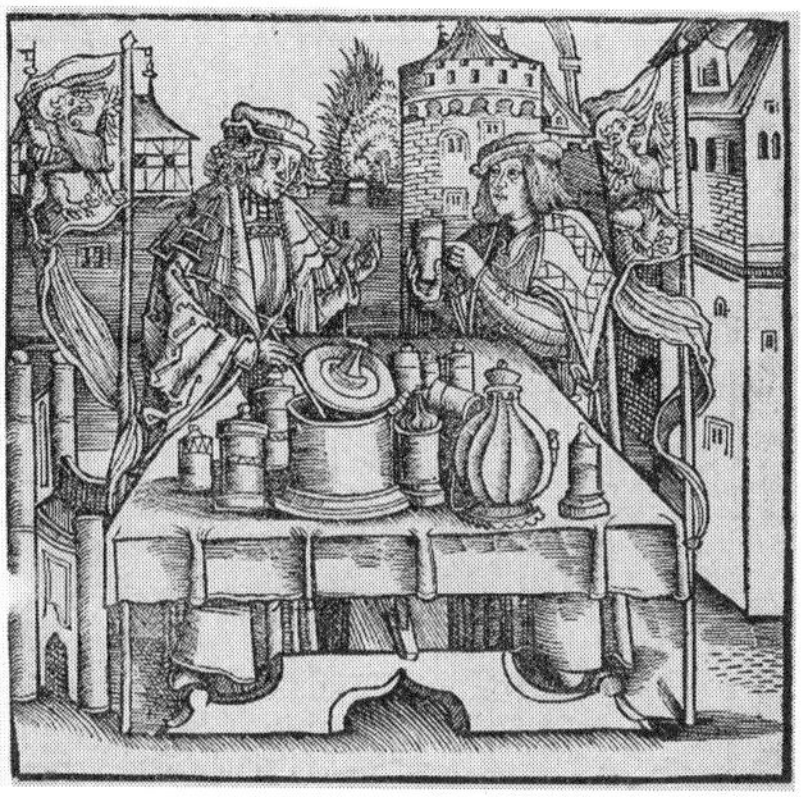

図36　「医師の監督下でテリアカを準備する薬剤師」1512年，ストラスブール

ところで、テリアカの驚くべき効能ゆえに、この万能薬は宗教文学のなかでキリスト受難の比喩として使われることとなる。キリストは人間救済のためにこの世に現れ、三〇歳を過ぎて十字架刑に処せられた。ここから、キリストによる贖罪は熟成したテリアカの効能に等しいと考えられたのである。(41)『農夫ピアズの夢』のなかで、この世での蓄財に余念のない医師を批判した詩人ラングランドは、毒には毒をもって制すというテリアカのパラドックスに宗教的な意味を与えた。詩人は、神の愛を「天のテリアカ(42)」と呼び、贖罪のパラドックスをホメオパシーで表現した。

毒のなかでもさそりの毒は命取りです。さそりに刺されると、どんな薬も効き目はなく、さそりの死骸を傷口に当てる他ないのです。そうすれば、さそりの毒に元からある力が最初の毒を打ち消すのです。これと同じように、悪魔の誘惑によって「死」が最初にもたらしたものを、── 誓って言いますが ──（キリストの）死は破壊するのです。(43)

また、イギリスの人文主義者トマス・モアは『四終』（*The Four Last Things*）のなかでテリアカを魂の救いに結びつけ、死、最後の審判、天国と地獄について思い巡らすのは、魂にとって、感染から身体を守るテリアカを一回服用するのに等しいと述べている(44)。

薬の話に戻ろう。新たな薬が出回るなか、ハーブやスパイスを含め、食べ物のなかにはその性質ゆえに、摂取が禁忌とされるものがあった。たとえば、ペスト予防のために摂取を禁じられた野菜に葱やニンニクがある。ペストは体液病理学的に温・湿の性質を持つ、多血質の疾病と考えられ、激しい発汗を伴ったので、ペスト患者から出る汗や息に触れないよう指導された(45)。またペストで汚染された空気は呼吸や毛穴をとおして体内に侵入すると考えられたので、予防のために毛穴を閉じる工夫が励行された。食事においても、香辛料、葱、ニンニク、香りの強いワインなど、毛穴を開き、発汗を促す食べ物の摂取は禁じられた。反対に、酢は積極的に使用された。調理にはスパイスの代わりに酢を用い、家のなかにも酢をまき、外出時や伝染源に近づくときは、酢を含ませた布で鼻と口を覆った。酢は寒一度、乾三度だったので、防腐効果が期待できたからだ。また、芳しい香を焚いて衣服に焚きしめるのも、汚染された空気から身体を守るのに役立つとされた。

ところで、新しい薬が流入し、薬種業が興隆すると、調剤に関する薬剤師の知識や技量が問題となる。その実態を正確に知ることはできないが、薬剤師を生業にするには、ギルドで教育を受け、複数の薬学書を所有し、しっかりとした実用的知識を身につける必要があった。薬剤師教育が整備された背景には、薬剤師によるいかさまやごまかしなどの不正行為に対して、行政が免許の取り消しを含む厳しい措置をとったことがある。

フランスでは、他の国や地域に先駆けて、国と地方それぞれが薬種業に関する規則を制定したが、その際重点を置いたのは、薬剤師の教育レベルの確立であった。見習いの薬剤師は経験豊富な親方薬剤師の指導のもとで修行し、店舗を構え、独立する際には、ギルドの長老から許可を得る必要があった。また教育に加え、ごまかしなどの不正行為を防ぐために、秤の標準化が行われた。最後の審判で人間の魂の重さを量る大天使ミカエルの手にする秤が薬剤師の秤のシンボルであったことは、彼らの意識の高さを裏づける。さらに、薬剤師は売薬の種類も規制し、医師の処方箋が必要かどうかについても規則を作った。そして、薬局には『ニコラウスの処方集』などの注釈付き処方集を備えることを義務づけ、知識と技術の水準を維持した。

イギリスの場合、フランスやイタリアに比べ、医療制度の整備が遅れたばかりか、中世末になっても医師の資格を得るための教育・訓練は制度化されず、薬剤師の状況もこれと同じだった。そのなかで、薬種業ギルドの果たした役割は大きい。特に十三世紀末以降、ロンドンなどの大都市では、市当局の干渉を避ける目的もあり、厳しい規則を自らに課した。努力の甲斐あって、一三四〇年代には食料雑貨商、スパイス商、薬剤師が一つの同業者組合を結成し、互い

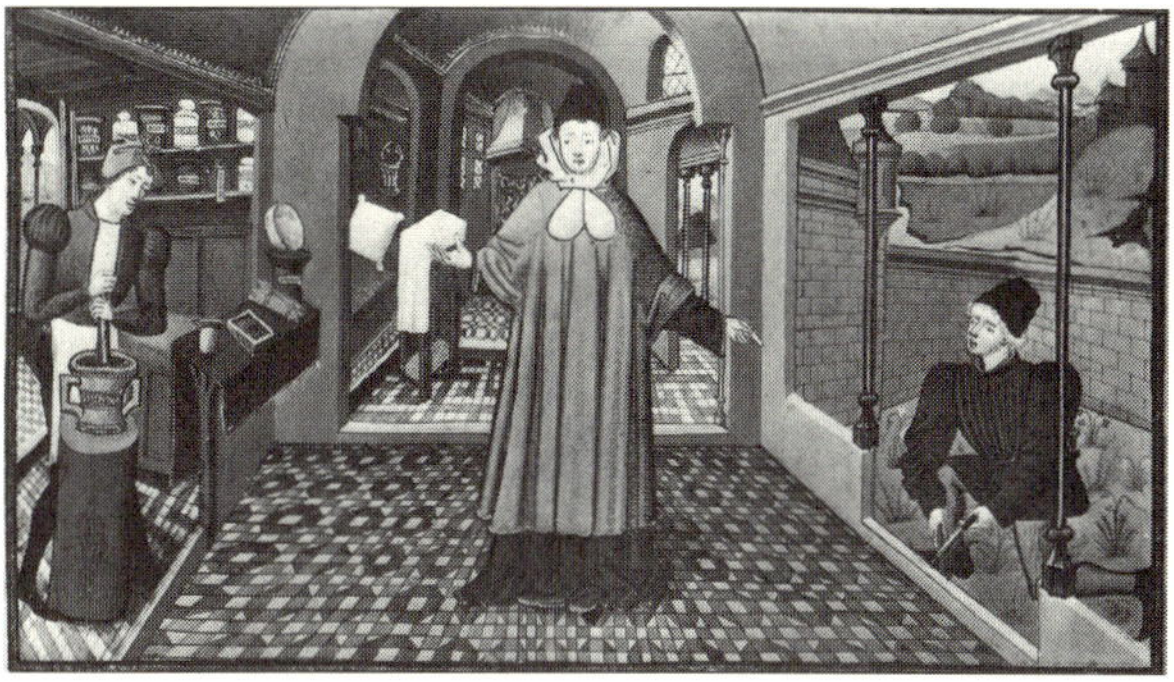

図37　「14世紀の外科医の薬局」ギイ・ド・ショーリアックの『外科学』（パリ／国立図書館）

の監視・監督のもとで薬種業の質の向上を目指すようになる[46]。こうして、大方の薬剤師は材料を粉末にし、液体を濾過・蒸留するための道具を揃え、それらを使いこなす知識と技術を次第に習得していく。また、彼らは薬の知識の他に、材料の鮮度を吟味し、使用する時期を判断する実践的訓練も受けるようになった。

薬剤師は内科医や外科医の助手を務めることもあった。図37には、高名な外科医のかたわらで二人の薬剤師が薬草を摘み、薬を準備・調合する姿が描かれている。しかし、医者と薬剤師が結託すると、法外に儲けることがあったので、市当局は両者のあいだに不正な関係がないか注意を怠らなかった。十四世紀の詩人ジョン・ガワーは、医者と薬剤師の邪悪で罪深い関係を辛らつに批判した[47]。チョーサーも彼らの欲深い結託を見逃してはいない。カンタベリー詣に連なる医者は薬剤師からいろいろ薬を取り寄せ、患者にどんどん処方した。「二人はお互いがお互いを儲けさせるようにしていたからです」(48)とチョーサーがチクリと刺すように、両者のおいしい関係を苦々しく感じる人びとは少なからずいただろう。

第四章　女性の身体

人口調整の概念が定着し、「子供を持つ・持たない」の選択が可能となって久しいが、近年著しい進歩を遂げたのは生殖医療の分野である。急速な勢いで生殖医療のフロンティアが広がるなか、今や社会現象ともなった不妊治療が物語るのは、子孫の繁栄が個々人や社会の重大な関心事だということだ。これは人類の歴史を通じておそらく変わらない事実だろう。その意味で、幼少期を生き延びるのが極めて困難だった中世の現実を察すれば、子孫存続が人びとの大きな願いであったことは想像に難くない(1)。

本章では、女性の身体に焦点を当て、西洋中世の社会のなかで人間の生殖や出産がどのように受けとめられ、実践されていたか考える。ここでもまず、古代ギリシャ医学に目を向け、女性の身体や生殖機能についての考え方や女性観を概観しよう。

一　古代医学の生殖観

男女の違い

古代ギリシャの医学には現代の医学・医療に馴染《なじ》んだ私たちを驚嘆させる独特の考え方が含まれているが、男女の身体や生殖のプロセスに関する説明はその典型的な例と言えるだろう。現代の医学では、男女の生物学的差異は染色体の配列から説明されるだろうが、ギリシャ医学では、四大元素説に基づいて解釈された。それによると、四大元素には上下関係があり、火と空気は上位に、水と土は下位に位置づけられたのだが、この関係は男女の性質にも応用される。男性はより崇高な元素である火と空気に支配され、温・乾の優れた性質を有すが、女性は下位に属する水と土に支配され、寒・湿の劣った性質を有すのである。

四種の元素は四種の体液に連動する。男性の主な体液は血液と黄胆汁で、女性は粘液と黒胆汁であった。四元素と四体液の並行関係は男女の体質・気質にも対応する。男性は陽気で気前のよい多血質や精力的だが癇癪もちの胆汁質が多くを占めた。他方、女性は怠惰で執拗な粘液質や不機嫌で妄想気味な黒胆汁質が多いとされた。四大元素から体液、体質、気質へとつながる鎖は偏った女性観を定着させるための都合のよいレトリックとなる。また、アリストテレスも男女の違いに関心を示し、性や生殖について物質世界を構成する形相と質料の概念を用いて説明した。この偉大な哲学者は、形相は個物の本質的な特徴だが、質料は形相によって形作られる受身の存在であると定義した上で、形相を男性、質料を女性に結びつけた。そして、子に自分の形相を伝えることができない存在としての女性を男性に比して劣っていると断じたのである。

アリストテレスによると、男性は生命に霊魂を与える種である形相を提供するが、女性は胎児をつくるための混沌とした原材料である質料を与えるにすぎない[2]。また、生命の鍵は男性の種にあり、女性の役割は男性の種を育むための受身の器や「かまど」となることであった。アリストテレスは、胎児を生み出す種を与える男性の役割をもって、男性の優位性の証明とした。この考え方はあらゆる動物の生殖能力に共通している。アリストテレスは、動物の雌は生殖能力を欠いた雄のようなもので、雌の雌たる所以はその無能力にあり、女性が劣っているのは動物学や生物学に鑑みて合理性があると主張した[3]。この理論では、女性は不完全であるばかりか、完全なる男性に仕える道具にされてしまう[4]。アリストテレスの主張する性や生殖の差異から透けて見えるのは、男性は身体、精神において女性より優れ、男性が女性の上に立つのは自然の理に合致するという言説である。[5]

その一方で、ヒポクラテスの考え方はアリストテレスの主張とは異なる。ヒポクラテスは、男女ともに種（精液）を体内で造って放出すると考え（two seed model）、女性が男性の出来損ないであるとは主張しなかった。しかし、男女の種を比較すると、男性の種のほうがより貴重であると考え、男女の種が結合して妊娠が起こると、弱い種からは女の赤子が、強い種からは男の赤子が誕生すると説明した。

ところで、アリストテレスの主張は生殖作用における男性＝動力因と女性＝質料因の対立構造を示しているが、トマス・ラカーの研究によると、男女の生殖器官については、男性と女性の器官を同一視する、当時の一般的な考え方に則していた。つまり、アリストテレスは、「女性は子宮を持っていて、男性は持っていないという点を除けば、男性の生殖器官は女性の生殖器官と同じである」[6]と説明した。アリストテレスは二つの異なった性と生殖器官の存在に関心があったものの、結局は単一の身体という自然の秩序のなかに埋没し、男性と女性の違いは同一のものの完全さの差に他ならないとしたのである。[7]この単一種類の身体は、ワンセックス・モデル（one sex model）として、古代から十七世紀の終わりまで、性差についての考えを支配することとなった。

ガレノスも、ワンセックスの身体という秩序のなかで、男女の生殖器官の構造を説明するが、彼の場合はより解剖学的な具体性を示している。

まず第一に、男性の外にある生殖器官を裏返しにして、直腸と膀胱の間のところから体内に向かって内側に引きこんだらどうなるだろう。そうなれば、陰嚢は必然的に子宮の位置をとり、睾丸は外側に出て子宮の両側につくことになるだろう(8)。

しかし、ガレノスの独創性がさらに発揮されるのは、女性の生殖器官を「モグラの眼」に譬えた比喩によってである。ガレノスによると、モグラの眼は構造的には他の動物の眼と何ら違いはない。しかし、その眼は実は開かず、何も見えない。同様に、女性の生殖器官は男性の生殖器官と同じ構造であるが、開き出たり、突出することなく、不完全な状態で体内に留まっている。この構造的な違いによって、女性の生殖器官は男性の生殖器官の不完全な変種となる。モグラの眼は、ワンセックス・モデルのみならず、女性の不完全性を浮き立たせるレトリックとなった。規範となる身体は一つであり、それは男性の身体だった。このような認識が古代の知識人のあいだに広がると、ワンセックス・モデルは「父性」の優位性や絶対性を支える役割も果たすようになった(9)。

　では、子宮の担う生殖・出産の機能を、古代の学者はどのように考えたのだろう。アリストテレスは、子宮は男性の子孫を生むための器・かまどであると考え、他方、ガレノスは子宮を大きな空の器官と定義した。二人はともに、器官としての子宮を消化器官と同列に並べたが、ガレノスは胎児を生成・形成する器としての保持機能を強調している。また驚くことに、子宮をさまざまな器官のあいだを彷徨《さまよ》う獰猛《どうもう》な生き物とする説もあった(10)。ヒポクラテスは、体液バランスが崩れると、子宮は湿気（水分）を求めて体内を動き回ると主張した。たとえば、子宮が腹部から身体上方へ移動すると、窒息感が生じ、身体の不調やヒステリー発作が誘発される。また、子宮が頭部に向かって動くと、頭が押しつぶされるような圧迫感を感じる。「動く子宮」の考え方は、一世紀末から二世紀にかけてローマで活躍したギリシャ人の医師エフェソスのソラヌス（Soranus of Ephesus，一二九年頃没）に一蹴されはしたものの、中世をとおして広く信じられた。しかし、治療にはずいぶんと難儀したようである。子宮に胸を圧迫され、息苦しさで気絶した女性に対し、不快な匂いを嗅がせ、子宮を宥《なだ》める治療がまことしやかに行われたことが、十三世紀末のイングランドで制作された写本の挿絵から分かる(11)（図38）。困ったことに、女性の身体のなかを彷徨う節操のない動物は、男性の学者が女性の特徴を都合よく解釈するのに役立った。女性の体内には子宮という制御不能な動物がいるので、女性が下等な性質を有すのはもっともなことだと容易に説明がついたのである。(12)

月経と母乳

男女の生殖構造を単一の身体で考えるワンセックス・モデルでは、血液、母乳、精液などの体液や分泌物もどちらかの性に固有のものとはみなされず、生理学的に入れ替え可能な液体と考えられた。(13)入れ替えという点で重要なのは、ある種の体液や分泌物を排出すると、他の体液の過多が解消され、体液バランスが整うと考えられたことだ。「六つの非・自然」のなかの排泄作用に射精、瀉血、排便・排尿、発汗があるが、これ

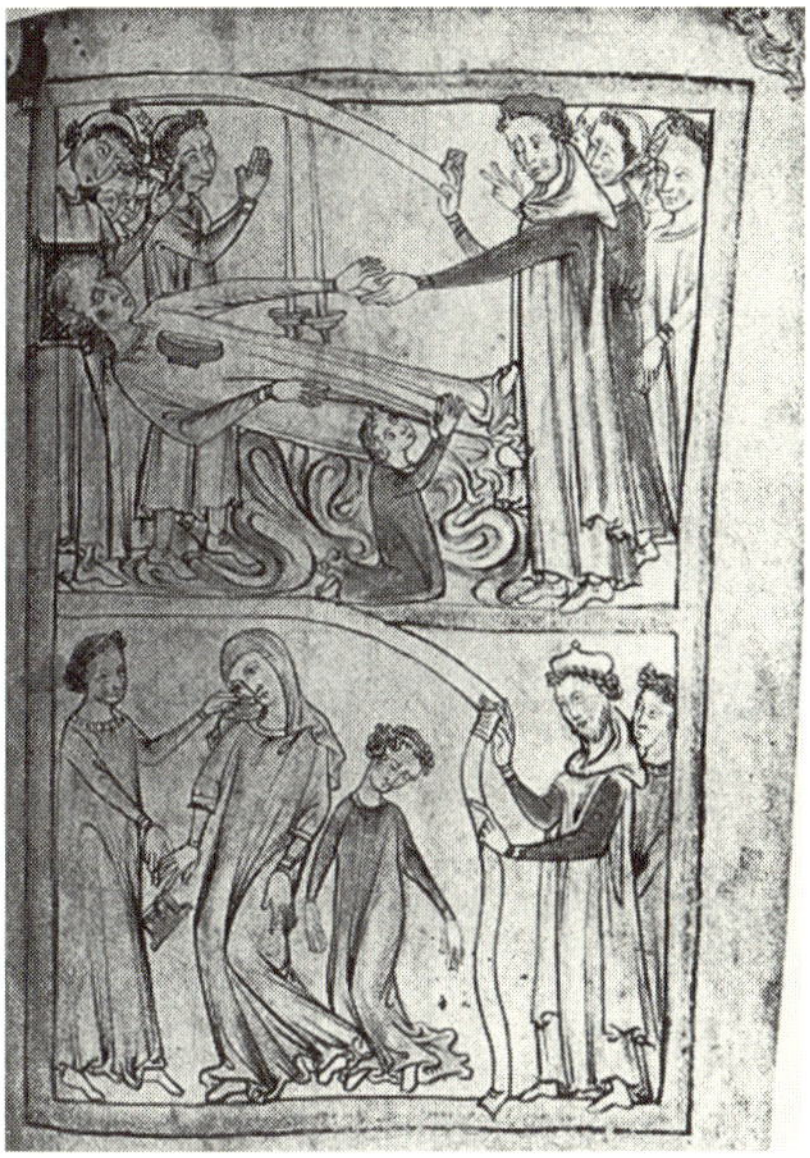

図38　「気絶する女性」1292年頃，イングランド（オクスフォード／ボドレアン図書館）

らは体液バランスを整える効果があった。ヒポクラテスの生理学では、海水の泡のような精液は血液から煉成されて脳に向かい、そこから脊髄を経由して腎臓にいき、最後に生殖器から排出されて、余剰が解消される[14]。同様に、月経は余剰血液を体外に排出し、健康を維持する自然な働きであると考えられた。ヒポクラテス派によると、女性の身体は大量に水分を含んで海綿状態になると、余剰体液を排出しようとする。これが月経という現象である。余剰な血液は、妊娠すると胎児の栄養となり、出産後は新生児の母乳に換わり、生命を育む。反対に、月経が起きずに血液が身体に停滞すると、体調が崩れた。中世の無月経の多くは、飢饉がもたらす栄養失調や過酷な労働に原因があったと考えられるが、無月経への不安は大きく、月経を起こすための薬が処方されることもあった。その一方で、性交は女性の身体をほどよく湿った状態に改善し、血液を温め、体液を流動させ、順調な月経を起こす助けとなると説明された。

しかし、個々の女性の身体に浄化作用があるとされる月経も、他人にとっては極めて有害な生理現象と受けとめられた。アリストテレスやプトレマイオスが経血の有毒性を主張すれば、キリスト教の教父たちは月経をエヴァの災いと解釈し、次節で詳しく扱う女性蔑視を助長した。エヴァの子孫が有害な残留体液を排出するという考え方は聖職者のあいだで女性蔑視のプロパガンダに利用され、女性を攻撃する武器となったのである。『語源』を著した百科全書家セビリャのイシドーロス（五六〇—六三六年）や中世末に流布した『婦女の秘密』（*De secretis mulierum*, 十三世紀末）の著者は、月経中の女性は経血に対する免疫があるが、免疫のない男性、子供、妊婦、動物にとって、経血は極めて有害であり、悪影響は食物や金属にさえ及ぶと主張した。女性蔑視の思想が鮮明な『婦女の秘密』は、とりわけ経血の有害性を攻撃している。たとえば、経血を流す女性に身近で見つめられれば、その男性は毒で汚染される。月経中の女性の吐く息は空気を汚染するので、男性がそれを吸い込めば、汚れた空気が身体をめぐり、病気になるというわけだ。しかし、最も恐れられたのは、月経中の女性との性交である。そのような不適切な関係によって、ハンセン病、癲癇、奇形、赤毛の胎児が生まれる可能性が高まると信じられた。(15)

月経が穢れたものとされた背景には、それがモーゼの律法に由来すると考えられていたことがある。しかし実際、「レヴィ記」では、経血が子孫の健康を脅かすとは説明されていない（第二〇章　一八節）。ところが、教父時代にヒエロニムスが「エゼキエル書」を註解した際、月経の穢れを医学的に説明したために、そのような認識がキリスト教文化に深く浸透したようだ。「エゼキエル書」（第一八章　六節）のなかで、義人は月経中の女性に近づかないよう注意が促されるが、ヒエロニムスはこの部分について、月経中の女性との性交は胎児にハンセン病や奇形を引き起こす原因となると註解したのである。[16] ヒエロニムスの言葉は中世の告解規定書をとおして繰り返し信徒に叩き込まれ、中世末の文化に浸透した。こうして、経血を病気のベクターとみなす考え方は宗教改革以降も長く続いた。次節では、男女の身体的相違に関する医学の言説を探り、中世のジェンダー観に与えた影響について考える。

二 男性（*vir*）と女性（*mulier*）

男女の相違の文化的構造

男女の医学的・生理学的相違はそれぞれの性を表すラテン語'*vir*'と'*mulier*'の語源に反映されている。男性'*vir*'の語源は力と徳（*virtus*）で、女性'*mulier*'の語源は弱さ（*mollicia*）の形容詞・比較級'*mollier*'から、'*l*'を取り除いた語とされている。[17] 力や強さは熱に由来し、体液に熱が多く含まれるほど、その人間の意志は強く、高徳となる。したがって、多くの熱を体内に有する男性は大きな力と徳を得て、心身ともに充実するが、冷たく湿った体液から成り立つ女性は身体的に弱く、精神的にも不安定だった。

中世の思想家は、男女の体質の違いは精神活動において顕著に現れると考えた。女性の冷たい体質は識別能力を弱めるので、善を理解し悪を避け、真実を把握する能力が劣る。しかし、知性や精神は脆弱であるが、女性は感覚的で肉体的なこだわりがめっぽう強い。男性の場合はこれと正反対だ。活力のある熱が精神的な強さ、徳、正義感を生む。知性は男性を善に向かわせ、感覚は女性を悪へと導くのである。(18) その上、感覚的な欲求に囚われた性である女性は男性より性的に貪欲と考えられた。また、女性のもう一つの特徴である湿気は不誠実で気まぐれな資質を助長する。これは、女性が基本的に土と水で構成されるからであり、泥の上に足跡が踏みつけられるように、外部からの影響を受けて形を変えるというイメージも生まれた。(19) 冷たく湿っている女性の身体は可塑性が高く、刷り込まれやすい。よって、女性は男性のように確固たるアイデンティティを持ちえないと解釈されるのである。

さらに、出産する性である女性の身体は穴が開く開放系とみなされた。中世で用いられた男女の身体的特徴の表現に、「封をした／していない」、「多孔性／濃密」という対比があるが、女性は身体の構造において孔が多い。(20) そのため外界から侵入しやすく、忍び寄る悪魔の誘惑に晒される機会が多いと考えられた。ひとたび誘惑に屈し、悪魔の支配下に入ると、女性の身体は悪を生み出す場所となる。さらに、エヴァに由来する罪と多孔性が合体すると、産む性と悪魔が一体化した「出産する悪魔」のイメージが生まれるのである。こうして、「悪魔＝女性」

が罪人を産み落とす場面を含んだ地獄絵が中世末の「最後の審判」に頻繁に描かれることとなった[21]。これとは反対に、男性は身体、理性においてすぐれて堅固であり、悪が入り込む余地はないと考えられた。女性は悪魔となったが、男性は天使にさえも近づき、神の似姿たる地位を得たのである[22]。

中世のキリスト教会も身体的・体液生理学的な男女の違いに由来する女性の劣等性を認めていたが、スコラ学が全盛を極めた十三世紀になると、性差の解釈に変化が起こる。男女の補完関係に重きを置く、それまで主流だったヒポクラテス・ガレノス医学の性差モデルから、女性を欠陥のある男性と定義し、男性優位のヒエラルキーを構築するアリストテレス型モデルへと移行した[23]。アリストテレスは、発生過程で種が完全に成長すると男子となり、期待通りに成長しない場合は女子になると考えた。つまり、女に生まれることは出来損ないの失敗作とされたのである[24]。この考え方は、アルベルトゥス・マグヌス、トマス・アクィナス、ボナヴェントゥーラ等のスコラ学者のあいだに浸透し、中世後期には女性を男性の出来損ないとする見方が定着した[25]。とは言え、スコラ学者は二つの性についてより広い観点からも考察し、両性の誕生で自然界における完全な秩序が形成されたと補った。しかし、女性が男性の出来損ないであるとするアリストテレスの思想が学問的議論の枠からひとたび外へ飛び出すと、女性に対する侮蔑的イメージが一人歩きした[26]。生物として劣る女性は自然秩序の調和を乱し、憎悪さえも生み出すと考えられたのである。このような思想は中世社会のなかで男性優位のヒエラルキーを決定づけ、女性蔑視の文化を助長することとなった。

キリスト教会と女性蔑視

中世キリスト教社会の女性観を形成したもう一つの流れは聖書のなかの女性像である。旧約聖書には女性の創造について二つの話が含まれる。神は自分にかたどって男と女を同時に創造したとする話（「創世記」第一章 二十七節）と、土からアダムを形作り、アダムの肋骨からエヴァを造り上げ、アダムを助ける者という役割をエヴァに担わせたという話である（第二章 二十一—二十二節）。ところが、後者がキリスト教徒の想像力に強く訴え定着したのに対し、前者は文化的記憶喪失という不運を免れなかったようだ[27]。神学者たちは、女性は男性を補佐するために創造され、それゆえ、男性に従属・依存する存在であると説いた。

もとより、アダムとエヴァの楽園追放の神話に女性蔑視の思想は見当たらない。神から自由意志を与えられた人間がその意志をもって創造主に背いたために、楽園を追われ、罪、咎《とが》、憂いとともにこの世に住まうこととなったのである。ところが、蛇の誘惑に女が最初に屈し、男を唆《そそのか》したと解釈する誘惑のレトリックは、女性に誘惑者という烙印を押した。[28] キリスト教会は、霊のありかたにおいて男女は平等であるとしながらも、人間の罪はエヴァという女性に始まるという認識にこうして縛られた。

また、キリスト教世界には、肉体よりも霊のほうが尊いとする肉体蔑視の思想や女性の肉体を危険で穢れたものとする教義があった。その背景には古代末期の禁欲主義がある。ローマ帝国末期、肉体を否定する超俗的な思想が高まり、揺籃期のキリスト教における女性への態度に影響を与えた。また、初期キリスト教の教父以来、肉体的・精神的純潔は魂の救済を左右する問題であった。[29] 教会は、人間は情欲の罪によって地獄に堕とされ、永遠の破滅に至ると説く。聖パウロは、「肉の思いは死であるが、霊の思いはいのちと平安である」という信念のもと、「この世の肉の欲望に従うのではなく、霊によって生きよ」(「ローマの信徒への手紙」第八章一―一七節)と説教した。また、肉の反逆に苦しみもがいたアウグスティヌスが純潔を憧憬したことも、中世において肉体的・精神的純潔が尊ばれる要因となった。[30] しかし、エヴァの末裔が男性の道徳的・霊的純潔を脅かす誘惑者となると、女の「身体」のイメージは歪曲される。女性の身体は表面上の美しさで男性の目を幻惑し、理性を曇らせ、彼らを信仰の探究からそらすとされたのだ。理性行使の障害となった女性の身体は性の罠を体現し、終いには、男性の身体が魂を反映するのに対し、女性の身体は肉そのものと断ぜられる。霊の首位性と劣った肉体の構図は男性の優位性を確立し、その一方で、男性の魂の救済を脅かす女性のイメージを浮き彫りにした[31]。

さらに、ギリシャ・ローマ哲学の伝統がこれに拍車をかけた。ストア派の哲学者は理性による情欲の抑制を強調し、女性と関わることで生じる感情の乱高下や散漫な気分を避けるよう主張した。十三世紀のファブリオ（韻文の滑稽譚）『アリストテレスの話』には、女性が理性行使にいかに有害であるか、アリストテレスの悪妻フィリスをとおして描かれている。偉大な哲学者もフィリスにかかっては頭が上がらず、彼女との性的行為を望むあまり、馬乗りを許してしまう。馬はしばしば肉欲の象徴と考えられたので、理性の権化《ごんげ》さえも性の誘惑に屈してしまう様子が風刺されている[32]。

禁欲の誓願を立てた男性たちは、肉欲を悔い改めるべく苦行に励み、セクシュアリティーを否定し、霊的に完全であろうとした。しかし、自らの弱さや不安を女性に投影したため、強迫的な女性蔑視や性的抑圧も現れた。痛々しい禁欲主義のなかで、女性蔑視は過熱したのである。女性の脅威について教父が語る文献には事欠かない。アタナシオスは『聖アントニオスの生涯』のなかで、砂漠の庵居で誘惑に抗《あらが》う聖人の姿を描き[33]、女性蔑視の強硬派テルトゥリアヌスは『女性の服装』において「女は悪魔への入り口」と宣言した[34]。

しかし、キリスト教会の女性蔑視のなかで、たった一人、例外がいた。聖母マリアである[35]。古代メソポタミアやギリシャ・ローマの文化には単為生殖の概念があったが、キリスト教はイエス・キリストが乙女マリアから生まれたことを信仰の中心に据えた。神の母、乙女マリアへの崇敬は初期キリスト教会の禁欲主義と矛盾することはなかった。マリア崇敬はもともと東方教会において盛んであり、中世末になると西方ラテン教会でも開花し、キリスト教徒の霊性に深く浸透した。教会典礼、音楽、美術、文学、思想などのキリスト教文化に与えた影響は計り知れない[36]。

三　女性の仕事

妊娠・出産

サレルノやモンペリエで医学が本格的に教授されるようになった十三世紀、大学で講義を聴く学生たちはキリスト教会の女性蔑視の思想を背景にガレノス医学を学んだ。彼らは、女性が生物学的に劣る性であるばかりか、子孫存続の目的とは言え、女性との性交で男性の身体と魂は危険に晒されると教えられた。このようなコンテクストにおいて、中世の医学や社会が妊娠・出産をどのように捉え、関わったか見ていこう。

中世では、キリストと聖母マリアの純潔が揺るぎない精神的規範として尊ばれ、結婚よりも独身が優れた選択と考えられた。しかし、聖書が結婚を否定しているわけではない。男女の結びつきなくして人類は存続できなくなるのであるから、中世の教会も結婚と性の関係について、現実的に対応し、性は結婚という制約のなかで子を生む目的で遂行される限りにおいて是認していた。

また、子孫の繁栄はいつの時代も個々人や社会の関心事であるが、中世の人びとが現代の私たちと同様に、健康な子供を育てることに大きな関心を持っていたのは疑う余地がない。歴史家フィリップ・アリエスは『「子供」の誕生』において、「こども期」は十三世紀に発見されたが、こどもという概念はなく、「小さなおとな」と認識されたと論じた(37)。家督を継ぐ長子を除いて子供はおおむね厄介者と扱われたとするアリエスの主張は、社会史、女性史の理解に深刻な影を落とした。しかし現在、文字資料や図像資料に基づく研究をとおして、中世における親子の絆は決して稀薄でなかったと解明されつつある。中世の人びとが子供を生み、育て、教育し、一人前にすることと真剣に向き合い、行動していた姿にようやく光が注がれているのである。

中世末の理想的な子育ては、まず、イエスを育むマリアとヨセフに見ることができるだろう。人としてこの世に生まれたキリストへの関心が中世末に高まると、幼子キリストを中心に描かれる平和な家庭生活の図像が写本の挿絵に現れた。特に、イエスの養父ヨセフが衣類を炉辺で乾したり、読書するマリアに代わってイエスをあやす姿はほほ笑ましく、現代に求められる父親像とも重なる。[38] また、人びとの関心はマリアの生涯にも注がれ、マリアの伝説上の両親ヨアキムとアンナについて伝える聖書外典が人気を呼んだ。[39] マリアの幼少期を主題とした図像のなかには、ベビー・ウォーカー（歩行器）を手で押す幼女マリアと育児に余念のないヨアキムとアンナの姿を描いたものがある（口絵12）。ミサの祭服ダルマチカに刺繍されたこの図像は、中世の人びとが子供を大切に育て、子の成長を愛情深く見守っていたことを雄弁に物語っている。

ところで、子供の誕生は女性が主役のイベントであるが、妊婦の健康と無事の出産は家族や家門の繁栄に関わる一大事で、子供を生み、育てる女性の役割が蔑まれることはなかった。中世末の母性のモデルは幼子キリストを抱く聖母マリアのイメージに求められる。西方でのマリア崇敬は十二―十三世紀頃から盛んになったが、キリストの人間性に対する人びとの関心と

「ディヴォーション」[40]が高まると、キリストの生涯についての書物が広く読まれ[41]、誕生にまつわる出来事や授乳するマリアを主題とした図像が教会の壁や時禱書の挿絵に描かれた。キリストの受肉と贖罪を可能にした聖母の救済論上の役割について神学者が議論するかたわらで、キリストの母となったマリアのライフ・サイクルは現実の女性の出産・育児と重ねられ、母性に対する尊敬の念が深まった。聖家族の生涯には、聖母マリアの母として伝えられる聖アンナ、マリアの従姉で洗礼者ヨハネの母である聖エリザベト、そして聖母マリアがそれぞれ子を授かる喜びに胸をはずませたことが語られている。「聖母のエリザベト訪問」を主題とした絵には、二人の妊婦のお腹のなかで胎児のキリストと洗礼者ヨハネが飛び跳ねる姿を描いたものもある（口絵13）。

キリスト誕生に次いで多くの教会の壁を飾ったのは聖母マリア誕生の場面である。このテーマでは、裕福な家を舞台に聖アンナの産室の様子が描かれることが多い。デューラーの「聖母の誕生」の版画では、女性たちが聖アンナの産室に集う（図39）。出産には助産婦をはじめ幾人もの女性が立会い介助した。無事の分娩を願い、支え合う女性同士の連帯感がこの版画から伝わってくる。どの女性も慌てたり取り乱すことなく、落ち着いて行動しているように見える。腕を露にし、赤子を取り上げる助産婦や、産湯の支度や産後の母親に供する滋養豊かな食べ物

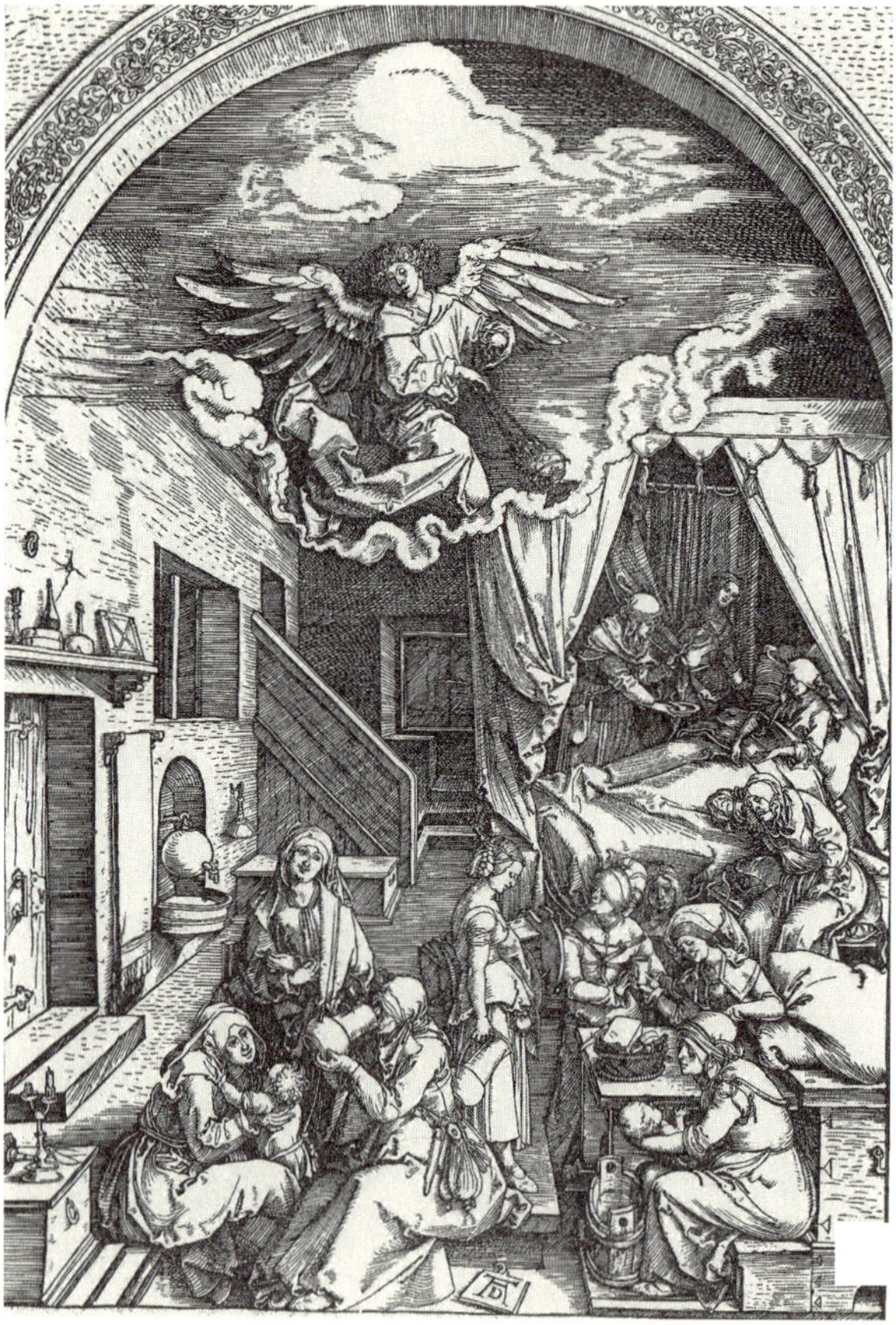

図39 「聖母の誕生」アルブレヒト・デューラー『聖母伝』5 1503年頃 木版（メルボルン／国立ヴィクトリア美術館）

の準備に動き回る女性たちの様子が生き生きと描かれてる。助産婦は赤子が生まれると、産湯を使わせ、産着できっちりとくるんだ。子宮のなかで保たれていた完全な体液バランスと湿度を保持するためだ。産室にはパンやチキン・スープが運ばれることが多かった。トリは多血質の理想的な食べ物だ。体液バランスに配慮した食べ物を産婦に供し、産後の順調な肥立ちを図ったのである。

イタリア・ルネッサンス期に描かれたギーランダイオの「聖母の誕生」には、フィレンツェの富裕貴族の出産の様子が重ねられている(42)。この絵のように、貴族の婦女が産婦を見舞い、見守る慣習はイギリスにも見られる。十五世紀のノーフォークで富裕ジェントリーとして栄えたパストン家の人びとが交わした書簡には、ノーフォーク公爵夫人がお産の床についたとき、高貴な身分の女性たちが産室に集まり、出産を手伝ったことが記されている(43)。出産は妊婦にとって生死をかける出来事である。それを支え合うのは女性の社会的義務になっていたと言えよう。分娩用の医療器具もないなかで、女性自身が出産のインフラとなり、互いを支えたのである(44)。

出産で活躍する助産婦は分娩や新生児のケアについて豊富な知識を有し、経験豊かだった。助産婦は赤子を取り上げ、産湯を使わせ、産着を巻いて体液バランスを保つなど、出産全体の指揮を執った。男性の医師が出産に関与するのは、主に他に手段がなくなったときである(45)。帝

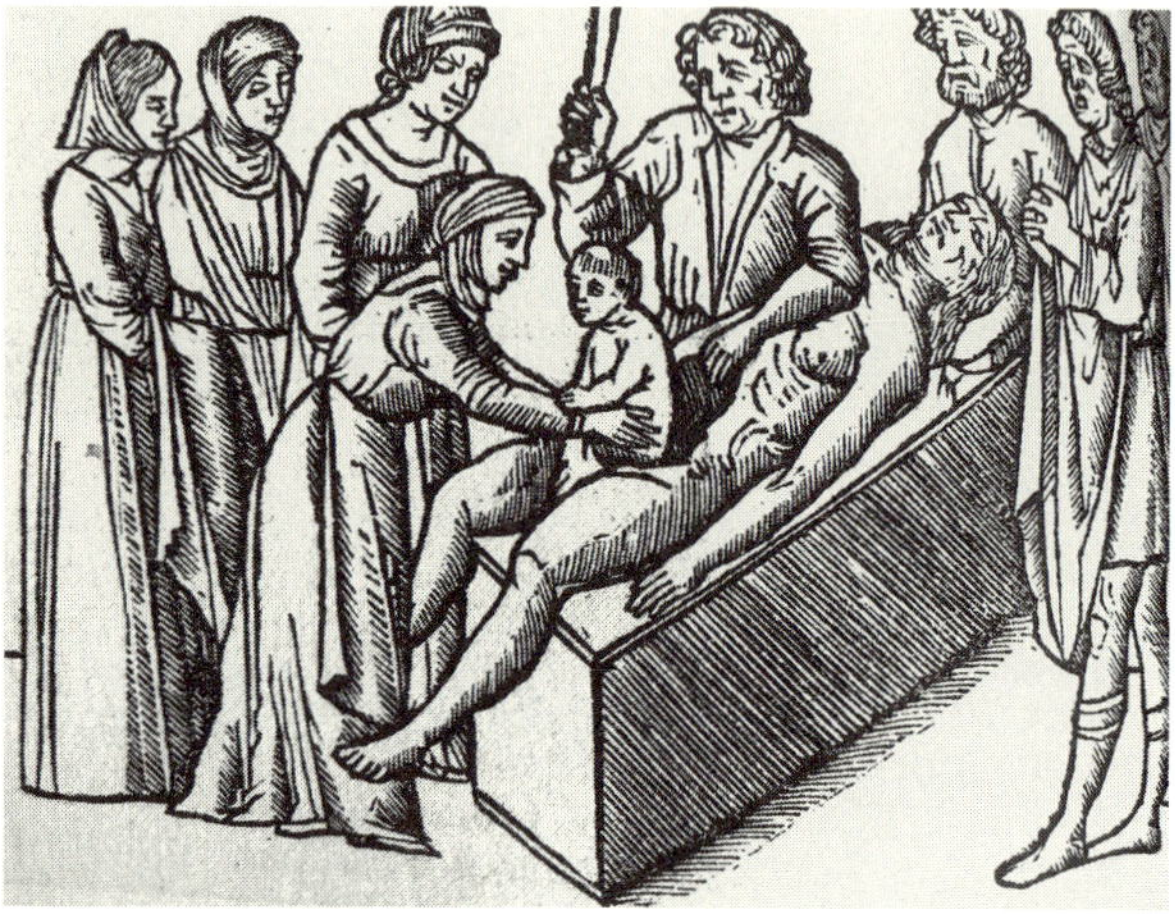

図40　「シーザーの誕生（帝王切開）」スエトニウス『ローマ皇帝伝』1506年，ヴェネツィア

王切開が行われる際は、男性の外科医が呼ばれた（図40）。しかし、たとえ子宮を切開し、胎児を取り上げるのに成功したとしても、母体が無事であるのは稀だった。産室の隅に聴罪司祭が描かれることもあるが、司祭は帝王切開や異常分娩で命を落とす母親の魂のケアを行い、衰弱した赤子に速やかに洗礼を授けるために部屋の隅で待機した。

助産婦に関するこれまでの研究には偏った見方が含まれているが、中世末の助産婦は高い技術を誇り、社会的地位も確立していた(46)。助産婦は妊娠の有無を調べるだけでなく、寡婦の妊娠が判明すると、身体を診て法廷で証言することもある。また、庶子が生まれた場合や嬰児殺しの容疑の事例があれば報告した。

このような法的責務ゆえに、助産婦を志すには、有徳で善良な婦人であることが必須条件となる。特に、世継ぎ問題が常につきまとう王族・貴族の宮廷では、助産婦に敬意が払われたが、この場合でも、専門性や力量よりも徳行が重大な関心事だった[47]。

しかし中世末になると、フランスやドイツの助産婦教育の現場では、母子の健康に関する専門知識や技術の習得に重点が置かれるようになる。ニュルンベルクでは、十五世紀から助産婦のギルドが存在し、志願者は見習いをしながら専門知識を学んだ。イギリスにも、資格はなくとも有能な助産婦たちがいた。しかし、国や都市レベルでの免許制度が存在しない状況のなか、助産婦の役割を仕切ったのは教会であった。そして、当然のことながら、教会の関心は霊的なことに終始する。教会当局は、瀕死の床にある産婦の告解を司祭に代わって助産婦に聴かせた。また、取り上げた赤子が死産だったり死にかけていたら、洗礼を授け、魂を救うのを助産婦の義務とした。反対に、助産婦が洗礼の義務を怠り、赤子の魂が地獄に堕ちることが懸念された。この心配は、助産婦が洗礼前の赤子を悪魔に渡すという恐怖によってさらに深まった。悪霊や魔術が信じられる社会では、助産婦が悪魔と手を組むと疑われたのである。このような呪術的民間信仰を背景に、助産婦は慎重に行動しなければならなかった。

ところで、栄養状態が悪く、環境も不衛生だった中世では、妊娠・出産によって命を落とす女性が後を絶たなかった。妊娠中の異常、出産時の大量出血、産褥熱などが主な原因である。授乳する母親のかたわらに「死を思え」のシンボルである頭蓋骨が描かれる図像があるが、赤子の生存率が低く、産後の肥立ちも悪い場合が多かった当時の様子が窺える。また、ピエタ像も母親のあいだで慈しまれた。赤子を抱く母親は布に包まれたキリストの亡骸を抱くマリアの悲しみに思いを馳せながら、己の運命に思いを巡らしたのだろう(48)。

確かに、中世の人びとの心性に深く浸透していた出産のイメージは決して喜びだけではない。教会は、妊娠・出産はエヴァの呪いであると教え、生みの苦しみを原罪と結びつけた。女性は出産によって命を落とし、子を失う恐怖に怯《おび》えるばかりか、罪の意識から解放されることはなかったのである(49)。しかし、キリスト教会の監督下にあっても、助産婦は恐れ戦く妊婦を力づけ、支えた。親しい女性たちも産室に集まり、安産を願う祈りやまじないをともに唱えた。祈りの唱和は妊婦の身体に有益だ。分娩を前に呼吸が整えられ、心身の緊張を緩めることができたからである。聖人や聖家族にとりなしの祈りを捧げ、陣痛を乗り切るさまは中世のラマーズ法とも呼べるかもしれない。

また、親しい女性の友人が集まる産室には、キリストやマリアに加え、出産の守護聖人であるアンティオケアの聖マルガリータなどの女性聖人の像や絵が飾られた。聖なるイメージは身体の生理機能に作用し、生命精気を活性化させ、子宮によい刺激を与えると考えられたのだ。妊婦は聖なる図像に祈りを捧げ、安産のお守りにもよりすがった。キリストのシンボルや受難が描かれた腹帯が現存する[50]。妊婦は出産の苦しみを十字架上のキリストの苦しみと重ね合わせた。妊婦とキリストが同化するイメージがさらに膨らむと、キリストの胸の傷口を膣口と重ね合わせるアナロジーが生まれた。キリストを十字架上で霊的な子を産み落とす母にたとえるイメージはこのアナロジーと密接につながり、中世末の宗教文学に散見する。ノリッジのジュリアンの『神の愛の啓示』をはじめ、中世末の神秘主義的著作に、「母なるキリスト」のイメージが現れるのは、キリストの受肉と贖罪が命を育み、命を生み出す母性の枠組みのなかで理解されたからだろう。

　ところで、助産婦の活躍に支えられた出産であるが、助産婦のみが産科や婦人科を担っていたわけではない。産婦人科学の専門書について簡単に紹介しよう。ギリシャの医師ソラヌスの著した産婦人科学は権威ある書物として中世をとおして継承された。ソラヌスは、助産婦が医学書を学び、正しい教育を受けることが特に重要であると考えた。彼は産婦人科に携わる同時代の女性たちの知性と専門性を高く評価し、落ち着いて仕事に集中する、たくましい女性たちに信頼を寄せたのである[51]。

十二世紀には『トロチュラ』（*Trotula*）というタイトルで知られる産科・婦人科・美容についての書物が著され、写本が現存する。[52] この医学書はイタリアの助産婦サレルノのトロチュラ夫人（Dame Trotula of Salerno）が著したと伝承されたが、実際は男性の聖職者によってまとめられた中世産科学の集成である。ラテン語で書かれたこのテクストはまもなく各地の俗語に翻訳され、中世末のヨーロッパに広く流布した。助産婦は『トロチュラ』をとおして体液理論の知識を学び、妊娠を望む女性に助言をしたり、授乳をはじめ新生児の世話の仕方を指導した。俗語版の『トロチュラ』の普及によって、貴族から平信徒の女性まで、あらゆる階層の女性たちがその恩恵にあずかったにちがいない。

助産婦に向けて『トロチュラ』を著し、女性の身体に関わる医術を指南したのは男性であるが、産科や婦人科に関して、男性の医師は特に積極的に関与することはなかった。診断に欠かせない触診は、適切さや品位を保つため、極めて限定的に行われた。不妊や不能といった問題で男女を問わず生殖器を触診する必要がある場合、助産婦、無資格の女性の経験医、有徳な中年女性が行った。婦人科の疾患で気絶する女性が描かれた前掲の写本の挿絵では、医師は女性の身体に触れることなく遠巻きに見ながら指示を出している（図38）。男性医師が助産婦を常に肯定的に評価していたわけではないが、高名な外科医ギイ・ド・ショーリアックは、産科は女性の領域と不満気ながらも認め、経験に培われた助産婦の知識と技術に一目置いている[53]。中世において、助産婦は生殖医療を担う、余人をもって代えがたい存在であった。

女性と医療活動

女性の医療活動は妊娠・出産時のケアに限らない。むしろ、女性は中世社会のさまざまな医療を担っていたのだが、医学史研究のなかでは長い間顧みられなかった。しかし、本書の冒頭で述べたように、近年、医学史の観点は大きく変化し、医療に従事した女性たちの研究が進んでいる。内科医や外科医の他に、経験医、助産婦、看護婦、ワイズ・ウーマンなどの医療従事者がいたことが知られている[54]。文字資料は女性について多くを語らない。しかし、女医が焼灼法や吸玉法で男性を治療する姿を描いた挿絵があるように、女性は医療に携わり、知識や技術を手本で示し、次の世代に口承で伝えた[55]。中世における治療者（healer）のイメージは圧倒的に女性のものであった。

二十世紀に至るまで、多くの女性は大学医学部への入学を許可されなかったが、家庭では主婦が医療を担っていた。病気の治療は家の裏庭で採った薬草を台所で煎じるところから始まり、女性が活躍する場は多々あった[56]。体液生理学では、適切な食材を用い、適切に調理された食べ物を摂ることが病気治療の基本である。たとえば、大麦スープは体調を整え、トリスープには健康を回復させる効果が期待された（口絵6）。体液説や薬効に関する理論は男性の医学者が構築したが、女性はその理論を理解し、実践していたのである。また、衛生面の管理も女性の重要な役割だった。家族のリネン類を洗濯し、住居をこまめに掃除し清潔に保ち、家の床にドライ・ハーブと藁を敷き、天井からドライ・フラワーを吊すのも健康管理につながった。

女性のなかには、優れた知識と技術を持つ薬草医や薬剤師もいた。薬草医は数ある草花のなかから薬草を同定し、摘む時期や乾燥させる時期などの知識に精通していた。民間で伝承される薬草知識は複雑であったが、薬草医は体液説に基づいた治療を習得する必要があった。十四世紀のドミニコ会修道士ヘンリー・ダニエルは二五〇種類を越える薬草を栽培し、当代屈指の知識を有したイギリス植物学の父であるが、当時の女性のなかに彼に比肩する薬草の専門家がいたことを認め、貴族の夫人エリザベス・ズーチ（Lady Elizabeth Zouche, 一三八〇／八一年没）を、優秀な薬草医で、「イギリス女性のなかで最も優れた医者である」と賞賛した[57]。ズーチの活躍は、女性たちが参考にした俗語で書かれた治療法の写本が多数残っていることからも推測できる。また、フランスのボーヌ施療院においても、看護にあたる修道女が洗練された薬草治療を行った。ここでは十九世紀に至るまで、薬草学の書物は大切に保管され、その伝統は守られた。

数こそ少ないが、医学書を著す女性医師もいた。大宇宙のなかの小宇宙である人間の身体と魂をホリスティックに調和させようとしたビンゲンのヒルデガルトは、医学・薬学の権威であり、医師として『病因と治療』を著した。修道女のヒルデガルトは当然未婚だったが、妊娠しやすい体質や体液バランス、また、性交についても驚くべき知識を持っていた。

女性は中世文学のなかでも医療者として活躍する。ロビン・フッド伝説で、瀉血が必要になったロビンが頼りにしたのは従姉妹の修道院長の知識と技術だった。騎士物語でも、傷を負った騎士の手当てをするのは女性たちだ。トリスタン伝説の王妃イゾルデは手負いのトリスタンを薬草入りの湯漕のなかで手当てする。この伝説はトマス・マロリーによってイギリス宮廷人のためにロマンス文学『アーサー王の死』として十五世紀に翻案されたが、そこでは、王女が「高貴な外科医」として登場し、トリスタンの手当てをした(58)。

医学の知識を有し、医術に長けた女性たちの存在は、伝説や文学が創出したファンタジーでは決してない。実際、女性はさまざまな医療シーンに現れ、そこで中心的な役割を担う場合があった。なかでも、女性がその力量を最大限に発揮した仕事場は、病院（施療院）であったと言えよう。看護が職業として確立するのはフローレンス・ナイチンゲールの登場を待たねばならないが、ハンガリーの聖エリザベトのように、医療をとおして慈愛の活動を行う女性たちが数多くいた。ハンセン病患者の治療の様子を描いた図32（一一四頁）には、大学出の医者、薬剤師、外科医の姿はないが、エリザベトを中心に女性たちが患者を沐浴させ、手厚く看護する様子が描かれている。

中世の病院では、修道女やベギンと呼ばれる女性たちが病者に治療を施すのが日常だった。(59) 病院規則等には看護婦の役割についての記述はほとんど見当たらないが、看護婦の仕事は申し送りされ、病者のケアが滞りなく行われた。ベルギー南西部の中世都市トゥルネー（Tournai）にあったノートルダム病院の設立勅許状の挿絵には、明るい表情で甲斐甲斐しく働く二人の修道女の姿が描かれている（口絵14）。特に、病者の身体に膏薬を塗るなど、身体に直接触れて癒しを施すのは女性の仕事だった。しかし、このような身体のケアは、中世のジェンダー観を反映しているとも言えよう。精神よりも肉体に近い存在である女性にふさわしい仕事とみなされたからである。(60) 次章では、中世の病院や施療院で行われた心身のケアについて考えるが、看護婦の役割についてもさらに詳しく見ていこう。

第五章　中世の病院（施療院）

西洋キリスト教文化のなかで病院・施療院の歴史は長い。ローマ帝国で実践されていた医療は、帝国の拡大とともにヨーロッパ各地に広がった。イギリス、ニューカースルの西方にハドリアヌス帝が築かせた長城には医療施設の遺構が残り、イングランド南西部の町バースはローマの兵士の湯治場として発展し、現在の地名の由来となっている。ローマの有形・無形の遺産は後世の医療に足跡を残しているが、西洋中世の医療施設は巡礼者の宿泊施設として始まったものが多い。またそこは、貧者のシェルターとしての役割も兼ね、身寄りもなく、慢性の病に苦しむ貧しい人びとを受け入れてきた。慈善施設がオテル・デュ（l'Hôtel-Dieu「神の家」）、オスピス、ホスピタルなどと呼ばれた所以である。(1) 医療施設には、ハンセン病に罹患した病者のためのハンセン病療養所もあった。ここには現世での治癒を望めない患者が収容され、医師キリストに全幅の信頼を寄せ、修道院のような祈りの生活を送った。(2) しかし、キリストへの帰依を中心に据えた医療のコンセプトはハンセン病施設に限って見られることではない。身体と魂の密接なつながりを前提とするデカルト以前の心的世界では、ボーヌ施療院の例が示すように、施療院でのケアは主に霊的ケアだった。

イギリスでは、宗教改革によって多くの教会や施療院が破壊されたが、中世末のイースト・アングリアを中心に医学史を研究する歴史家キャロル・ロークリフは、中世のイギリスにおいて大小さまざまな施療院や救貧院が営まれていたことを明らかにしている。それらの医療施設では、霊的健康の促進に力が注がれ、病者はキリスト教会の懐のなかで心身を癒すホリスティックなケアを受けた(3)。施療院はキリスト教会に支配され、半ば宗教的施設となっていたと言える。また、本章の後半で詳しく述べるが、医療施設はそれを寄贈・運営するパトロンの霊的健康と安寧を希う祈りの場となり、典礼センターとしても機能していた。

一　聖なる空間

第一章で述べたように、教会は、アダムとエヴァが楽園を追放されて以来、神に背いた罰として病苦と死が人間に与えられたと説いた。原罪は洗礼やキリストの十字架上の犠牲によって減ぜられる。しかし、多くの人間は罪を重ねて罰を受け、死後も罰が待っていた。教会の壁面には擬人化された死が人びとを踏みつけるフレスコ画が描かれ、死後の救いの期待と懲罰への恐れはキリスト教徒の心に深く沈潜していた。

しかし、中世の病院・施療院をすっぽり包み込んだのは、むしろ救いのイメージである。壁や天井にはキリスト、聖母マリア、聖人たちが描かれた。それらの図像は医療施設に敬虔な空気を吹き込むだけではなく、体内の動物精気、生命精気、自然精気を活性化させた。中世医学では、五感で感じるあらゆる刺激は精気を活発にさせる。精気の働きによって体内に化学反応や電気刺激のようなセンセーションが起こり、魂にも影響を与えるのである。巡礼者が拝む聖遺物から驚くべき癒しのオーラが放たれるように、キリスト、マリア、聖人の図像は聖なるオーラで院内を満たした。図像は視覚に快い刺激を与え、心身の癒しとなるので、聖画や聖像を配した環境は治療の一部となっていた。たとえば、カンタベリーの聖トマス施療院では祭壇の聖遺物箱に聖人の遺物が納められ、加えて数多くの聖像や聖画が飾られていた。しかし、図像から得る安らぎは室内装飾のみがもたらすものではない。ノリッジの聖ジャイルズ病院などの大きな施設には、持ち運びのできる聖画や十字架が備えられていた。フィレンツェのサンタ・マリア・ヌオヴァ病院では、死の床にある病人を慰めるため、修道女が十字架上のキリストを

描いた絵をベッドまで運び、病人が拝めるようにした。(4)

ところで、キリストが医師であれば、母マリアは息子の手助けをする献身的な看護婦である。(5) よって、看護婦マリアも人びとの崇敬の対象となり、マリア像、マリアを描いた祭壇画やステンドグラスが病院や施療院に飾られた。イングランド東部リンカンシャーのスタンフォードにあったブラウン施療院では、聖母マリアの周りをバラが囲む意匠をこらしたステンドグラスが窓を飾っていた。(6) パリの市民病院として機能していたオテル・デュで看護に勤《いそ》しむ修道女たちを描いた版画では、画面中央の柱の上に聖母子像、室内の奥には祭壇とキリストの磔刑像が見える（図41）。これは病院や施療院に配置された標準的な図像パターンであり、マリアは看護に携わる人びとの精神的な規範となったばかりか、罪深い人間と神とのあいだのとりなしを行う神学上の重要な役目を担っていたのである。マリア崇敬が高まった十二世紀以降、人びとは慈愛の母マリアによりすがった。教会美術のみならず教会典礼においてもマリアの生涯が黙想され、マリアのとりなしを希う祈りがここかしこで唱えられた。(7)

さて、聖なる空間での治療は告解で始まった。第一章で述べたように、一二一五年、第四回ラテラノ公会議においてイノケンティウス三世が発布した教令第二十二号は、病床に伏す者たちに告解を義務づけ、医師が病人を告解させずに治療した場合、破門に処するという内容だ

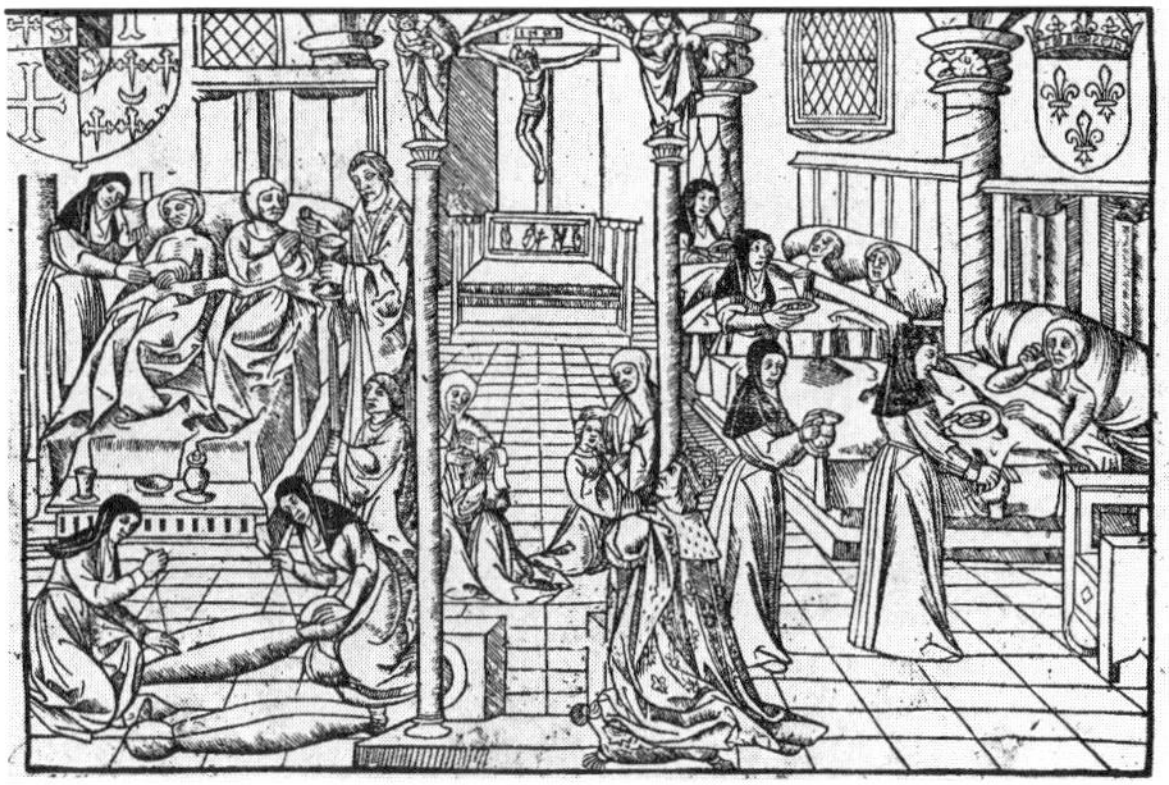

図41　「パリのオテル・デュで働く修道女」木版　1500年頃（ファクシミリ）

った。[8] 翻って、この教令は司祭を魂の医者とし、告解という霊的医療をすべてに優先させたのである。告解は「よい死」への準備であるので、病者を不安から解放し、心身のストレスを取り除いたことだろう。また、罪に汚れた者が放つミアズマが周囲に霊的汚染を引き起こすと考えられたので、病者が入院前に告解することで、病院内の人間が霊的に汚染されるのを防いだ。また、告解し、悔悛した病者の祈りは神の許により確実に届くと信じられた。そのようなわけで、医療施設のパトロンのために捧げる祈りは、霊的に清らかで、有徳な病者が専ら唱えていたのだが、この点は次節で詳しく見ていこう。

すべての医療が告解に始まる中世の医療施設は、まさに霊的治療を提供する宗教センターの様相を呈していた。特に、天国での救済に直結する聖体崇拝が高まった中世末、ミサのなかで起きる聖体の実体変化が病者の生死に関わる重要な瞬間となった。病者が聖体を拝むと、身体中の精気が活性化し、瞬く間に治療効果が得られると考えられたのである。イングランド中部レスターにあったランカスター公ヘンリーのニューアーク施療院では、ミサと聖体拝領が日々の治療計画のなかで重要な部分を占めていた。そのため、施療院のレイアウトも、病者がベッドにいながらにして聖体を拝めるように配慮された(9)。しかもこの施療院では、夜明けと朝九時にミサが執り行われた。ヘンリー公は、聖体が魂にもたらす治癒効果を十分認識していたと言えよう(10)。また、聖体を納める聖体顕示器は一日中ロウソクの炎に照らされ、神秘的なオーラを放った。

しかし、病苦を癒す薬はミサだけではない。教会典礼をとおして神に捧げる祈りも薬として機能した。第一章で述べたように、中世では人間の罪を贖ったキリストの受難について思い巡らし、天国での救済を祈ることで、病苦が和らぐと考えられた。ノリッジのジュリアンは瀕死の床でキリストの受難を黙想し、神の啓示にあずかり身体と魂の健康を取り戻した。マージェリー・ケンプは赤痢、胃炎、胆嚢炎を患ったが、苦痛が押し寄せてくるたびにキリストの受難を黙想し、懸命に祈った。マージェリーは、キリストの恵みによって身体の痛みは消え、魂は絶望の淵から救い出されたと述懐している(11)。祈りは心に安寧をもたらし、心身に好ましい影響を与えたのだろう。「六つの非・自然」には情念が含まれるが、心の安寧を心身の健康に結びつける伝統が中世の祈りのなかに受け継がれたのである。

このような祈りの文化において、病院での祈りは心身のケアに欠かせなかった。中世では医師の数が不足し、医師が常勤している病院は少なかったので、祈りが治療計画の一部をなし[12]、小規模な施療院を除いて、すべての病院・施療院で聖務日禱が唱えられた。聖務日禱は、修道院の戒律に則り、一日に八つの祈りを唱えるように構成され、それぞれキリストや聖母マリアの生涯に起きた八つの出来事に捧げられている。ロンドンのサヴォイ病院では、早朝五時に起床の鐘が鳴り響き、朝課が始まった。この鐘は各時課を知らせ、病院中の人びとを祈りへと導いた[13]。ノリッジの聖ジャイルズ病院は、その一部が教区教会となっていたので、近隣の住民がやって来て、病院内で結婚式、洗礼式、葬儀を行った。病棟と教会内陣を区切るのは仕切り板一枚だったので、病人や看護にあたる修道女も死者ミサに加わり、死せる魂の安寧を住民とともに祈ることができた[14]。また、この病院には十名をこえる聖歌隊員がいて、美しい歌声を響かせた。音楽には脈拍を穏やかにし、精気に息吹を与え、心身を癒す力があると考えられたが、聖体を拝み、祈りの調べに耳を傾ければ、心身は深く癒されたであろう[15]。

二　慈善事業

中世の病院や施療院は医療インフラであると同時に、キリスト教徒に課せられた義務の「七つの善行（七つの慈悲の行い）」を体現した施設であった。七つの善行とは、主に「マタイによる福音書」（第二十五章　三一―三六節）のなかで、最後の審判についてキリストが語った教えのことだ。天国で救済される魂と地獄に堕ちる魂の選別の基準について、キリストは次のように明らかにした。

すなわち、羊飼いが羊を右に、山羊を左に置くように、天の玉座の王は人間をより分け、右側にいる人びとを祝福して、天の国を受け継がせるのである。天の王は言う、「お前たちは、わたしが飢えているときに食べさせ、のどが渇いていたときに飲ませ、旅をしていたときに宿を貸し、裸のときに着せ、病気のときに見舞い、牢にいたときに訪ねてきてくれたからだ」。

これら六つの善行に加え、旧約聖書の「トビト書」に由来する七番目の善行があった。イスラエル人を埋葬した情け深いトビトの慈善行為を記した「トビト書」第二章に倣い、死者の埋葬はキリスト教徒が同胞に行う義務と考えられた。中世の病院や施療院では、看護婦が死体を経帷子《きょうかたびら》にくるみ、埋葬の準備をしたのである（図41、一六七頁）。

しかし、七つの善行の場として整備された医療施設は、単に貧者や病者に慈善を施すための場所ではなかった。すべての時代のキリスト教徒にとって、七つの善行は聖書が定める義務であるが、中世末には、突然訪れる死と最後の審判への不安が増した。死後の救いをより確実にしようとする人びとが関心を寄せたのが七つの善行であり、病院や施療院は持てる人びとが七つの善行を行う格好の場となった。つまり、慈善施設は裕福な寄贈者の善行に報い、彼らの霊的救済を希求する空間ともなったのである。ここで、これまで何度か言及したノリッジの聖ジャイルズ病院を例にとり、中世の医療施設をめぐる寄贈者の意図を考察しよう。

一二四五年二月、ノーフォークの交易都市ノリッジ司教ウォルター・サフィールド（Walter Suffield, 一二五七年没）は大聖堂に隣接する土地に新しい病院の建設を決めた。司教と側近の聖職者に加え、勢力を拡大していた富裕商人らは、当時ノリッジ全体に広がっていた貧困とホームレスの問題に取り組むため、施療と救貧を目的とした慈善施設の建設を進めたのである。

ハンセン病者や身障者の守護聖人である聖ジャイルズ（七一〇年頃没）の加護のもとに建てられたこの病院は、宗教改革の混乱にも耐え、爾来七五〇年間、同じ場所にその姿を留めている（口絵15）。[16] 聖ジャイルズ病院の機能は医療施設から救貧院、退職者ホームへと変遷したが、現在もノリッジのナーシング・ホーム（高齢者用施設）として役割を果たしている。

十三世紀のヨーロッパでは、慈善施設の創設が相次いだ。実際、一二〇一年から一二五〇年のあいだに病者や貧者を救済する施設がイギリスだけでも一六〇以上建てられた。この背景には、教会改革を推進する第四回ラテラノ公会議において教会がとった「飴と鞭」の政策がある。[17] 当時、キリスト教会は南フランスに広がったカタリ派やワルド派などの異端思想に脅かされていた。教皇は、異端思想はキリスト教徒を正統な教義から逸らし、邪悪な道へと誘う霊的な疾病であるとみなし、異端者を厳しく弾圧するとともに、異端の拡大に無関心な聖職者に対し改革を求め、教会の権威を回復させようとした。またこれと並行して、教会が力を入れたのは貧者への慈愛の行いだった。慈善行為はあらゆる悪から人間を救う薬と考えられ、異端との闘いにも効果が期待された。[18] 実際、慈善による魂の病の撲滅運動は大陸で盛んに行われていた。ローマでは、キリストの代理人である教皇自らが貧者の足を洗い、施しを与えた。また、貴婦人に擬人化された「清貧」の寓意へ忠誠を誓った、アッシジの聖フランチェスコが創設したフランシスコ修道会は、教皇庁の打ち出す政策遂行の模範となって貧者救済に精力を傾けた[19]。同じ托鉢修道会であるドミニコ会は異端撲滅に心血を注いだ。

さらに前述したように、十三世紀になると、貧者の数が著しく増加したことで貧者救済が深刻な社会問題となった。都市化が進むノリッジには、栄養失調や身体に障害を持った貧者が大量に流入した。町が抱える病者や貧者の苦しみに対し、サフィールド司教が深い憐れみを寄せたことは事実であろう。しかし、聖ジャイルズ病院の誕生には、サフィールド司教の個人的な思惑も絡んでいた。彼を病院創設に駆り立てたのは、慈善事業によって司教自身の罪の赦しをより確かなものにすることだったのである[20]。

最後の審判

中世末、医療施設は七つの善行を施す場となった。特に、この世で富を持つキリスト教徒は病院や施療院の寄贈を、「七つの善行」をまとめて遂行できる絶好の機会と捉えた[21]。サフィールド司教も、最後の審判への不安がすっかり消えないまでも、慈悲深い天の王がしもべの慈善行為をきっと顧みると期待しただろう。無論、司教を支援するノリッジ富裕層の関心も最後の審判への備えにあり、慈善施設のパトロンとなって天国行きの切符を確実に手に入れようと腐

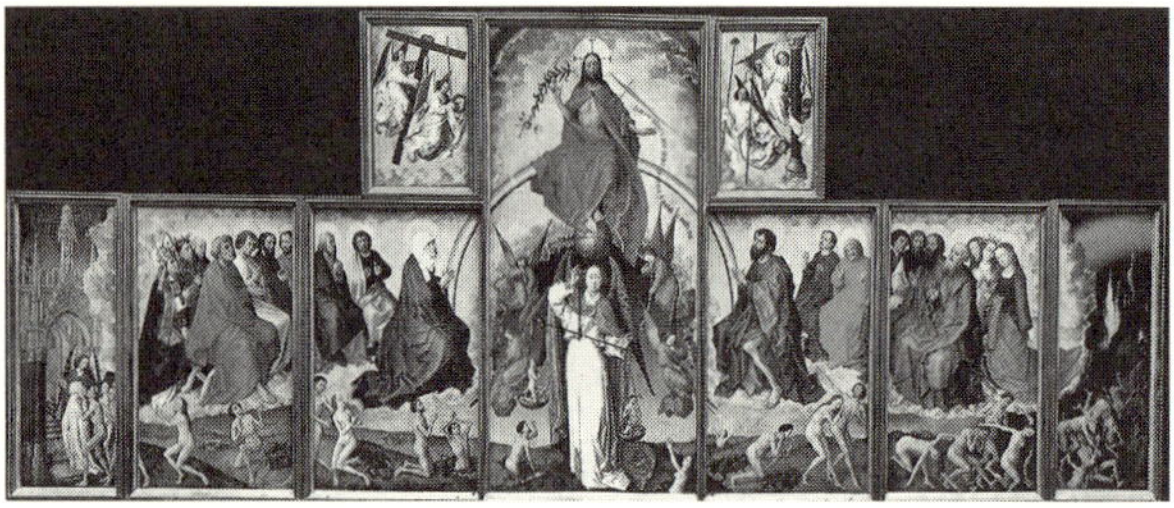

図42　「最後の審判」ロヒール・ファン・デル・ウェイデン　1435頃-38年（ボーヌ／ボーヌ施療院博物館）

心した[22]。

　中世の人びとが地獄の炎を恐れ、慈善を行う動機は最後の審判の図像から容易に理解できる。一般にこの図には、大天使ミカエルが個々人の魂を天秤にかける様子が描かれている。大天使は、現世において「七つの善行」がどのように遂行されたか吟味し、ひとりひとりの魂の行き先を天国と地獄に振り分けた。ブルゴーニュ公国が誇るボーヌ施療院の祭壇には、ロヒール・ファン・デル・ウェイデンの手になる「最後の審判」が飾られていた（図42）。ブルゴーニュ公から施療院の創設・運営を任された宰相ニコラ・ロラン（一四六二年没）もまた、救いを信じて施療院を建てたのだろう（図43・44）。建物内部の梁には、ノリッジの聖ジャイルズ病院と同様に、パトロンであるロランの紋章が描かれている。

　ところで、この慈善行為が富者と貧者の相互関係によって成り立っていたことに注目したい。聖書の金持ちと貧者ラザロの

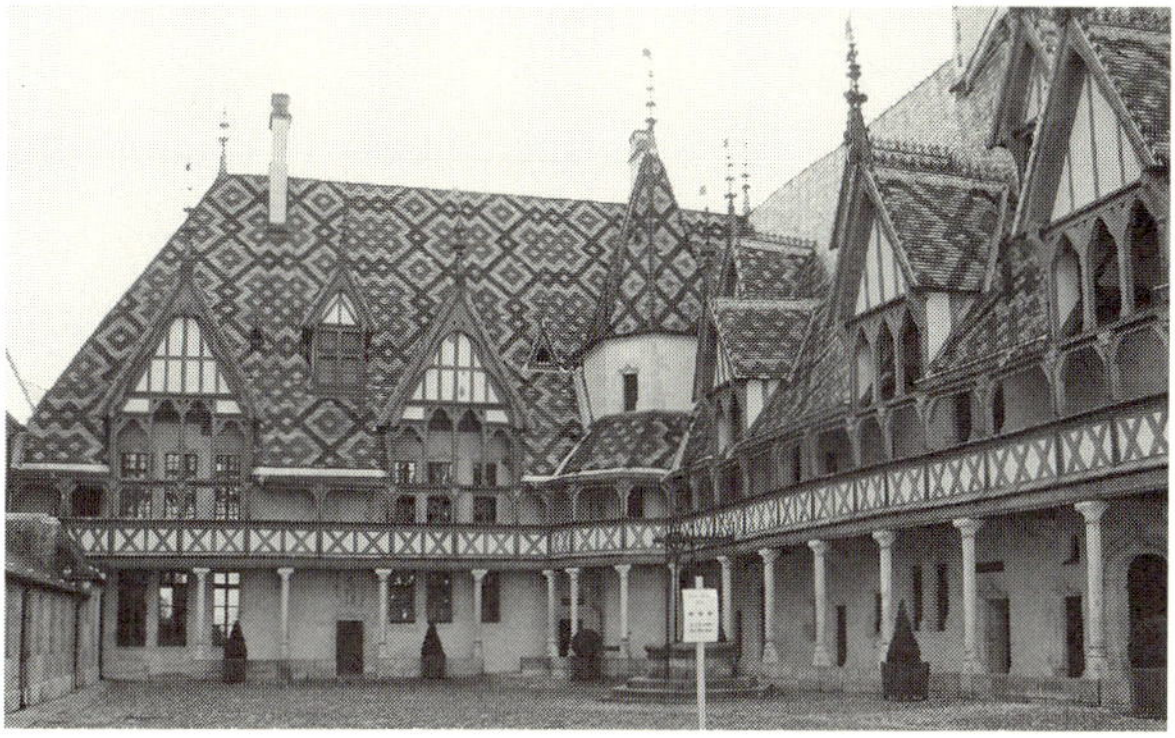

図43　ボーヌ施療院 外観（著者撮影）

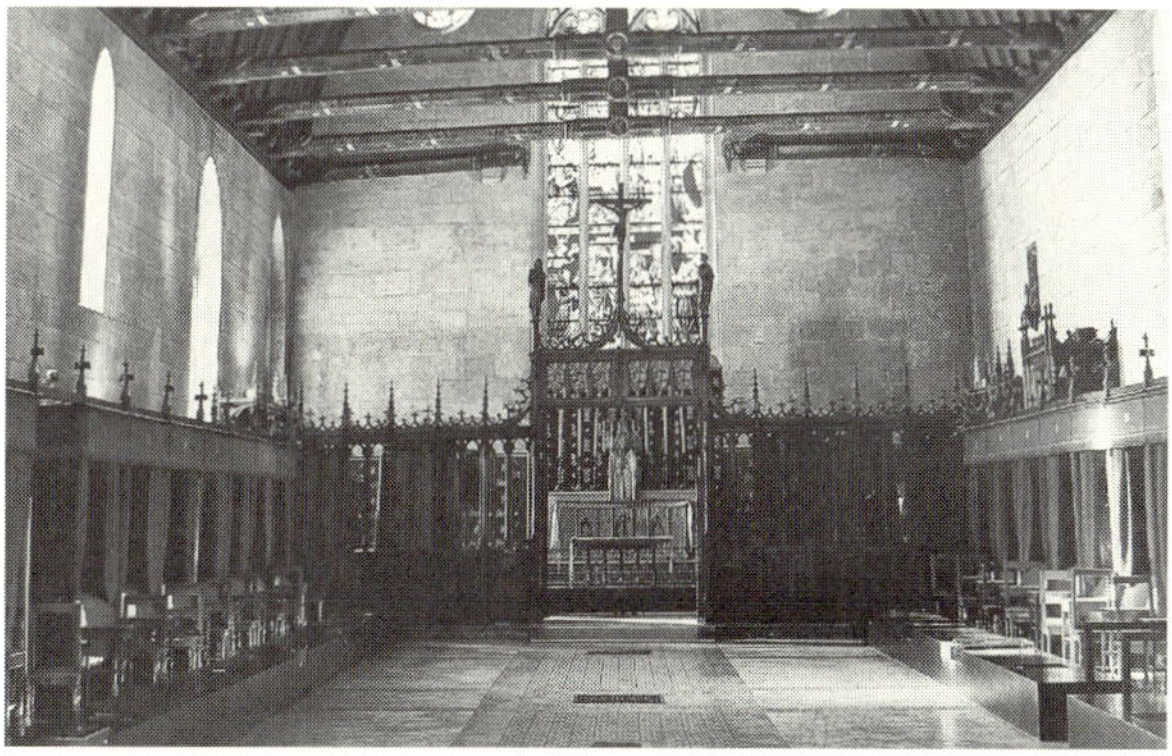

図44　ボーヌ施療院 内部（著者撮影）

譬話のように[23]、両者の関係は同等ではない。中世の神学者は、この世で苦痛を受け、悔悛する貧者の魂は確実に天上での救いにあずかれるが、富者の魂は不安定な状態で大天使ミカエルの天秤に乗っていると説明した。また現世では、貧者は十字架上のキリストの代理であり、最後の審判ではキリストと玉座を分かち、富の罠にかかって溺れた富者の裁きに参加すると教えたのだ[24]。しかし、富める者が不安に打ちのめされて自暴自棄になったり、意気消沈したわけではない。彼らは貧者が捧げる祈りに希望を託したのである。中世末に広く流布したフランシスコ会の説教用手引書は、「富者は霊的に盲目であるが、慈悲にすがるしか生きるすべのない貧者を助けることができる。代わりに、霊的にはっきりと見通しがきく貧者は天国の宴へ続く道を富者に教え、彼らのために神に祈るのだ。こうして、（富者と貧者は）互いに重荷を背負い合い、キリストの掟を成し遂げるのである[25]」と説いた。

富者と施しにあずかる貧者や病者とのあいだに共生システムが出来上がると、図像にも具体的なかたちで現れる。ボーヌ施療院のファン・デル・ウェイデンの三連祭壇画は、両翼を開くと「最後の審判」が現れ、閉じると、宰相ロランと妻ギゴーヌ・ド・サランが祈禱台を前に跪き、祈りを捧げる姿が見える[26]。この祭壇画はふだんは閉じた状態だったので、病者は彼らの恩人の姿を仰ぎ見、感謝をこめて二人の魂の安寧を祈ったであろう[27]。しかし、そこには寄贈者の慈善のみならず、次に述べるように、病者や貧者に手をさしのべ、己の魂の救いを「買う」というメカニズムが透視できるのである。

煉獄思想と魂のケア

ところで、貧者や病者のとりなしの祈りが尊ばれるようになった背景には、地獄の恐怖に加え、中世末に煉獄の思想が誕生したことがある。十二世紀の中頃から、教会は教義において死後の世界を三つの世界に明確に分類するようになった。十三世紀には、煉獄が天国と地獄の中間にある「第三の場所」として異界の地理に割り込んできた(28)。死後の世界で待ち受けているのは、死、肉体からの魂の分離、個々人の審判、煉獄または地上の楽園での滞在、復活、最後の審判、天国での永遠の至福というシークエンスである(29)。キリスト教徒は臨終を前に告解するが、それでも完全に赦されない罪もある。たとえ地獄を免れたとしても、生前の徳と罪に対応した賞罰を受けねばならない。多くの人間には煉獄で罪の残滓の浄めが待ち受けていた。煉獄の浄めとは苦痛に耐えて現世の罪の汚れを落とすことであり、苦悶の時間はゆっくりと過ぎていった。

煉獄での浄めが速やかに終わるよう誰もが切望するなか、人びとに希望を与えたのは慈善行為と教会典礼との組み合わせだった。これを行えば、煉獄滞在期間が短縮されると考えられたのである。現世の罪が慈善行為で帳消しされるなら、慈善事業はパトロンにとって実に都合のよい話だった。さらに、慈善を受けた病者や貧者がパトロンの魂の安寧を神に祈れば、弱者の功徳によって、強者は天の金庫に赦しを蓄えることができると考えられた。貯まった赦しは煉獄で償うべき罪の負債と交換され、その結果、煉獄から速やかに脱出できるという仕組みである。[30] また、この仕組みは生前における祈りの貯蓄だけではなく、死後に捧げられるとりなしの祈りにおいても同じように機能した。現世の人びとの祈りは煉獄の魂の苦しみを軽減したのである。十五世紀後半にイングランド北部のカルトゥジア会修道院で制作された写本には、「煉獄の魂の救いについて'Of þe relefyng of saules in purgatory'[31]」と題された詩が含まれる。その挿絵には、祈りと善行によって魂が煉獄から引き上げられる様子が描かれている[32]（図45）。

煉獄の誕生によって教会典礼が果たす役割がますます大きくなると、医療施設や救貧院は苦しむ同胞に手を差しのべる慈善の場であると同時に、この世とあの世を結びつけ、魂の安寧を願う典礼センターとも呼べる場所になったのである。[33] 医療施設に入った者たちは寄贈者の魂のために日ごとに祈る義務を負った。聖ジャイルズ病院においても、とりなしの祈りが重視された。サフィールド司教は、イングランドの主要な典礼として用いられていたセーラム式典礼が

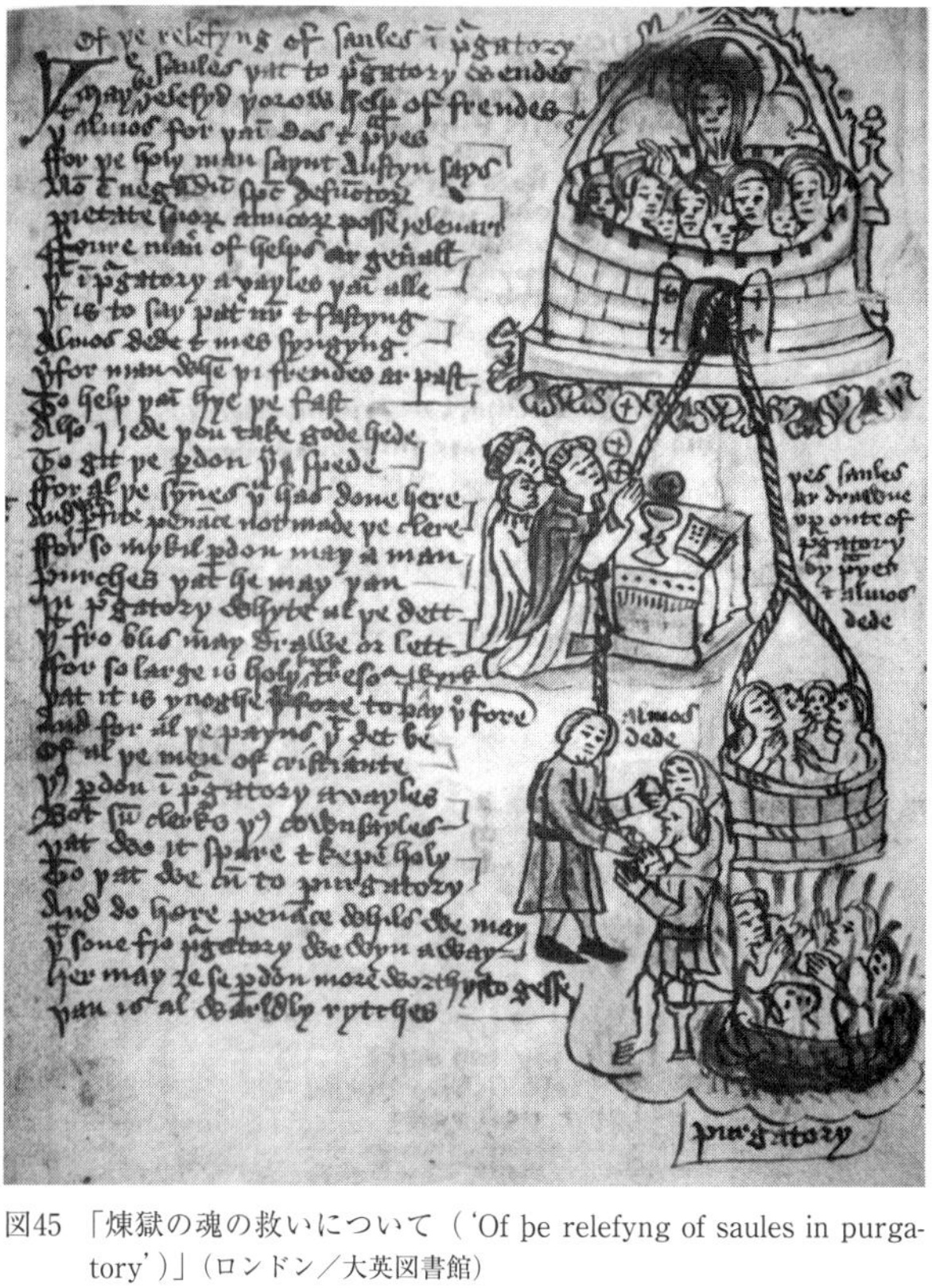

図45　「煉獄の魂の救いについて（‘Of þe relefyng of saules in purgatory’）」（ロンドン／大英図書館）

日々、粛々と執り行われるよう病院規則を定めた[34]。またこの時期、ハンセン病施設もパトロンの魂の救済を祈る宗教施設の色彩を濃くしていった[35]。

しかし、慈善と魂の救済を結びつけるシステムをとおして、施す側の利益のみが追求されたわけではない。病院内で行われるミサや祈りは敬虔な雰囲気を醸成し、貧者や病者の魂を癒した。さらに、彼らが祈りのなかでパトロンの善行を顧みれば、自らも同胞への祈りという善行を積むことになるのである。つまり、このシステムをとおして円環的に利益の交換が行われ、現世と来世との対話が繰り広げられたと言える[36]。また、貧者や病者に対する慈善はレクイエムに代表される死者のための典礼にも検証できる。中世では、死にゆく人の魂の救いを願って流す涙やとりなしの祈りが尊ばれたが、煉獄の恐怖は死者ミサや埋葬の儀式に特別な意味を与えた[37]。人びとは死者の魂の安寧を願い、煉獄の苦痛を軽減しようとミサを挙げ、たくさんのロウソクに火を灯し、鐘を鳴らした[38]。ノリッジの聖ジャイルズ病院では、身寄りのない病者や貧者の死に際して、病院全体で祈りを捧げ、彼らの魂を安らかに旅立たせた。たとえ裕福な寄贈者の霊的救済が優先されることがあったとしても、すべての人びとの魂のケアが配慮される典礼が行われたのである。慈善を施す側にも施される側にも魂の安らぎが訪れたからこそ、両者の関係が大きく歪むことなく、慈善のシステムが機能していたと考えられる。

しかし、ペストの襲来によってあらゆる階層の人びとの命がいっさいの予告なしに奪われるようになると、このシステムに変化が起こる。突然訪れる死に対する不安は霊的救済の準備へと人びとを追い立て、医療施設の活動の中心はパトロンの魂を救済する祈りへ大きく変化した。驚くことに、病院や施療院がミサや祈禱の典礼センターと化すと、病者の選別も厳しく行われ、有徳で善良な病者が意図的に受け入れられるようになった。清らかな魂の祈りは、パトロンの霊的健康を促進させると考えられたのである。医療施設の存在理由がパトロンの魂の救済へと変化するなか、典礼用のロウソク、ロウソク立て、ワイン用のゴブレット、聖体皿、聖職者用祭服の寄贈が増加し、ミサの演出もいよいよ荘厳となった。ロウソクに火をともし、香をたき、天上の音楽を響かせ、豪華な祭服をまとった司祭がミサを挙げた。華美になる典礼への批判はあったが、死後の救済への不安はそれを上回った。聖週間の初日となる「枝の主日」はキリストのイェルサレム入城を記念する祝日で、中世末にかけてこのような主要な祝日は盛大に祝われ、演出されるようになった。[39] 図46は聖ジャイルズ病院で使われたと考えられる「枝の主日」の式次第であり、典礼の内容がダイアグラムで示される。祭壇には花や草木が飾られ、数段ある段には平信徒の供え物が置かれている。ミサを挙げる司祭（ドーナツ状の輪は修道者のシンボルの剃髪）は二人の助祭を左右に従え、ミサ典書、ロウソク、十字架、聖水盤、職杖、吊り香炉が空間を埋める。この式次第は、数々の聖具が聖ジャイルズ病院に寄贈され、豪華なミサが執り行われていたことを物語る。[40]

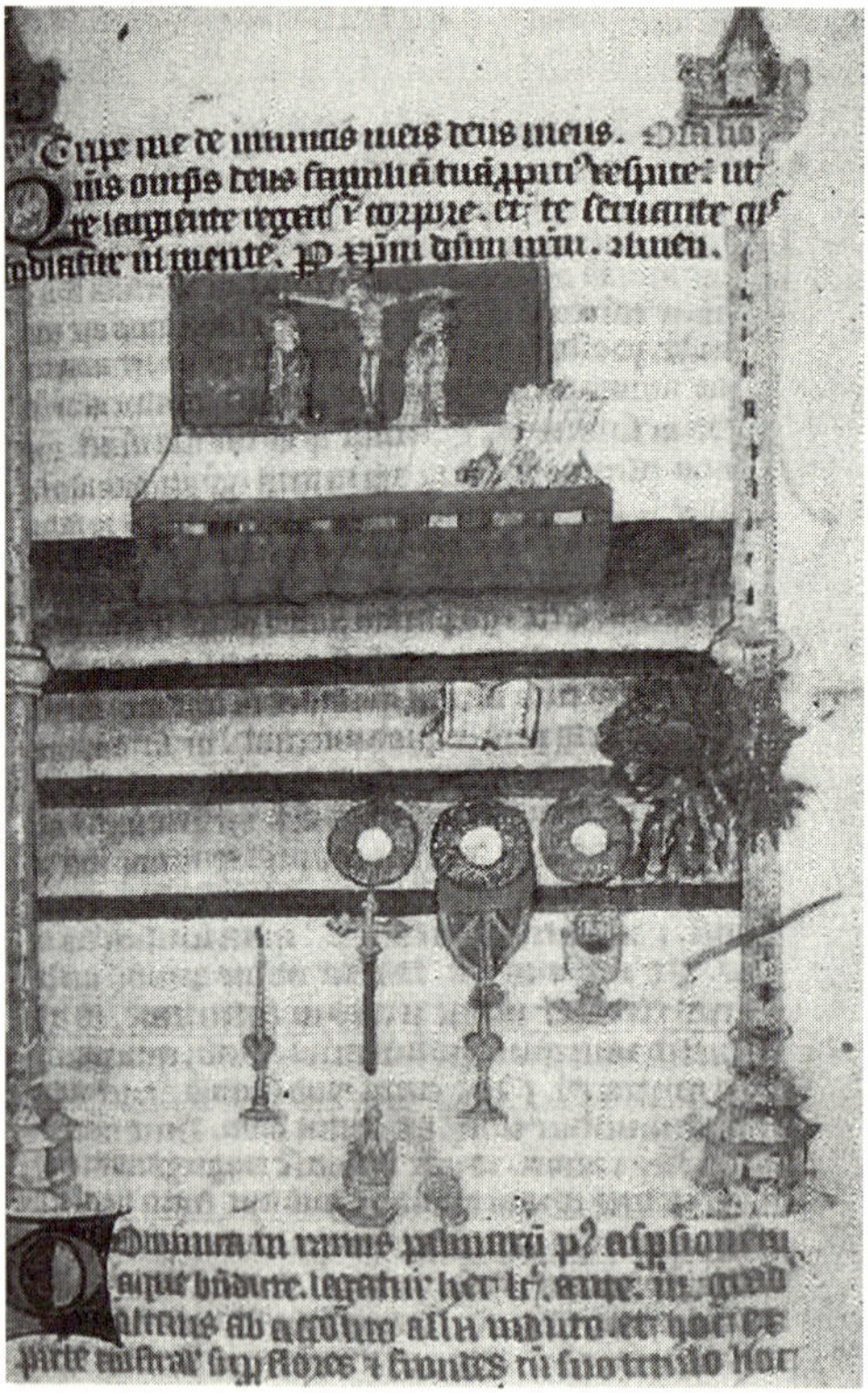

図46　「枝の主日・行列の式次第」1400年（ロンドン／大英図書館）

魂のケアに重きが置かれた中世末の医療施設であるが、身体の癒しも計画的に行われていた。

三　身体のケア

当時、高水準の医療を提供したのはフィレンツェのサンタ・マリア・ヌオヴォ病院で、内科医、外科医が勤務していた。しかし、多くの医療施設では、常勤の医師がいるほうが稀だった。慢性的な医師不足を補い、身体のケアを引き受けたのは修道女、ベギン、有徳な女性たちで構成された看護婦である。看護婦は血液との接触による穢れを嫌う聖職者の医師に代わって、軽度の外科的処置も行った。しかし最も注目したいのは、看護婦が中心となって健康規則の理論に基づいた食餌療法、衛生管理、薬草処方、規則正しい生活の指導を行ったことである。看護婦が体液生理学の知識を持っていたのは言うまでもない。ハンガリーの聖エリザベトがハンセン病患者に食餌を供したように、体液バランスを整える食べ物を与えることは治療の根幹にあった。また、看護婦は薬草の効能にも精通し、薬草園で採ったハーブを用いて飲み薬や塗り薬を処方し、ハーブを浸出した湯で病者を沐浴させた。

病院内の環境を整えるのも看護婦の仕事だった。中世の病院や施療院は天井が高く、内部に

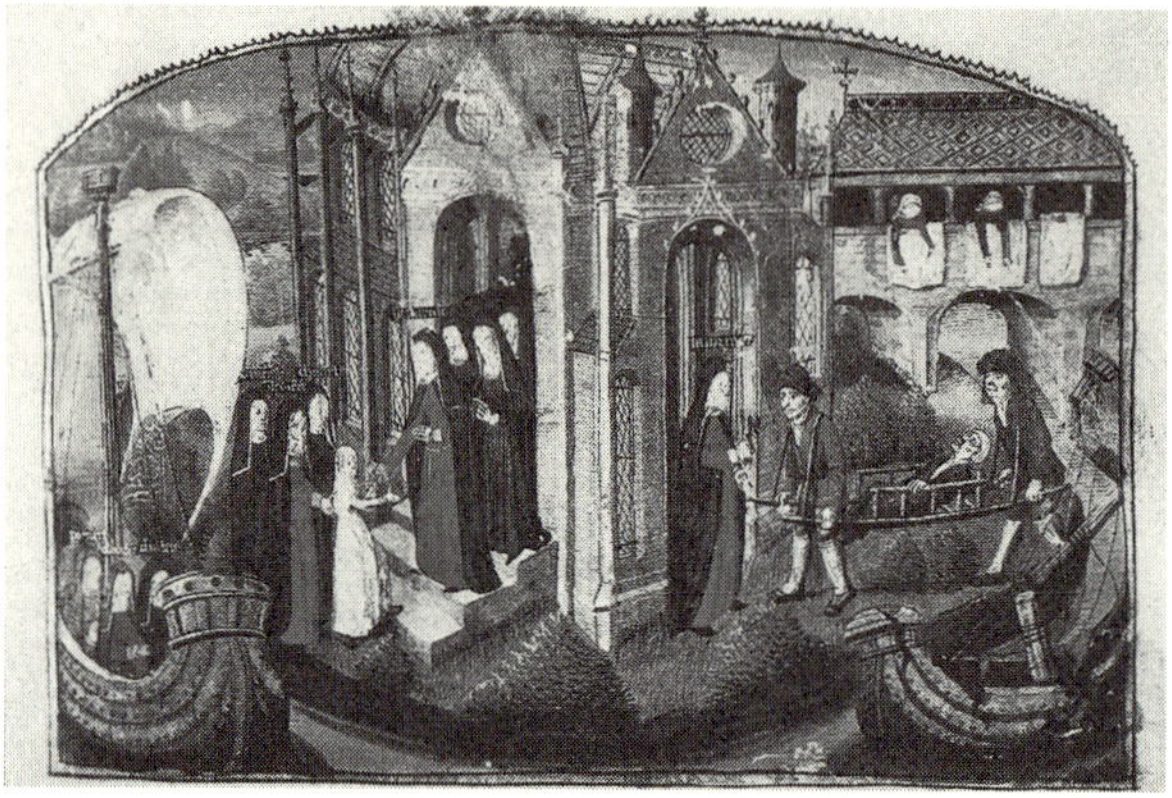

図47 「もてなしの島（オテル・デュを描いた寓意画）」1482年頃 ジャン・アンリ『活動生活の書』表紙（パリ／貧民救済博物館）

は広い空間が広がっていたが、この構造はミアズマの充満を防ぎ、衛生的な空気を保持するために考案された。ミアズマ対策として、院内の悪臭を排除する努力も重ねられた。病者が使用して汚れたシーツはミアズマの原因となったので、日々の洗濯は看護婦の基本的な仕事となっていた。図47には、パリのオテル・デュで働く修道女たちがセーヌ川でシーツを洗濯し、外に干す様子が描写されている。ロンドンのサヴォイ病院の看護婦もテムズ川で洗濯に精出し、リネン類を清潔に保った。また、バラの香りは心身の健康を促した。病院内の花瓶にバラが飾られるのには、聖母マリアを象徴する花という霊的な意味と、バラの香りで清々しい環境を作り出す目的があった。このように、看護婦は体液バランス、「六つの非・自然」といった中世医学の基礎を理解し、身体のケアに活かしていたのである(41)。

ところで、看護婦による身体のケアは霊的ケアと表裏一体となっていた。パリのオテル・デュで働く看護婦は、善行を指南する『活動生活の書』を学び(42)、七つの善行についての理解を深めた(43)（図47）。看護婦は身体に治療を施すだけでなく、病者を力づけ、慰め、病者とともに祈った。声を出して唱える祈りには、呼吸を整える効果に加え、生命精気や動物精気が興奮するのを抑え、気持ちを穏やかにし、卑しい情念を鎮める効果もあった。また、看護婦は朗らかに病者に接するよう指導された（口絵14）。看護婦との楽しく快い会話が病者の心理によい影響を与えたのは想像に難くない。当然のことながら、有徳で明るい性格の婦人が看護婦として選ばれたのである。看護婦は日々、身体と魂の治療に従事したが、病人の最後の時間にも身近で関わった。病人が息をひきとると、看護婦は遺体を清め、埋葬用の布に納め、布を縫い閉じ、埋葬の準備をした（図41、一六七頁）。しかし、揺り籠から墓場まで、人間の身体に直接触れて奉仕したのは主に女性だったことが示すように、中世の女性の医療活動には古代・中世のジェンダー観が刷り込まれ、身体＝女性の構造が埋め込まれていたのである。

このように、女性の活躍に頼っていた中世の医療であるが、病院規則等の公文書から、女性の医療活動を検証するのは難しい。だからこそ、中世研究には図像資料や考古資料が欠かせない[44]。たとえば、写本の挿絵に描かれた病院や施療院の日常風景をとおして女性たちの献身的な姿に接することで、医療文化の理解に新たな窓が開かれるのである。ボーヌ施療院の規則はキリストに仕えるように病者や貧者を出迎え、彼らの足を洗い、告解を聴き、院内に招くよう定めている。病院（施療院）での医療は、柔和と謙遜という徳を胸に刻んだ男女の手によって営まれていたのだろう。

中世の病院や施療院では教会典礼をとおして身体と魂のあいだに区別のないケアが行われた。病者や貧者に対して七つの善行が行われ、その返礼として、病者らは寄贈者の魂の救済を願い、祈りを捧げた。この世とあの世を結びつける心身のケアが慈善を基軸に展開していたのである。身体と魂が密接につながる中世末の心的世界のひとつのかたちがここに結晶する。

結　び

本書で何度か登場したイングランドの有力貴族ヘンリー・オヴ・グロスモントについてもう一度語ろう。エドワード三世に仕え、初代ランカスター公の爵位を与えられたヘンリーは、当代きっての優雅な振る舞いや武勇伝によって人びとの賞賛を集めた貴族だったが、華やかな生き方の一方で、豊かな感受性に恵まれた敬虔なキリスト教徒であった。ヘンリーは己の恵まれた立場への鋭い自覚を持ち合わせ、その目を社会の隅々にまで注ぎ、富める者の義務を果たす努力をした。特に、イングランド中部レスターに父の代からあった施療院の拡充を図る慈善事業は貴族階級の模範的行いと賞賛され、ランカスター公ヘンリーの名を後世に留めることとなった。そのヘンリーが一三五四年に執筆した『聖なる治癒の書』は、本書をとおして述べてきた医学と宗教の交差と接合を締めくくるにふさわしい内容を持つ。

『聖なる治癒の書』は寓意的な作品であるが、告解、悔悛、罪の赦しという枠組みにおいて語られる、自伝的な「黙想の書」と言える。ヘンリーは四〇歳半ばにさしかかった頃、若き日の行いを省み、自らの信仰と魂の救いについて思い巡らした[1]。そして、一三五四年の四旬節を機に同書の執筆を開始し、聖金曜日、復活祭へと書き進めた。キリスト教会の典礼暦で極めて重要なこの時節に、悔悛と救いの希求に駆り立てられたのだろう。

同時にヘンリーは、彼と同様に罪の赦しを必要とし、ヘンリーのメッセージを受けとめる読者がいるのを意識しながら筆を進めたと思われる。一三四八年、イタリアの港からその前年に上陸したペストがイギリスを襲って以来、死は人びとの身近にあった。いつ訪れるか知れない死を前に、あらゆる階層の人びとが罪の赦しについて思い巡らし、魂の救済を希った。特に、現世で恵まれた生活を享受していた人びとにとって、救いの道は狭き門であり、彼らの胸の内には救済への期待と地獄堕ちの不安が入り混じっていた。ヘンリーがラテン語を用いず、貴族階級の主な言語であったアングロ・ノルマン語で執筆したのは、貴族の読者を教化・啓発し、彼らの霊的救いの一助となるのを願ってのことであろう。そこに、黙想という個人がひそやかに神と対話する個の祈りを越え、ヘンリーのメッセージを受容する共同体と彼自身とのつながりを見ることができる。

『聖なる治癒の書』をとおして、ヘンリーは自己と向き合い、内省し、魂の治癒を願う。そここには、本書に通底する身体と魂の密接な関係に根差した医学と宗教の共生的関係がある。ヘンリーはこの書のなかで医学や医療に関わる比喩表現を駆使し、七つの罪源によって荒んだ己の魂を、七つの傷を負った身体にたとえた。そして、医師キリストと看護を行う聖母マリアによって己の傷口に外科的治療が施される様子を黙想する。ヘンリーの黙想は傷口というシンボルを言説の中心に据えているが、この「傷口」こそは、第四回ラテラノ公会議以降に盛んになった聖体崇拝の重要なシンボルである。聖体崇拝は十字架上で苦しむキリストを想起させる血、心臓、傷口などを聖体の象徴と考え、それを畏れ敬う信心だった。[2] ヘンリーは霊的な傷を負った己の身体を十字架上のキリストに重ね、苦しみと悔悛のテーマを治療の言説と接合させたのである。

一つ、特異な例を示そう。精神を患った病人（狂人）の治療に用いられる、つぶしたての若い雄鶏の血は、キリストの傷口から流れる血を想起させた。この治療法は医学書でもたびたび言及されているが、『医学概論』（*Compendium medicine*）を著したギルベルトゥス・アングリクス（Gilbertus Anglicus, 一二五〇年没）は、若い雄鶏の代わりに子犬を用い、「子犬を二つに切り分けよ。内臓を取り除き、狂人の額の上にのせよ」[3] と指示している。どのような獣類や鳥類を用いるにせよ、なるべく頭部の接触面を広くとることが肝要だった。頭部は狂気の宿る場所と考えられたからである。また、さらなる効果を上げるために、患者の頭の毛を剃って、頭部全体がぴったりと覆われるようにした(4)。

中世医学では、脳を住処とする動物精気が運動機能のシステムと理性のシステムを活性化し、人間の理性的な思考や行動を支配したが、逆に、動物精気が不調に陥ると、狂気という病いに見舞われると考えられた。ヘンリーは精神病の治療法に基づき、血を流した若い雄鶏を自分の衰弱した頭部に乗せて、不調に陥った動物精気を高めようとする。そして、雄鶏をキリストに重ねてこう祈る。

さて、わたしが精神錯乱状態から立ち直るには、若い雄鶏が必要です。それをつぶして愚かなわたしの頭に乗せます。わたしの精気を高めて、正常な精神状態に戻すためです。（中略）ですから、優しいイエスよ、前に申しましたが、血に染まった雄鶏は医師であり薬でもあるあなたなのです。先生、わたしがその雄鶏のことをしっかりと心に留めるようにしてください。そして雄鶏の力によって、わたしを正気に戻してください。そうして、わたしがいつもあなたにおいて、あなたのことを、あなたのために心砕くようにしてください(5)。

ヘンリーを正気に戻す治療に使われた雄鶏は、屠られた子羊である十字架上のキリストが投影されている。そして、キリストの姿は悔悛の痛みを研ぎ澄ます鏡となり、ヘンリーの霊的治癒を促すのである。

このようにヘンリーの黙想からは、キリスト教会が医療や魂のケアをさまざまな側面から操作していた中世末の医療の内実が浮かび上がる。特に、身体と魂の最良の薬はキリストの受難をとおして創成される聖体という薬であり、罪の痛手にうずく傷口が聖体によって癒される過程で、ヘンリーの魂が回復し、信仰が深められるという言説は、医療における教会の支配を如実に物語る。これは、間もなくウィクリフらが聖体の実体変化の教義に異議を唱えるイギリスにおいても、聖体が身体と魂の薬として重要な役割を果たしていたことを裏づける。治療の言説に用いられた聖体の比喩は宗教と医学の接合を理解する助けとなり、中世末の霊性や文化的媒体として出現した医学言説の相互作用を垣間見せるのである。

さらに、ヘンリーの黙想の書は、中世末の文化において医学がどのようなかたちでキリスト教徒に浸透したか、一つの視座を与えている。無論、富裕貴族であったヘンリーはボローニャのパスカルをはじめ、大陸から招いた侍医、外科医、学僧との交流によって最新の医学に接することが可能な立場にあったが(6)、当時のイギリス社会一般においても、健康への関心が高まっていたのではないだろうか。それを可能にしたのは本書の第二章で述べた、中世末の医学の発展である。中世医学は十二世紀頃からイタリアの大学で飛躍的な発展を遂げた。それを牽引したのは翻訳文化の開花である。ギリシャ語やアラビア語で書かれた古代の医学書が次々とラテン語に翻訳され、大学教育に導入された。医学部で教育を受けた医師の多くは学僧だったので、医学を学んだ司祭は医学と宗教の接合を重視し、医学の言説を司牧のために自在に活用した。

健康が社会全体の関心事になると、医学の言説は教化文学にも吸収された。一二四〇年にイギリス南西部のエクセター教区で書かれた告解の手引書には、「キリストは最良の医師なのです。われらが悔悛すれば、痛みを和らげてくださいます。告解では下剤を与えてくださいます。断食を守って身体によい食生活をするよう助言してくださいます」[7]など、ギリシャ医学の健康規則に基づく比喩表現が使われている。間もなく、多くの医学書が一般の市場に出回るが、人気を呼んだジャンルはギリシャ医学の養生訓であった。そして、一三四七年のペスト襲来以降、健康規則に基づいたペスト対策の書物が数多く現れた。たとえば、ヨハネス・デ・ブルグンディア（Johannes de Burgundia）が著した『疫病論』（*Tractatus de morbo epidemiæ*, 一三六五年）は俗語に翻訳され、ヨーロッパ各地に流通している。[8]このように十二世紀以降、身体と魂のバランスやハーモニーを重視するギリシャ医学の健康観が西ヨーロッパに本格的に伝播・受容され、魂の健康を説くアウグスティヌス神学と結びついたのである。ここに、古代以来の健康規範がキリスト教の教えとすり合わされる機会を得たと言えよう。

さらに、第四章で述べたように、中世末の病院・施療院は身体のケアと宗教儀式が織りなす中世医療のタペストリーと称することができるだろう。十字架上のキリストの身体をとおして神の臨在を認識する心性にあって、キリストに行うように病者や貧者をケアする慈善は個々人のレベルのみならず、共同体の義務としても行われるようになる。慈善病院（施療院）やハンセン病療養施設の多くは都市の門のそばに建てられた。元来、都市の城壁門では貧者に食べ物が施され、喜捨が行われたが、病者と貧者にケアを与える病院は都市のプライドを表現するものであった。周辺の村々から都市にやって来る人びとの目に最初に飛び込むのが慈善病院だったケースは少なくない。現在のノリッジでも、かつての城壁門をくぐると、ウェンサム川沿いの広大な緑の敷地の一角に、聖ジャイルズ病院を起源とするナーシング・ホームが見えてくる。天国の至福への期待と地獄堕ちの恐怖に加え、煉獄の苦しみに対する不安を背景に中世末に盛んとなった七つの善行は、貧者への施しが貧民救済の主な手段であった中世社会のセイフティー・ネットとして機能・貢献した。そして、医療に携わる職種は多様だが、医療施設で働く人びとの多くが女性であったことを繰り返して記す。女性の姿は中世の医療シーンに遍在し、女性の歴史はケアの歴史とすぐれて重なるからである。

本書は中世末を中心に身体と医療の文化に関するテクストと図像を読み解き、西洋中世の宗教と医学について考察した。冒頭で述べたように、人類の歴史は病との戦いであると言っても過言ではない。ヒトゲノムの解読が可能になり、医療が大きく進展した現在も、人間は新しい伝染病の脅威にさらされ、慢性病にもてあそばれ、治癒の困難な病に苦しんでいる。寿命が延びた先進国でも、病への恐怖は依然として消えない。それどころか、人びとの健康意識がいや増すなか、病気に罹患せず、長生きが生きる目的にすり替わることさえある。アンチ・エイジングが叫ばれ、若さが偏重される現象もこれと表裏一体と言えるだろう。

*

今日の健康観を、ペストの猛威を経験し、健康への意識が急速に高まった中世末のヨーロッパ社会と比較すると、その特徴がくっきりと浮かび上がる。特に、中世の健康観の特徴が身体と魂の健康にあり、それらの丁寧な管理を健康への道と考えたことは、高度な科学技術の有無にかかわらず、現代の健康観に示唆を与える。

繰り返すが、ギリシャ医学は人間を宇宙全体のなかに位置づけ、身体と魂のバランスとハーモニーを提唱した。この健康観が魂の健康と死後の救済を結びつけるキリスト教に吸収された結果、「病める人」の身体と魂の全体をケアするホリスティックな医療が行われた。健康の前提となるのは清らかな魂の維持で、告解と悔悛による魂の浄化が重視された。これと並んで奨励されたのは体液説に基づく健康管理であった。「六つの非・自然」や環境に配慮した健康規則は自己の内面をコントロールし、人格的成熟を説くキリスト教の教えに調和した。教会は大食などの放縦生活を罪に結びつけ、「六つの非・自然」の管理と規則正しい、摂生した生活を促した。特別な医療技術を必要とせず、生活に密着した養生指南は中世をとおして病気の予防や健康管理の基本となったのである。

このような医療は、現代医療の諸問題を映し出す鏡となるのではないだろうか。たとえば、告解による病者の語りや問診が優先される医療の現場では、教会の強大な力が背景にあるものの、病者と彼らに接する司祭とのあいだに信頼関係が築かれていた。病人と時間をかけて話をせず、顔色を観察せず、病人の身体に直接触れることなく、血液の検査データ、ＣＴやＭＲＩなどの画像データ、ＤＮＡ検査データによって診断が行われることもある現代医療と大きな隔たりがある。さらに、宗教をとおして解決を与えることによって心のケアができるという意味で、医療と宗教の共生的関係が社会システムとして機能していた。病を罪の結果とする病因論が根底にあるものの、病は、自然の法則の作り手である神が人間の肉体に刻むメッセージであると理解され、病と治療が新たな自己成型につながる場合もあったのである。そして、死にゆく同胞の魂の旅立ちを見守る「看取り」のシステムがキリスト教会を軸に機能していたことは、臨床宗教家の必要性が議論される今日の医療に示唆を与えるだろう。

西洋中世の医学・医療は、社会構造の変化や価値意識の多様化のなかで、個々人の死生観が問い直される今日の社会に対し、決して寡黙ではない。身体と魂のあいだに区別のないケアが行われていた中世医学は人間学的テーマの実践の場であり、そこで機能していた医学と宗教の共生は生死に関する共通感性に導かれ、人間の本性的考察とともに問われるべきであるのだから。

あとがき

今日、西洋中世の医学史は広く学際的な研究が進み、国際学会でも数多くの研究発表が行われ、重要な一次資料や研究書の刊行が相次いでいる。そのようなアウトプットを網羅するのは本書のスコープを越えるが（特に身体の障害、精神疾患、ハンセン病といった問題を個別に扱っていない）、本書では医学・宗教・ジェンダーを切り口に、最近の研究成果をできる限り反映させるよう努めた。また本書は、具体例の多くをイギリスから採っている。地中海周辺の洗練された文化に比べ、イギリスの医療文化が立ち遅れていたことは随所で述べてきた。特に、アラビア世界から直接知識を取り込んだイベリア半島の高度な医学をイギリスの知識人は羨望の眼差しで見ていただろう。しかしながら、中世末になると、イギリスでも大陸から先端医療の知識と技術を携えて渡来した医師が活躍していたし、イギリスの内科医や外科医が大陸で学ぶ機会も著しく増加した。交易や修道会のネットワークを通じてイギリスが大陸と密接につながっていたことは言うまでもない。その意味で、医学と宗教との密接なつながりを汎ヨーロッパ的心性として捉える本書の目的において、イギリスの例はキリスト教世界の医療文化を理解する窓となるだろう。

＊

もう十年も前のことだが、中世末の神秘主義文学を研究し、自伝『マージェリー・ケンプの書』についてまとめた原稿をイギリスの出版社に送る頃、私は中世末の女性たちが残した書物から放たれるオーラに満たされたような充足感を味わった。おそらく、それは霊性と身体性が融合したオーラで、本書に通底する心身の薬のように浸透したのだろう。こうして振り返ると、本書の種は当時から芽をのぞかせていたのかもしれない。

その春、なだらかな丘陵が広がるデヴォンシャーに恩師マリオン・グラスコー先生を訪ねた。羊の群れを追いながら歩いていると、これから何を研究するのかと先生が問われた。とっさに私の口をついて出たのが「身体と魂、医学と宗教」だった。グラスコー先生は宗教文学を読み解いてきた私になじむ仕事だと仰りながら、背中を押してくださった。だから、本書を真っ先にグラスコー先生にお届けしたい。

二〇〇六年秋、文部科学省・研究拠点形成費等補助金（海外先進研究実践）（代表・静岡大学・松田純先生）に採択され、イギリス・ノリッジにあるイースト・アングリア大学で西洋中世の医学史と文化史を研究する機会を得た。中世の医学史の泰斗キャロル・ロークリフ教授のセミナーや講義に出席し、直接指導を受け、一次資料（文字も図像も）の扱い方をはじめ、医学史研究の作法をお教えいただいた。ロークリフ先生の寛大な配慮と励ましがなかったら本書が世に出ることはなかっただろう。先生の学恩に心からの感謝を捧げる。

本書は、東京工業大学・世界文明センター・フェローとして、二〇一〇年から二年間、学部・大学院で行った、中世の医学と宗教に関する講義ノートが出発点になっている。毎週、好奇心に溢れる若者たちから受ける質問は、個々の事実や因果関係への疑問に留まらず、西洋中世の文化を学ぶとはどのような意味があるのかという本質的な問いも含まれ、本書を著す動機を与えてくれた。元気のよい、利発な学生たちに感謝する。また、二〇一一年に慶應義塾大学文学部・極東証券寄付講座「文献学の世界——書物の挿絵とデザイン」の講師の一人として、図像研究に携わる機会を得られたことも大きな糧となった。コーディネーターの松田隆美先生に感謝を表したい。

本書が活字になるまで、国内外の多くの方々にご協力いただいた。イースト・アングリア大学で机を並べた Dr Chris Bonfield, Dr Joy Hawkins, ノーフォークに残る中世の教会を一緒に廻った Dr Stephen Church, Dr Carole Hill, 中世末のイースト・アングリアの文学について語り合った畏友 Dr Sarah Salih に沢山の感謝を伝えたい。また、粗削りな原稿に目を通し、歴史家の視点で丁寧なご助言を与えてくださった湯之上隆先生、生命倫理の観点から西洋中世の医学と宗教のテーマに関心を示され、研究の行方を見守ってくださった松田純先生、貴重な専門知識をご教示くださった山本啓二先生、田中伸司先生、塩谷敬先生に心から感謝申し上げる。加えて、渡英のたびに楽しい「食餌療法」のテーブルを共に囲んでくれた旧友、松任谷由紀子さんとヘンソン伸子さんのホスピタリティーに感謝したい。

そして、本書の刊行に深い理解を示し、カラーの口絵や沢山の図版を載せて応援してくださった知泉書館の小山光夫氏と高野文子氏に記して感謝申し上げる。

本書で使用した図版の掲載許可を与えてくれた欧米の図書館・美術館・修道院図書館等に感謝の意を表すとともに、ウェルカム医学史研究所図書館、エディンバラ王立天文台、オクスフォード、コーパス・クリスティ・コレッジ図書館、トゥルネー大聖堂図書館、ブルージュ公立図書館、ボーヌ施療院、メルク修道院図書館、ラウレンツィアーナ図書館、ルッカ州立図書館から所蔵図像の使用に関し、学術書として寛大な配慮をいただいたことも記す。

本書は静岡大学人文社会科学部・学部長裁量経費（研究成果刊行助成費）を受けて刊行の運

びとなった。学部長・今野喜和人先生の支援に厚く御礼申し上げる。

二〇一四年 一月

久木田直江（くきた・なおえ Naoë Kukita Yoshikawa）
1957年生まれ。2001年，エクセター大学（UK）より Ph.D.（英文学）取得。静岡大学人文社会科学部・教授（中世英文学・文化史）。
〔主要業績〕*Margery Kempe's Meditations: The Context of Medieval Devotional Literature, Liturgy and Iconography* (2007), Catherine Innes-Parker and Naoë Kukita Yoshikawa (eds), *Anchoritism in the Middle Ages: Texts and Traditions* (2013), 湯之上隆・久木田直江編『くすりの小箱　薬と医療の文化史』，南山堂，2011年等。

静岡大学人文社会科学部研究叢書 No 44

〔医療と身体の図像学〕　ISBN978-4-86285-180-2

2014年3月10日　第1刷印刷
2014年3月15日　第1刷発行

著者　久木田　直江
発行者　小山光夫
印刷者　藤原愛子

発行所　〒113-0033 東京都文京区本郷1-13-2
電話03(3814)6161 振替00120-6-117170
http://www.chisen.co.jp
株式会社 知泉書館

Printed in Japan　印刷・製本／藤原印刷

Images of Medicine, Religion and Gender
in
Late Medieval Society

By

Naoë Kukita Yoshikawa

Chisenshokan Tokyo
2014

Contents

Introduction v

Chapter 1: Medicine for the Soul 3
Chapter 2: Medicine for the Body 28
Chapter 3: Physician, Surgeon and Apothecary 92
Chapter 4: Women and Medicine 133
Chapter 5: Medieval Hospital 163
Conclusion 187

Acknowledgements 197
Notes *37*
Bibliography *23*
List of Illustrations *17*
Index *5*
Abstract *3*

Abstract

Current preoccupations with the body in the twenty-first century have led to a growing interest in the intersections between literature, religion and the history of medicine, and, more specifically, how they converge within a given culture. This volume explores the ways in which aspects of medieval culture were predicated upon an interaction between medical and religious discourses, particularly those inflected by contemporary gendered ideologies. Behind this attempt is also a desire to uncover the fusion between such discourses, one that became increasingly fissured within post-Enlightenment contexts. During the medieval period, however, the inseparability of bodily and spiritual concerns was paramount, as displayed in the Church's dominance over all issues concerning sickness, health, life, death and the salvation of individuals. Medieval culture, therefore, offers an ideal site for an investigation into the cohabitation of religious and medical discourses and the *mentalitiés* this produced.

The volume interrogates this convergence broadly in a number of different ways: textually, conceptually, historically, socially and culturally. It argues for an inextricable relationship between the physical and spiritual in accounts of health and illness, and demonstrates how medical, religious and gender discourses were integrated in medieval culture. The volume argues that a refocusing on the Middle Ages provides a way of re-thinking and understanding a far more united concept of psychological and corporeal well-being. Furthermore, the author maintains that her investigation is neither a work of medical history nor an exercise of literary criticism; rather it is an examination, through active inter-disciplinary discussion, of the

role of medicine as a cultural agent within medieval cultural discourses.

人名索引

あ行

聖アウグスティヌス　8,11,146,193
聖アガタ　22
アクィナス，トマス　21,144
アスクレピオス　8
アタナシオス　147
アダム　4,41,86,121,145,164
アッシジの聖フランチェスコ　172
アブー・マアシャル　55
聖アポロニア　22
アリエス，フィリップ　149
アリストテレス　32,34,43,68,70,135,136,138,140,144,147
アルカビティウス　55,59
アルブカシス　106,117
アルベルトゥス・マグヌス　84,144
アル＝ラージー（ラーゼス）　30,32
アレクサンダー大王　68
アンティオケアの聖マルガリータ　156
聖アントニウス　10
聖アンナ　25,150,151
アンリ・ド・モンドヴィル　117
イザングラン　96
イゾルデ　86,161
イノケンティウス三世　36,103,104,166
イブン＝シーナー（アヴィケンナ）　30,32-36,124
イブン・ブトラーン　72
イブン＝ルシュッド（アヴェロエス）　32
ウィクリフ，ジョン　27,191
ウィリアム征服王　104
ヴェサリウス，アンドレアス　48
ウェルギリウス　30
エヴァ　4,41,86,121,140,143,145,146,156,164
エドワード三世　68,187
エドワード懺悔王　104
エラスムス　100
エリザベス一世　70
聖エリザベト　25,151
エリシャ　114
エンペドクレス　39,72
オーヴェルニュのギヨーム　42

か　行

カイマー，ギルバート　61，102
聖カスバート　23
カニンガム，ウィリアム　80
ガリレイ，ガリレオ　55
ガレノス　5，29，31-33，35，36，41，42，44，49-51，53-55，70，119，120，137，138，144，148
ガワー，ジョン　131
ギーランダイオ　153
ギゴーヌ・ド・サラン　176
ギルベルトゥス・アングリクス　30，189
グッド，バイロン　3
グリューネヴァルト　10
クレオパのマリア　25
グレゴリウス七世　11
グロスター公ハンフリー　60，61，68，102
ケンプ，マージェリー　7，12，19，24，25，168
コンスタンティヌス・アフリカヌス　33，93

さ・た・な行

サフィールド，ウォルター　171，173，178
サマセット，ジョン　102，103
サレルノのニコラウス　124
シェイクスピア，ウィリアム　81，82
聖ジャイルズ　172
ジャイルズ・オヴ・ローマ　103
ジョン・オヴ・アーデン　117
ジョン・オヴ・ガッデスデン　30
ズーチ，エリザベス　160
スペンサー，エドマンド　70
聖セバスチャン　22
セビリャのイシドーロス　140，141
ソラヌス　138，157

ダ・ヴィンチ，レオナルド　48
ダニエル，ヘンリー　160
チャンテクレール　99，124
チョーサー，ジェフリー　20，60，99，100，111，120，131-32
ディオスコリデス　30，84，122
デカルト　x，4，49，164
デューラー　151
テルトゥリアヌス　147
トリスタン　86，161

ナアマン　114，115
ナイチンゲール，フローレンス　161

ニコラ・ロラン　174,176
ネロ　44,45
ノリッジのジュリアン　7,88,157,168

は　行

ハーヴェイ，ウィリアム　53,54
パーテロット　99,124
聖パウロ　146
ハドリアヌス帝　163
ハンガリーの聖エリザベト　113,162,183
聖ヒエロニムス　141,142
ヒポクラテス　viii,4,29-32,35,36,39,41,43,49,51,54,70,78,84,91,136,138,140,144
ビンゲンのヒルデガルト　37,161
ファン・デル・ウェイデン，ロヒール　174,176
聖フォワ　25
プトレマイオス　55,58,140
フナイン・イブン・イスハーク　34
プラトン　32
フルガール，ロジェール　13
ブルグンディア，ヨハネス・デ・　192
ブローデル，フェルナン　ix
ベケット，トマス・ア　20
ベドフォード公ジョン　64
ベルナール・ゴルドン　30,35
ヘロデ王　97
ヘロフィロス　44
ヘンリー五世　108
ヘンリー六世　98,102,109
ヘンリー八世　27,108
ポーター，ロイ　vii
ボールドウィン　104
ホックリーヴ，トマス　70
ボナヴェントゥーラ　144
ホルバイン，ハンス　108
ボローニャのパスカル　109,191

ま・や・ら行

マーク，ジョン　11
マイネリ，マイノ・デ・　75
聖母マリア　15,25,86,148-51,156,165,166,169,184,189
マグダラのマリア　87
マロリー，トマス　161
大天使ミカエル　130，174，176
ミラノのランフランコ　118-21
モア，トマス　128

聖ヤコブ　19
聖ヨアキム　150
聖ヨセフ　150
洗礼者ヨハネ　25,115,151

ラカー，トマス　136
ランカスター公ヘンリー・オヴ・グロスモント　15,16,109,115,116,168,187-91
ラングランド，ウィリアム　100,128
リドゲイト，ジョン　70,71
聖ルチア　22
ルナール　96,101
レイディー・リーズル　76
レーヴェンフーク，アントニー・ファン　5
ロークリフ，キャロル　164
聖ロクス　22
ロビン・フッド　161
ロレンツェッティ，アンブロージオ　70

事項索引

あ　行

アーモンド　76
アザンクールの戦い　108
アヘン　125
「イーゼンハイム祭壇画」　10
硫黄　82,125
医学博士　92,105
医師キリスト　8, 11-13, 15, 28,29,110,163,189
イスラム医学　28,30,93
医療人類学　3
隠修女　5,6,88
インフルエンザ　vii
エイズ　66,67
「枝の主日」　181
黄胆汁　39,49,50,61,99,134
黄道十二宮　55,61,63,64
大麦　77,160
オテル・デュ　163,166,184, 185
「恩寵の座」　151

か　行

解剖学　31,44,47-49,75,94, 108
カタリ派　89,172
カモミール　73,85
カルトゥジア会　178
看護婦　15,92,159,162,166, 171,183-85
関節炎　24,113
肝臓　21,23,49,51,53
カンタベリー大聖堂　20
浣腸　109
奇網　53
教令第十八号　104
教令第二十一号　11
教令第二十二号　13,103,166
ギリシャ医学　ix, 5, 30-33, 43,49-51,79,82,84,93,94, 122,133,134,192,194
金粉　33,125
クミン　125
くる病　24
「グレゴリウス改革」　11
軍医　92,107,108
経験医　92,96,105,158,159
外科医　47,56,63,92,103-11, 114, 115, 117-21, 131, 154, 158,159,161,162,183,191
血液　23, 33, 39, 49-51, 53, 54, 61, 74, 83, 95-97, 104, 109,111,126,134,139,140, 183,195
血液検査　96,97

血液循環説　53
月経　111,139-41
ゲノム　vii,194
健康規則　66,67,70,75,183,192,195
「コーパス・クリスティの祝日」　115
コーラン　32
黒胆汁　39,50,61,99,134
黒胆汁質　39,40,59,134
コショウ　125
告解　11, 13, 15-17, 23, 27, 67,98,101-03,155,166,167,177,186,187,192,195

さ　行

最後の審判　17, 19, 45, 128, 130,144,170,171,173,174,176,177
サヴォイ病院　169,184
柘榴　73
砂糖　33,124-26
サルヴィア（セージ）　64,65
サレルノ医学校　34,36,93
「ザンクト・ガレンの修道院平面図」　122
産後鬱症　7
サンタ・マリア・ヌオヴォ病院　165,183
サント・フォワ教会　25
産婦人科学　157
ジェンダー　xi, xii, 59, 142, 162,185,197
子宮　136-39,153,154,157
四旬節　188
自然精気　50,51,53,165
シトー会　21
「死の舞踏」　66
瀉血　43, 63, 103, 104, 107-11,113,139,161
宗教改革　x, xi, 3, 27, 142, 164,172
十字軍　33,123
獣帯　58
修道院　10,21,23,86,93,104,107,122,125,163,169,178
「十二宮人体図」　63
終油の秘跡　7,12,16,17,101
巡礼　10, 18-21, 23-25, 27, 93,100,163,165
焼灼　106,108,159
食餌療法　72, 76, 98, 104, 109,183
食料雑貨商　130
助産婦　92,151,153-59
女性蔑視　140,141,145,147,148
心身二元論　x,49
心臓　21, 51, 53, 54, 61, 69, 83,189
身体機械論　x,49
酢　129
水銀　73,74
吸玉法　159
スコラ学　4,42,144
ストア派　147
スパイス商　124,130

聖遺物　19-21,23,25-27,165
精液　111,136,139,140
聖コスマス協会　109
聖ジャイルズ病院　165,169,171-74,178,180-82,193
聖体　11,12,27,168,169,189,191
聖トマス施療院　165
「聖母の誕生」　151,153
生命精気　50,51,53,69,83,84,157,165,185
セーラム式典礼　178
占星医学　55-58
占星術　54-57,59-61,63-66,92,95,109,125
「善政と悪政の寓意」　70
センナ　125

た　行

第四回ラテラノ公会議　11,13,36,97,103,117,166,172,189
体液生理学　32,39,42,43,49,92,94,99,144,159,183
体液説　5,31,37,39,42,43,55,67,72,73,122,160,195
多血質　39,40,59,60,74,113,125,129,134,153
胆汁質　39,40,59,97,98,134
胆嚢　50,168
地上の楽園　177
聴罪司祭　16,17,102,154
帝王切開　154
ディル　73
テリアカ　126-29
動物精気　50,51,53,69,83,84,165,185,190
ドミニコ会　84,160,173

な　行

内科医　30,76,92,94,95,97-100,102-05,107,109,117-19,121,131,159,183,197
七つの罪源　15,43,189
七つの善行　91,170,171,173,174,185,186,193
偽医者　96
ニューアーク施療院　168
尿検査　95-97
妊娠　24,76,136,140,148,149,154-56,158,159,161
ニンニク　129
葱　129
粘液質　39-41,59,73,74,76,98,134
脳　51,53,83,84,140,190
ノリッジ大聖堂　97

は　行

売春　113
蜂蜜　77
麦角病　10,24
バラ　73,85,86,166,184
ハンセン病　8,60,88,89,107,113,114,141,162-64,

172,180,183,193
砒素　73,74
脾臓　50,61
皮膚病　60,113,114
ビャクダン　125
百年戦争　108
病院（施療院）　ix, 83, 161-63,165-67,169-74,180-84,186,193
ブラウン施療院　166
ブラマンジェ　76
フランシスコ修道会　172,173,176
ベギン　162,183
ペスト　22,63,66,67,71,82,88-90, 125, 127, 129, 181,188,192,194
ベネディクト会　93,104,125
ボーヌ施療院　127,160,164,174,176,186
ボディー・ポリティック　48,68,70,89,103,108
母乳　139,140
ホロスコープ　55,57,60,61,95

ま　行

マクロコスモス　37,77
麻酔　105,108,125
マラリア　65
ミアズマ　63, 80, 82, 83, 85,88-90,167,184
ミード　77
ミクロコスモス　37,77
ミサ　11, 12, 27, 104, 150,168,169,180-82
「六つの非・自然」　42,43,67, 70-72, 75, 82, 98, 113,139,169,185,195
沐浴　24,86,88,113-17,162,183
モグラの眼　137

や・ら・わ行

薬剤師　4, 8, 41, 74, 77, 92,121-26,129-31,160,162
薬種業　124,127,129-31
薬草医　92,99,121,124,160
ユダヤ人　89,90
夢診断　98
養生訓　67, 68, 70, 71, 110,192
四大元素　37,39,79,134

ラヴェンダー　85
理髪外科医　92,105,107-11,114,115,117
臨床宗教家　196
臨床人類学　x
ルネッサンス　5, 29, 48, 70,79,82,127,153
ルバーブ　125
レクイエム　180
レタス　73
煉獄　177,178,180,193
ローズマリー　85

ロラード　27

ワイズ・ウーマン　92,159
ワイン　97,127,129,181
ワルド派　172
ワンセックス・モデル　136,137,139

書名索引

『アーサー王の死』　161
「アリストテレスの話」　147
『医学概論』　189
『医学典範』　33-35
『医学の質問集』　34
『隠修女の手引き』　5
『宇宙誌の鏡』　80
『疫病論』　192

『活動生活の書』　185
『神の愛に関する啓示』　7
『神の業の書』　37
『カルメル会ミサ典書』　115
『ガレノス・テグニ入門』　33
『カンタベリー物語』　20,24,
30,76,99,100,111,124,
『狐物語』　96
「空気，水，場所について」
31,78
『君主の鑑』　68
『君主の統治の書』　71
『外科学』　13
『健康全書』　72,73,126
『語源』　140
『「子供」の誕生』　149

『サレルノ養生訓』　68
『四終』　128
『女性の服装』　148
『人体解剖図』　48
『スキヴィアス』　37
『聖アントニオスの生涯』
147
『聖なる治癒の書』　15,115,
187-88
『占星術序説』　55
『占星術入門』　55

「ダイエタリー」　71
『大外科書』　117,118,121
『地中海』　ix
『治癒の書』　33
『ティマイオス』　32
『動物誌』　32
『トロチュラ』　158

『夏の夜の夢』　81
『ニコラウスの処方集』　124,
130
『人間救済の鑑』　115
『人相学の書』　64
『農夫ピアスの夢』　100

『パストン家の書簡』　21,127
「流行病について」　31
『秘中の秘』　68,71
『羊飼いの暦』　63,110
「ヒポクラテスの誓い」　31

『病因と治療』　161
『婦女の秘密』　141
『プテオリ（プッツォーリ）での温泉浴』　113
「古い医術について」　31
「ペストについての教え」　71
『ベネディクトの修道戒律』　86,113
『ヘンリー四世』　82
『マージェリー・ケンプの書』　7

『薬物誌』　84,122
『妖精の女王』　70
『ヨハンニティウスの医学入門』　33

地名索引

アレクサンドリア　44,55
イースト・アングリア　7,164
イェルサレム　18,19,56,123,181
ウェストミンスター　125
ウェンサム川　80,90,193
エクセター　192

キングス・リン　7
コンク　25

サンティアゴ・デ・コンポステーラ　19
シエナ　70
ジェノア　126
ストラスブール　10
セーヌ川　184

テムズ川　184
トゥルネー　162

ニューカースル　163
ニュルンベルク　89,155
ノーフォーク　21, 25, 80, 153,171
ノリッジ　80,81,88,90,124,165,169,171-74,180,193

バース　163
バグダード　32,72
パドヴァ　34,36,47
ピストイア　88
フォッサノーヴァ　21
ベトレヘム　56
ベリー・セント・エドマンズ　104,125
ホートン　25
ボローニャ　34,47

モンペリエ　34,36,93,148

ヨーク　117
ヨルダン川　114,115

リンデスファーン島　23
レスター　168,187
ローマ　18,19,22,30,36,138,172

ワォルシンガム　21,25

図 版 一 覧

口絵図版

1. ルーカス・クラナッハ（父）「アダムとイヴ」 ロンドン コートールド美術館 1526年 © The Samuel Courtauld Trust, The Courtauld Gallery, London
2. 「聖アポロニア」内陣仕切り 15世紀 バートン・ターフ（ノーフォーク）セント・マイケル教会 著者撮影
3. 「四つの気質」占星医学の写本 15世紀（ドイツ）チューリッヒ中央図書館 MS C. 54, fols 34v, 35r, 35v, 36r © Zentralbibliothek, Zürich
4. 「薬局に立つキリスト―アダムとイヴと共に」「ピュイ・ド・ルーアンのマリア懐胎賛歌」16世紀初頭 パリ 国立図書館 MS Fr. 1537, f. 82v © Bibliothèque nationale de France
5. 「占星術師」'Henach Sagt ... ,' 15世紀後半（ドイツ）エディンバラ 王立天文台 クロフォード コレクション MS Cr. 4. 6, f. 37 © The Crawford Collection of the Royal Observatory, Edinburgh
6. 「大麦スープを与えられる病人」『健康全書』1390-1400年頃 ウィーン オーストリア国立図書館 MS series nova 2466, f. 44v © Österreichische Nationalbibliothek
7. 「キリストの復活」『時禱書』1410年頃（フランス）ブルージュ公立図書館 MS 321, f. 26v © Openbare Bibliotheek, Brugge
8. 「尿を調べる医師」『ロレンツォ・デ・メディチの時禱書』フィレンツェ ラウレンツィアーナ図書館 MS Ashb. 1874, f. 8 © Biblioteca Medicea Laurenziana
9. 「尿分析用チャート（尿の樹）」1420-30年頃 （ドイツ）ロンドン ウェルカム医学史研究所図書館 MS49, f. 42r © Wellcome Library, London
10. 「治療する従軍外科医」『ローマ人の歴史』1465年 フィレンツェ ラウレンツィアーナ図書館 Med. Palat. 156, vol. 1, f. 181v © Biblioteca Medicea Laurenziana
11. 「頭文字Ｐの装飾―沐浴しながら視線を交わす男女」『シエナの

アルドブランディーノの養生訓』13世紀　ロンドン　大英図書館 MS Sloane 2435, f. 8v © The British Library Board
12. 「幼女マリアと両親」ダルマチカ　15世紀（ウォーリー修道院, ヨークシャー）グラスゴー　バレル・コレクション　© The Burrell Collection, Glasgow
13. 「聖母のエリザベト訪問」マルクス・ライヒリヒ　1500年頃 ミュンヘン　アルテ・ピナコテーク　© Alte Pinakothek, Munich/AMF
14. 「病人を看護する修道女」病院設立勅許状　14世紀　IV 1/01, f. 7 r. トゥルネー　トゥルネー大聖堂文書館　© Archives et Bibliothèque de la Cathèdrale de Tournai (autorisation de reproduction donne le 21 juillet 2013)
15. 「ノリッジ　聖ジャイルズ病院」南側正面　著者撮影

本文図版

図１.「キリスト像」15世紀中頃　ボーヌ　ボーヌ施療院 © Hospices de Beaune

図２. マティアス・グリューネヴァルト「イーゼンハイム祭壇画」1511-15年頃　コルマール　ウンターリンデン美術館　© Musée Unterlinden, Colmar

図３.「外傷の治療例」ロジェール・フルガールの『外科学』(13世紀の仏語版) ロンドン　大英図書館　MS Sloane 1977, f. 7 © The British Library Board

図４.「臨終のとき」『カトリーヌ・ド・クレーヴの時禱書』15世紀中頃　ニューヨーク　ピアポント・モーガン図書館　MS M. 917, p. 180 © Pierpont Morgan Library, New York

図５.「聖母子とクレオパのマリアと子供たち」内陣仕切り　15世紀 ホートン（ノーフォーク）セント・ジャイルズ教会　著者撮影

図６.「ヒポクラテス」1342年頃（ビザンティン）パリ　国立図書館 MS Gr. 2144, f. 10v © Bibliothèque nationale de France

図７.「医学部の講義」『医学典範』(クレモナのジェラルド訳) パリ 国立図書館　MS Lat. 14023, f. 769v © Bibliothèque nationale de France

図８.「ベルナール・ゴルドン」パリ　国立図書館　MS Lat. 6966, f.

4v © Bibliothèque nationale de France
図９.「宇宙のなかの人間」ビンゲンのヒルデガルト『神の業の書』ルッカ　州立図書館　MS 1942, f. 9r © Biblioteca Statale, Lucca
図10.「元素図式」出典：Judith Spencer (trans.), *The Four Seasons of the House of Cerruti* (New York: Facts on File, 1984), p. 139
図11.「四つの体液」ヨークの理髪外科ギルド所有の写本　15世紀末　ロンドン　大英図書館　MS Egerton 2572, f. 51v © The British Library Board
図12.「母アグリッパを解剖させるネロ」『薔薇物語』1500年頃　ロンドン　大英図書館　MS Harley 4425, f. 59 © The British Library Board
図13.「死者の復活」1255年頃（ドイツ）メルク　メルク修道院図書館　MS1903 (olim 1833), f. 109v © Stiftsbibliothek, Melk
図14.「解剖教室」1594年　パドヴァ　パドヴァ大学　著者撮影
図15.「血管系図」1292年頃（イングランド）オクスフォード　ボドレアン図書館 MS Ashmole 399, f. 19r © Bodleian Library
図16.「東方三博士の礼拝」『時禱書』1461年（フランス）　オクスフォード　ボドレアン図書館　MS Rawlinson Liturg. Fr. 26 f. 69v © Bodleian Library
図17.「占星術師と悪魔」『オムネ・ボーヌム（百科全書）』15世紀末（イングランド）ロンドン　大英図書館　MS Royal, 6 EVI, f. 396v © The British Library Board
図18.「十二宮人体図」14世紀末（イングランド）オクスフォード　ボドレアン図書館 Corpus Christi College MS 123, f. 29r By permission of the President and Fellows of Corpus Christi College, Oxford
図19.「薬草（セージ）の摘み取り」『健康全書』14世紀末（イタリア）ローマ　カサナテンセ図書館　MS 4182, f. 68r © Casanatense Library, Rome
図20.「医師と死」『死の舞踏』15世紀末（フランス）パリ　国立図書館　MS Fr. 995, f. 11v © Bibliothèque nationale de France
図21.「ボディー・ポリティック」『国王への助言』ニューヨーク　ピアポント・モーガン図書館　MS 456, f. 5r © Pierpont Morgan Library, New York

図22.「ディル」『健康全書』1390-1400年頃　ウィーン オーストリア国立図書館　MS series nova 2644, f. 32 © Österreichische Nationalbibliothek
図23.「柘榴の木」『健康全書』1390-1400年頃　ウィーン　オーストリア国立図書館　MS series nova 2644, f. 7 © Österreichische Nationalbibliothek
図24.「ノリッジ遠景」ウィリアム・カニンガムの『宇宙誌の鏡』1558年　ノリッジ　ノーフォーク　ヘリテージ・センター © Norfolk Heritage Centre, Norwich
図25.「バラを摘む女性たち」『健康全書』1390-1400年　ウィーン　オーストリア国立図書館　MS series nova 2466, f. 38 © Österreichische Nationalbibliothek
図26.「医者に扮した悪狐ルナール」『グレゴリウス九世の教皇教令集』(『スミスフィールド教令集』) 14世紀初頭　ロンドン　大英図書館　MS Royal 10 EIV, f. 54r © The British Library Board
図27.「血液検査・診断」15世紀の写本（ドイツ）ロンドン　大英図書館　MS Additional 17987, f. 101 © The British Library Board
図28.「白内障の手術」写本の挿絵　12世紀末　ロンドン　大英図書館　MS Sloane 1975, f. 93 © The British Library Board
図29.「瀉血を行う理髪外科医」『ラトレル詩編』1340年　ロンドン　大英図書館　MS Additional 42130, f. 61 © The British Library Board
図30.「瀉血の場所を示す人体図」15世紀（イングランド）　ロンドン　大英図書館　MS Harley 3719, ff. 158-59 © The British Library Board
図31.「理髪外科医の回転式早見表」15世紀末（イングランド）ロンドン　大英図書館　MS Egerton 2572, f. 51 © The British Library Board
図32.「ハンセン病者を看護するハンガリーの聖エリザベト」祭壇画　1500年頃　ラウフェン（バーゼル近郊）　聖堂参事会教会　個人蔵　出典：Richard Britnell (ed.), *Daily in the Late Middle Ages* (Stroud: Sutton, 1998), p. 60
図33.「三位一体の主日」『カルメル会ミサ典書』14世紀末（イングランド）ロンドン　大英図書館　MS Additional 29704-5, f. 36v

© The British Library Board
図34.「ジョン・オヴ・アーデンの痔ろう治療器具」15世紀（イングランド）ロンドン　大英図書館　MS Additional 29301, f. 25 © The British Library Board
図35.「カンゾウ」ディオスコリデス『薬物誌』(Codex Julianae Aniciae [Facsimile]) 512年頃 © Wellcome Library, London
図36.「医師の監督下でテリアカを準備する薬剤師」H. Brunschwig, *Liber de arte distillandi de compositis*... (Strassburg, 1512), p. xciii © Wellcome Library, London
図37.「14世紀の外科医の薬局」ギイ・ド・ショーリアックの『大外科書』パリ　国立図書館　MS 6966, f. 154v © Bibliothèque nationale de France
図38.「気絶する女性」1292年頃（イングランド）オクスフォード　ボドレアン図書館　MS Ashmole 399, f. 33r © Wellcome Library, London
図39.「聖母の誕生」アルブレヒト・デューラー『聖母伝』5　1503年頃　木版　メルボルン　国立ヴィクトリア美術館　出典：『アルブレヒト・デューラー版画・素描展』(国立西洋美術館, 2010年), 11
図40.「シーザーの誕生（帝王切開）」スエトニウス『ローマ皇帝伝』Suetonius Tranquillus, De *vita Caesarum*..., ed. Filippo Beroaldo and Marco Sabellico (Venice: J. Rubeus, 1506) © Wellcome Library, London
図41.「パリのオテル・デュで働く修道女」木版　1500年頃（ファクシミリ）C. Tollet, *Les edifices hospitaliers*, 2nd ed. (Paris, 1892) © Wellcome Library, London
図42.「最後の審判」ロヒール・ファン・デル・ウェイデン　1435頃-38年　ボーヌ　ボーヌ施療院博物館 © Hospices de Beaune
図43. ボーヌ施療院　外観　著者撮影
図44. ボーヌ施療院　内部　著者撮影
図45.「煉獄の魂の救いについて（‘Of þe relefyng of saules in purgatory’)」ロンドン　大英図書館　MS Additional 37049, f. 24v © The British Library Board
図46.「枝の主日・行列の式次第」1400年　ロンドン　大英図書館

MS Additional 57534, f. 32r © The British Library Board
図47.「もてなしの島（オテル・デュを描いた寓意画）」1482年頃
ジャン・アンリ『活動生活の書』表紙　パリ　貧民救済博物館
出典：Britnell (ed.), *Daily Life in the Late Middle Ages*, colour plate

参 考 文 献

邦文文献

秋山聰『聖遺物崇敬の心性史　西洋中世の聖性と造形』講談社選書メチエ，2009年

トマス・アクィナス『神学大全』第７冊　高田三郎・山田晶訳，創文社，1984年

フィリップ・アリエス『「子供」の誕生　アンシァン・レジーム期の子供と家族生活』杉山光信・杉山恵美子訳，みすず書房，1980年

アリストテレース『動物誌』（上・下）島崎三郎訳，岩波文庫，1998-99年

池上俊一『ロマネスク世界論』名古屋大学出版会，1999年

内田勝利編『哲学の歴史１』中央公論新社，2008年

奥田潤「中・近世ヨーロッパにおける“薬剤師としてのキリスト画”」『薬史学雑誌』36（２），2001年，175-79頁

イリス・オリーゴ『プラートの商人　中世イタリアの日常生活』篠田綾子訳，白水社，2008年

梶田昭『医学の歴史』講談社学術文庫，2003年

ガレノス『自然の機能について』種山恭子訳，内山勝利編，西洋古典叢書，京都大学学術出版会，1998年

久木田直江『マージェリー・ケンプ　黙想の旅』慶應義塾大学出版会，2003年

―――――「マージェリー・ケンプの断食―ヴァージン・アイデンティティの回復へ」鈴木晃仁・石塚久郎編『食餌の技法』所収，慶應義塾大学出版会，2005年，46-66頁

―――――「ランカスター公ヘンリーの『聖なる治癒の書』―中世末の霊性と病の治療」『西洋中世研究』１，2009年，31-41頁

―――――「天上の薬と世俗の薬―中世ヨーロッパの医療」湯之上隆・久木田直江編『くすりの小箱　薬と医療の文化史』所収，南山堂，2011年，96-110頁

コンスタンス・クラッセン他『アローマ　匂いの文化史』時田正博訳，筑摩書房，1997年

児玉義仁『「病気」の誕生　近代医療の起源』平凡社，1998年
甚野尚志『隠喩のなかの中世　西洋中世における政治表徴の研究』弘文堂，1992年
杉崎泰一郎「中世ヨーロッパの人々が求めた聖なる宝—コレクションとしての聖遺物，入れ物としての教会」『東海史学』46，2012年，3-23頁。
ルチャーノ・ステルペローネ『医学の歴史』小川熙訳，原書房，2009年
『聖ベネディクトの戒律』古田暁訳，すえもりブックス，2000年
田辺保『ボーヌで死ぬということ〈中世の秋〉の一風景』みすず書房，1996年
ジェフリー・チョーサー『カンタベリー物語』（上）桝井迪夫訳，岩波文庫，1995年
S. J. テスター『西洋占星術の歴史』山本啓二訳，恒星社厚生閣，1997年
ヒポクラテス『神聖病について』「ヒポクラテスの医学」大橋博司訳，『ギリシャの科学』世界の名著９，中央公論社，1992年
――――『古い医術について，他八篇』小川政恭訳，岩波文庫，1966年
ミシェル・フーコー『性の歴史Ｉ　知への意志』渡辺守章訳，新潮社，1986年
キアーラ・フルゴーニ『アッシジのフランチェスコ　ひとりの人間の生涯』三森のぞみ訳，白水社，2004年
マルク・ブロック『王の奇跡　王権の超自然的性格に関する研究　特にフランスとイギリスの場合』井上泰男・渡辺昌美訳，刀水書房，1998年
ロイ・ポーター『人体を戦場にして　医療小史』目羅公和訳，法政大学出版局，2003年
『マージェリー・ケンプの書　イギリス最古の自伝』石井美樹子・久木田直江訳，慶應義塾大学出版会，2009年
松田純「前近代の医療とケアに学ぶ」浜渦辰二編『〈ケアの人間学〉入門』所収，知泉書館，2005年，67-83頁
松田隆美『ヴィジュアル・リーディング　西洋中世におけるテクストとパラテクスト』ありな書房，2010年

矢口直英「フナイン・イブン・イスハーク著『医学の質問集』」『イスラーム世界研究』3（2），2010年，416-77頁
山辺規子「『健康全書 Tacuinum Sanitatis』研究序論」『奈良女子大学文学部研究教育年報』1，2005年，101-11頁。
トマス・ラカー『セックスの発明　性差の観念史と解剖学のアポリア』高井宏子・細谷等訳，工作舎，1998年
ジャック・ル・ゴフ『煉獄の誕生』渡辺香根夫・内田洋訳，法政大学出版局，1988年
――――『中世の高利貸―金も命も』渡辺香根夫訳，法政大学出版局，1989年

欧文文献

Primary sources

Albertus Magnus, *Quaestiones super de animalibus*, ed. Ephrem Filthault, vol. 12, *Opera omnia*, ed. Bernhard Geyer (Münster: Aschendorff, 1955)
Aristotle, *Generation of Animals*, ed. and trans. A. L. Peck (Cambridge, MA: Harvard University Press, 1953)
Arnould, E. J. (ed.), *Le Livre de Seyntz Medicines: The Unpublished Devotional Treatise of Henry of Lancaster*, Anglo-Norman Texts 2 (Oxford: Basil Blackwell, 1940; repr, 1967)
Athanasius, *The Life of Anthony and the Letter to Marcellinus*, trans. Robert C. Gregg (New York: Paulist Press, 1980)
Bartholomaeus Anglicus, *On the properties of things: John Trevisa's translation of Bartholomaeus Anglicus 'De proprietatibus rerum'*, ed. M. C. Seymour, *et al.*, 2 vols (Oxford: Clarendon, 1975)
Blamires, Alcuin (ed.), *Woman Defamed and Woman Defended: An Anthology of Medieval Texts* (Oxford: Clarendon, 1992)
Chaucer, Geoffrey, *The Riverside Chaucer*, ed. Larry D. Benson, 3rd edn (Oxford: Oxford University Press, 1987)
Davis, Norman (ed.), *Paston Letters and Papers of the Fifteenth Century*, EETS SS 20-22, 3 vols (Oxford: Oxford University Press, 2004)
Elliott, J. K. (ed.), *The Apocryphal New Testament: A Collection of*

Apocryphal Christian Literature in an English Translation (Oxford: Clarendon, 1993)
Fleischhacker, Robert von (ed.), *Lanfrank's "Science of Cirurgie"*, EETS OS 102 (London: Paul, Trench, Trübner, 1894; repr. 1975)
Furnivall, Frederick J. (ed.), *Hoccleve's Works*, III: *The Regement of Princes, A. D. 1411-12 from the Harleian MS. 4866, and fourteen of Hoccleve's minor poems from the Egerton MS. 615*, EETS ES 72 (London: Kegan, Paul, Trench and Trübner, 1897)
Gower, John, *The Complete Works of John Gower*, ed. G. C. Macaulay, 4 vols (Oxford: Clarendon, 1899-1902)
Green, Monica H. (ed. and trans.), *The Trotula: A English Translation of the Medieval Compendium of Women's Medicine* (Philadelphia: University of Pennsylvania Press, 2001)
Henry, Avril (ed.), *The Mirour of Mans Saluacioun: A Middle English translation of Speculum humanae salvationis* (Aldershot: Scolar Press, 1986)
Isidorus Hispalensis, *Etymologiarum libri*, XX, *Patrologia Latina*, 82
Langland, William, *Piers Plowman: A New Annotated Edition of the C-text*, ed. Derek Pearsall (Exeter: University of Exeter Press, 2008)
———, *Piers Plowman: A New Translation of the B-Text*, trans. A. V. C. Schmidt (Oxford: Oxford University Press, 1992)
Lemay, Helen Rodnite (trans.), *Women's Secrets: A Translation of Pseudo-Albertus Magnus' 'De secretis mulierum' with Commentaries* (Albany, NY: State University of New York Press, 1992)
MacCracken, Henry Noble (ed.), *The Minor Poems of John Lydgate*, EETS OS 192 (London: Oxford University Press, 1934)
Malory, Thomas, *Le Morte d'Arthur*, ed. Janet Cowen, 2 vols (London: Penguin, 1986)
Manzalaoui, Mahmoud A. (ed.), *Secretum Secretorum: Nine English Versions*, EETS OS 276 (Oxford: Oxford University Press, 1977)
Meech, Sanford Brown and Hope Emily Allen (eds), *The Book of Margery Kempe*, vol. 1, EETS OS 212 (London: Oxford University Press, 1940)

Millett, Bella, *Ancrene Wisse: Guide for Anchoresses: A Translation* (Exeter: University of Exeter Press, 2009)

Myrc, John, *Instructions for Parish Priests*, ed. Edward Peacock, EETS OS 31 (London: Oxford University Press, 1868)

Ragusa, Isa (trans.) and Ragusa, and Rosalie B. Green (eds), *Meditations on the Life of Christ: An Illustrated Manuscript of the Fourteenth Century* (Princeton: Princeton University Press, 1961)

Rawcliffe, Carole (ed. and trans.), *Sources for the History of Medicine in Late Medieval England* (Kalamazoo, MI: Medieval Institute Publications, Western Michigan University, 1995)

Schroeder, H. J., *Disciplinary Decrees of the General Councils* (St Louis, MO: B. Herder, 1937)

Shakespeare, William, *King Henry IV*, ed. David Scott Kastan, The Arden Shakespeare, 3rd series (London: Arden Shakespeare, 2007)

———, *A Midsummer Night's Dream*, ed. Harold F. Brooks, The Arden Shakespeare (London: Methuen, 1979)

Sommer, H. Oskar (ed.), *The Kalender of Shepherdes: The Edition of Paris 1503 in Photographic Facsimile; A Faithful Reprint of R. Pynson's Edition of London 1506*, 3 vols in 1 (London: Kegan, Paul, Trench and Trübner, 1892)

Spencer, Judith (trans.), *The Four Seasons of the House of Cerruti* (New York: Facts on File, 1983)

Steele, Robert (ed.), *Lydgate and Burgh's Secrees of Philosoffres: A Version of the Secreta Secretorum'*, EETS ES 66 (London: Kegan, Paul, Trench and Trübner, 1894)

Tanner, Norman P. (ed.), *Decrees of the Ecumenical Councils*, 2 vols (Washington, D. C.: Georgetown University Press, 1990)

Voragine, Jacobus de, *The Golden Legend: Readings on the Saints*, trans. William Granger Ryan, 2 vols (Princeton: Princeton University Press, 1993)

Watson, Nicholas and Jacqueline Jenkins (eds), *The Writings of Julian of Norwich: A Vision Showed to a Devout Woman and A Revelation of Love* (Turnhout: Brepols, 2006)

Wenzel, Siegfried (ed.), *Fasciculus Morum: A Fourteenth-Century Preacher's Handbook* (University Park, PA: Pennsylvania State University Press, 1989)

Wallis, Faith (ed.), *Medieval Medicine: A Reader* (Toronto: University of Toronto Press, 2010)

Secondary sources

Agrimi, I and C. Crisciani, 'Charity and Aid in Medieval Christian Civilization', in Mirko D. Grmek (ed.), *Western Medical Thought from Antiquity to the Middle Ages* (Cambridge, MA: Harvard University Press, 1998), pp. 171-96

Amundsen, Darrel W., *Medicine, Society, and Faith in the Ancient and Medieval Worlds* (Baltimore: Johns Hopkins University Press, 1996)

Arbesmann, R., 'The Concept of *Christus Medicus* in St Augustine', *Traditio*, 10 (1954), 1-28

Aries, Philippe, *L'enfant et la vie familiale sous l'ancien régime* (Paris: Plon, 1960)

Bishop, Louise, Words, *Stones, and Herbs: The Healing Word in Medieval and Early Modern England* (Syracuse, NY : Syracuse University Press)

Bloch, Marc, *Les Rois Thaumaturges: Étude sur le caractère surnaturel attribué à la puissance royale particulièrement en France et en Angleterre* (Paris: Colin, 1961)

Bloch, R. Howard, *Medieval Misogyny and the Invention of Western Romantic Love* (Chicago and London: University of Chicago Press, 1991)

Blumenfeld-Kosinski, Renate and Timea Szell (eds), *Images of Sainthood in Medieval Europe* (Ithaca: Cornell University Press, 1991)

Bonfield, Christopher, 'The *Regimen Sanitatis* and its Dissemination in England, *c.* 1348-1550' (unpublished doctoral thesis, University of East Anglia, 2006)

Brentano, Robert, *Two Churches; England and Italy in the Thirteenth*

Century (Princeton: Princeton University Press, 1968)

Brown, Andrew, *Civic Ceremony and Religion in Medieval Bruges, c. 1320–1500* (Cambridge: Cambridge University Press, 2011)

Bullough, Vern L., 'Medieval Medical and Scientific Views of Women', *Viator: Medieval and Renaissance Studies*, 4 (1973), 485–501

Burnett, Charles, Keiji Yamamoto and Michio Yano (eds), *Al-Qabīṣī (Alcabitius): The Introduction to Astrology*, Warburg Institute Studies and Texts 2 (London: Warburg Institute, 2004)

Bynum, Caroline Walker, *Fragmentation and Redemption: Essays on Gender and Human Body* (New York: Zone Books, 1991).

———, *Wonderful Blood: Theology and Practice in Late Medieval Northern Germany and Beyond* (Philadelphia: University of Pennsylvania Press, 2007)

———, *Christian Materiality: An Essay on Religion in Late Medieval Europe* (New York: Zone Books, 2011)

Caciola, Nancy, *Discerning Spirits: Divine and Demonic Possession in the Middle Ages* (Ithaca and London: Cornell University Press, 2003)

Cadden, Joan, *Meanings of Sex Difference in the Middle Ages: Medicine, Science and Culture* (Cambridge and New York: Cambridge University Press, 1993)

Carlin, Martha, 'Medieval English Hospitals', in Lindsay P. Granshaw and Roy Porter (eds), *The Hospital in History* (London: Routledge, 1989), pp. 21–39

Chiffoleau, Jacques, *La Comptabilité de l'au-delà: les hommes, la mort et la religion dans la région d'Avignon à la fin du Moyen Age, vers 1320–vers 1480* (Rome: École française de Rome, 1980)

Conrad, Lawrence I., Michael Neve, Vivian Nutton, Roy Porter and Andrew Wear (eds), *The Western Medical Trandition, 800 BC to AD 1800* (Cambridge: Cambridge University Press, 1995)

D'Aronco, Maria A., 'The Benedictine Rule and the Care of the Sick: The Plan of St Gall and Anglo-Saxon England', in Barbara S. Bowers (ed.), *The Medieval Hospital and Medical Practice* (Aldershot: Ashgate, 2007), pp. 235–51

———, 'Gardens on Vellum: Plants and Herbs in Anglo-Saxon Manusciprs', in Peter Dendle and Alain Touwaide (eds), *Health and Healing from the Medieval Garden* (Woodbridge: Boydell, 2008), pp. 101–27

Douglas, Mary, *Purity and Danger: An Analysis of Concepts of Pollution and Taboo* (London: Routledge and Kegan Paul, 1966)

Elliott, Dyan, *Proving Woman: Female Spirituality and Inquisitional Culture in the Later Middle Ages* (Princeton: Princeton University Press, 2004)

Ferrante, Joan M., *Woman as Image in Medieval Literature: From the Twelfth Century to Dante* (New York and London: Columbia University Press, 1975)

Foucault, Michel, *Histoire de la sexualité* 1: *La volonté de savoir* (Paris: Gallimard, 1976)

Getz, Faye Marie, 'Charity, Translation, and the Language of Medical Learning in Medieval England', *The Bulletin of the History of Medicine*, 64 (1990), 1–17

———, (ed.), *Healing and Society in Medieval England: A Middle English Translation of the Pharmaceutical Writings of Gilbertus Anglicus* (Madison, WI: University of Wisconsin Press, 1991)

———, *Medicine in the English Middle Ages* (Princeton: Princeton University Press, 1998)

Gil Sotres, Pedro, 'The Regimens of Health', in Mirko D. Grmek (ed.), *Western Medical Thought from Antiquity to the Middle Ages* (Cambridge, MA: Harvard University Press, 1998), pp. 291–318

Gilchrist, Roberta, *Contemplation and Action: The Other Monasticism* (London and New York: Leicester University Press, 1995)

Glick, Thomas, Steven J. Livesey and Faith Wallis (eds), *Medieval Science, Technology and Medicine: An Encyclopedia* (New York and London: Routledge, 2005)

Good, Byron, *Medicine, Rationality and Experience: An Anthropological Perspective* (Cambridge: Cambridge University Press, 1994)

Green, Monica, *Making Women's Medicine Masculine: The Rise of Male Authority in Pre-Modern Gynaecology* (Oxford: Oxford

University Press, 2008)
Harris, Barbara J., *English Aristocratic Women, 1450–1550: Marriage and Family, Property and Careers* (Oxford: Oxford University Press, 2002)
Harvey, E. Ruth, *The Inward Wits: Psychological Theory in the Middle Ages and the Renaissance* (London: Warburg Institute, University of London, 1975)
Harvey, John, *Mediaeval Gardens* (London: B. T. Batsford, 1990)
Henderson, John, *The Renaissance Hospital: Healing the Body and Healing the Soul* (New Haven and London: Yale University Press, 2006)
Hill, Carole, *Women and Religion in Late Medieval Norwich* (Woodbridge: Boydell, 2010)
Hirn, Yrjö, *The Sacred Shrine: A Study of the Poetry and Art of the Catholic Church* (London: Macmillan, 1912)
Hoeniger, Catheleen, 'The Illuminated *Tacuinum sanitatis* Manuscripts from Northen Italy ca. 1380–1400: Sources, Patrons, and the Creation of a New Pictorial Genre', in Jean A. Givens, Karen M. Reeds and Alain Touwaide (eds), *Visualizing Medieval Medicine and Natural History, 1200–1550* (Aldershot: Ashgate, 2006), pp. 51–81
Horden, Peregrine, 'A Non-Natural Environment: Medicine without Doctors and the Medieval European Hospital', in Bowers (ed.), *The Medieval Hospital and Medical Practice* pp. 133–45
Hunt, Tony, *Popular Medicine in Thirteenth-Century England* (Woodbridge: Boydell, 1990)
Imbault-Huart, Marie-José, *La médecine au Moyen Age: à travers les manuscrits de la Bibliothèque nationale* (Paris: Éditions de la Porte verte: Bibliothèque nationale, 1983)
Jacquart, Danielle and Claude Thomasset, *Sexuality and Medicine in the Middle Ages,* trans. Matthew Adamson (Princeton: Princeton University Press, 1988)
Jones, Claire, 'Discourse Communities and Medical Texts', in Irma Taavitsainen and Pävi Pahta (eds), *Medical and Scientific Writing*

in Late Medieval England (Cambridge: Cambridge University Press, 2004), pp. 23-36

Kieckhefer, Richard, *Unquiet Souls: Fourteenth-Century Saints and Their Religious Milieu* (Chicago: University of Chicago Press, 1984)

Kolve, V. A., *Chaucer and the Imagery of Narrative: The First Five Canterbury Tales* (Stanford: Stanford University Press, 1984)

Laharie, Muriel, *La folie au moyen age, xie-xiiie siècles* (Paris: Léopard d'Or, 1991)

Laqueur, Thomas, *Making Sex: Body and Gender form the Greeks to Freud* (Cambridge, MA: Harvard University Press, 1994)

Lyons, Albert S. and R. Joseph Petrucelli II (eds), *Medicine: An Illustrated History* (New York: Abradale Press/Abrams, 1987)

Matsuda, Takami, *Death and Purgatory in Middle English Didactic Poetry* (Cambridge: Brewer, 1997)

Murray Jones, Peter, *Medieval Medicine in Illuminated Manuscripts* (London: British Library, 1984)

———, 'Music Therapy in the Later Middle Ages: The Case of Hugo van der Goes', in Peregrine Horden (ed.), *Music as Medicine: The History of Music Therapy since Antiquity* (Aldershot: Ashgate, 2000), pp. 120-44

———, 'Image, Word, and Medicine in the Middle Ages', in Givens, Reeds and Touwaide (eds), *Visualising Medieval Medicine and Natural History*, pp. 1-24

Orme, Nicholas and Margaret Webster, *The English Hospital, 1070-1570* (New Haven and London: Yale University Press, 1995)

Palmer, Richard, 'In Bad Odour: Smell and its Significance in Medicine from Antiquity to the Seventeenth Century', in W. F. Bynum and Roy Porter (eds), *Medicine and the Five Senses* (Cambridge: Cambridge University Press, 1993), pp. 61-68

Paravicini-Bagliani, Agostino, *The Pope's Body*, trans. David S. Peterson (Chicago: University of Chicago Press, 1994)

Park, Katharine, *Secrets of Women: Gender, Generation, and the Origins of Human Dissection* (New York: Zone Books, 2006)

Porter, Roy, *Blood and Guts: A Short History of Medicine* (London: Penguin, 2003)

Pouchelle, Marie-Christine, *The Body and Surgery in the Middle Ages*, trans. Rosemary Morris (New Brunswick, NJ: Rutgers University Press, 1990)

Rawcliffe, Carole, *Medicine and Society in Later Medieval England* (Stroud: Alan Sutton, 1995)

———, 'Hospital Nurses and their Work', in Richard Britnell (ed.), *Daily Life in the Late Middle Ages* (Stroud: Sutton, 1998), pp. 43–64

———, *Medicine for the Soul: The Life, Death and Resurrection of an English Medieval Hospital, St Giles's, Norwich, c. 1249–1550* (Stroud: Sutton, 1999)

———, 'More than a Bedside Manner: The Political Status of the Late Medieval Court Physician', in Colin Richmond and Eileen Scarff (eds), *St George's Chapel, Windsor, in the Late Middle Ages* (Leeds: Maney, 2001), pp. 72–91

——— and Richard Wilson (eds), *Medieval Norwich* (London and New York: Hambledon and London, 2004)

———, *Leprosy in Medieval England* (Woodbridge: Boydell, 2006)

———, '"Delectable Sightes and Fragrant Smelles": Gardens and Health in Late Medieval and Early Modern England', *Garden History*, 37 (2008), 3–21

———, *Urban Bodies: Communal Health in Late Medieval English Towns and Cities* (Woodbridge: Boydell, 2013)

Renevey, Denis, 'A Medieval Heteroglossia: Expressing Disease and Healing in Late Medieval England', in Denis Renevey and Naoë Kukita Yoshikawa (eds), *Poetica*, 72, Special Issue, *Convergence/Divergence: The Politics and Late Medieval English Devotional and Medical Discourses* (Tokyo: Yushodo Press, 2009), pp. 93–107

Rickert, Margaret, *The Reconstructed Carmelite Missal: An English Manuscript of the late XIV Century in the British Museum (Additional 29704–5, 44892)* (London: Faber and Faber, 1952)

Robertson, Elizabeth, 'Medieval Medical Views of Women and Female Spirituality in the *Ancrene Wisse* and Julian of Norwich's

Showings', in Linda Lomperis and Sarah Stanbury (eds), *Feminist Approaches to the Body in Medieval Literature* (Philadelphia: University of Pennsylvania Press, 1993), pp. 142–67

Rousseau, G. S., *Enlightenment Borders: Pre- and Post-modern Discourse, Medical, Scientific* (Manchester and New York: Manchester University Press, 1991)

Rubin, Miri, *Charity and Community in Medieval Cambridge* (Cambridge and New York: Cambridge University Press, 1987)

———, 'Development and Change in English Hospitals, 1100–1500', in Granshaw and Porter (eds), *The Hospital in History*, pp. 41–60

———, *Corpus Christi: The Eucharist in Late Medieval Culture* (Cambridge: Cambridge University Press, 1991)

———, *Mother of God: A History of the Virgin Mary* (New Haven and London: Yale University Press, 2009)

Rutledge, Elizabeth, 'Economic Life', in Rawcliffe and Wilson (eds), *Medieval Norwich*, pp. 157–88

Salih, Sarah, *Versions of Virginity in Late Medieval England* (Cambridge: Brewer, 2001)

Scully, Terrence, *The Art of Cookery in the Middle Ages* (Woodbridge: Boydell, 1995)

Shinners, John and William J. Dohar (eds), *Pastors and the Care of Souls* (Notre Dame, IL: Notre Dame University Press, 1998)

Shorter, Edward, *A History of Women's Bodies* (London: Allen Lane, 1983)

Siraisi, Nancy G., *Medieval and Early Renaissance Medicine: An Introduction to Knowledge and Practice* (Chicago: University of Chicago Press, 1990)

Snyder, James, *Northern Renaissance Art: Painting, Sculpture, the Graphic Arts from 1350 to 1575*

Steadman, John M., 'Chauntecleer and Medieval Natural History', *Speculum*, 50 (1959), 236–44

Thompson, A. Hamilton, *The History of the Hospital and the New College of the Annunciation of St Mary in the Newarke, Leicester* (Leicester: E. Backus, 1937)

Varty, Kenneth, 'Reynard the Fox and the Smithfield Decretals', *Journal of the Warburg and Courtauld Institutes*, 26 (1963), 347–54

Vauchez, André, *La Sainteté en Occident aux derniers siècles du Moyen Âge: d'après les procès de canonisation et les documents hagiographiques* (Rome: École Française de Rome, 1981)

Warner, Marina, *Alone of All Her Sex: The Myth and the Cult of the Virgin Mary* (New York: Vintage, 1983)

Watt, Diane, *The Paston Women: Selected Letters* (Cambridge: Brewer, 2004)

———, 'Mary the Physician: Women, Religion, and Medicine in the Middle Ages', in Naoë Kukita Yoshikawa (ed.), *Medicine, Religion and Gender in Medieval Culture* (Cambridge: Brewer, 2015 forthcoming)

Weinstein, Donald and Rudolf M. Bell, *Saints and Society: The Two Worlds of Western Christendom, 1000–1700* (Chicago: University of Chicago Press, 1982)

Wray, Shona Kelly, *Communities and Crisis: Bologna during the Black Death* (Leiden: Brill, 2009)

Wylie, John A. H. and Leslie H. Collier, 'The English Sweating Sickness (*Sudor Anglicus*): A Reappraisal', *Journal of the History of Medicine and Allied Sciences*, 36 (1981), 425–45

Yoshikawa, Naoë Kukita, 'The Bride of Christ: The Iconography of Mary Magdalen and Cistercian Spirituality', *Poetica*, 47 (1997), 33–47

———, 'Holy Medicine and Disease of the Soul: Henry of Lancaster and *Le Livre de Seyntz Medicines*', *Medical History*, 53 (2009), 397–414

———, 'The Translation of the *Regimen Sanitatis* into a handbook for the devout laity: a new look at the *Kalender of Shepherds* and its context', in Alessandra Petrina (ed.), *Medieval Translator XV: In Principio Fuit Interpres* (Turnhout: Brepols, 2013), pp. 303–15

———, '*Post-mortem* Care of the Soul: Mechtild of Hackeborn's *the Booke of Gostlye* Grace', in Rachel Falconer and Denis Renevey (eds), *Literature, Science and Medicine in the Medieval and Early*

Modern English Periods (Tübingen: Gunter Narr, 2013), pp. 157–70
Ziegler, Joseph, 'Medicine and Immortality in Terrestrial Paradise', in Peter Biller and Joseph Ziegler (eds), *Religion and Medicine in the Middle Ages* (Woodbridge: York Medieval Press, 2001), pp. 201–42

http://www.thegreathospital.co.uk/resources/documents.shtml.

注

はじめに

1） Roy Porter, *Blood and Guts: A Short History of Medicine* (London: Penguin, 2003), p. 1.（邦訳　ロイ・ポーター『人体を戦場にして　医療小史』目羅公和訳，法政大学出版局，2003年）。アリストテレスの『詩学』における「悲劇の筋立て」を模している。

2） ヒポクラテス『流行病』第1巻，『古い医術について，他8篇』小川政恭訳，岩波文庫，1966年，124頁。（一部改編）本書では，古代ギリシャで医学文書を著したヒポクラテス派とヒポクラテスという伝説上の医師とのあいだに厳密な線引きは行わないこととする。ヒポクラテス派については，内田勝利編『哲学の歴史1』中央公論新社，2008年参照。

3） ミシェル・フーコーが唱えた「身体の解剖―政治学」，「人口の生―政治学」に詳しい。Michel Foucault, *Histoire de la sexualité* 1: *La volonté de savoir* (Paris: Gallimard, 1976), p. 183.（邦訳　ミシェル・フーコー『性の歴史Ⅰ　知への意志』渡辺守章訳，新潮社，1986年，176頁）。

4） G. S. Rousseau, *Enlightenment Borders: Pre- and Post-modern Discourse, Medical, Scientific* (Manchester and New York: Manchester University Press, 1991) 等参照。

第1章　魂の治療

1） Byron Good, *Medicine, Rationality and Experience: An Anthropological Perspective* (Cambridge: Cambridge University Press, 1994), chapters 1, 2 and 6.

2） ただし，古代から無神論は存在し続け，他の宗教と拮抗した。

3） Carole Rawcliffe, *Medicine and Society in Later Medieval England* (Stroud: Alan Sutton, 1995), p. 7.

4） Bella Millett, *Ancrene Wisse: Guide for Anchoresses: A Translation* (Exeter: University of Exeter Press, 2009), part 4. 7, pp. 69-70. ここには，本書第4章で詳しく述べる中世のジェンダー観

が埋め込まれている。

5） *A Vision Showed to a Devout Woman*, in Nicholas Watson and Jacqueline Jenkins (eds), *The Writings of Julian of Norwich: A Vision Showed to a Devout Woman and A Revelation of Love* (Turnhout: Brepols, 2006), sections 1-3.

6） Sanford Brown Meech and Hope Emily Allen (eds), *The Book of Margery Kempe*, vol. 1, EETS OS 212 (London: Oxford University Press, 1940), chap. 1.（邦訳『マージェリー・ケンプの書　イギリス最古の自伝』石井美樹子・久木田直江訳，慶應義塾大学出版会，2009年）。

7） 中世医学とハンセン病についての優れた研究に，Carole Rawcliffe, *Leprosy in Medieval England* (Woodbridge: Boydell, 2006) がある。

8） R. Arbesmann, 'The Concept of *Christus Medicus* in St Augustine', *Traditio*, 10 (1954), 1-28 (p. 15); Carole Rawcliffe (ed. and trans.), *Sources for the History of Medicine in Late Medieval England* (Kalamazoo, MI: Medieval Institute Publications, Western Michigan University, 1995), p. 4.

9） 「薬剤師としてのキリスト」の図像は，奥田潤「中・近世ヨーロッパにおける"薬剤師としてのキリスト画"」『薬史学雑誌』36（2），2001年，175-79頁参照。

10） 彩色したテラコッタの名作を残したフィレンツェのルカ・デッラ・ロッビア（Luca della Robbia, 1400-81年）は，キリストを囚人として表現した。これも，十字架上のキリストが病人とともに苦しみを共有しているという信仰の上に立っている。

11） 第4回ラテラノ公会議は南フランスに勢力を広げたカタリ派の問題を議論する場でもあり，教令第21号には聖体の秘跡を否定するカタリ派の反秘跡主義を反撃する目的があった。Dyan Elliott, *Proving Woman: Female Spirituality and Inquisitional Culture in the Later Middle Ages* (Princeton: Princeton University Press, 2004), p. 11.

12） Rawcliffe, *Leprosy*, p. 339.

13） John Myrc, *Instructions for Parish Priests*, ed. Edward Peacock, EETS OS 31 (London: Oxford University Press, 1868), p. 10.

14） Miri Rubin, *Corpus Christi: The Eucharist in Late Medieval Culture* (Cambridge: Cambridge University Press, 1991), pp. 308–10. 「聖グレゴリウスのミサ」時禱書の挿絵，ロンドン，大英図書館 MS Additional 62523, f. 88 参照。

15） *The Book of Margery Kempe*, chap. 56.

16） *The Book of Margery Kempe*, chap. 72.

17） 同時に，この図像は苦痛を伴う外科治療をキリストの受難と重ね合わせている。

18） H. J. Schroeder, *Disciplinary Decrees of the General Councils* (St Louis, MO: B. Herder, 1937), p. 263.

19） Darrel W. Amundsen, *Medicine, Society, and Faith in the Ancient and Medieval Worlds* (Baltimore: Johns Hopkins University Press, 1996), p. 201. 反対に，すべての病者は告解の機会を与えられ，治療を前に魂の安寧を確保できた。

20） E. J. Arnould (ed.), *Le Livre de Seyntz Medicines: The Unpublished Devotional Treatise of Henry of Lancaster*, Anglo-Norman Texts 2 (Oxford: Basil Blackwell, 1940; repr, 1967), p. 181.

21） 痛みの軽減など，医師が身体に対して行う医療行為は追加的に行われた。

22） シャルマーニュの聴罪司祭をつとめた聖ジャイルズの名が病院の名前にしばしば使われるのも，魂のケアが第一であることを反映している。本書第５章に詳しい。

23） 巡礼に行かずとも，教会典礼・聖人伝・聖像をとおしてキリストの生涯を黙想し，霊的充溢を深める修道者もいた。

24） 久木田直江『マージェリー・ケンプ　黙想の旅』慶應義塾大学出版会，2003年，第４章。

25） 中世の聖人崇拝の心性は Richard Kieckhefer, *Unquiet Souls: Fourteenth-Century Saints and Their Religious Milieu* (Chicago: University of Chicago Press, 1984); 歴史的観点からの研究は André Vauchez, *La Sainteté en Occident aux derniers siècles du Moyen Âge: d'après les procès de canonisation et les documents hagiographiques* (Rome: École Française de Rome, 1981); Donald Weinstein and Rudolf M. Bell, *Saints and Society: The Two Worlds of Western Christendom, 1000–1700* (Chicago: University of Chicago Press,

1982), Renate Blumenfeld-Kosinski and Timea Szell (eds), *Images of Sainthood in Medieval Europe* (Ithaca: Cornell University Press, 1991) 参照。特に，キリスト教神秘主義において，聖人は意識のレベルだけではなく無意識のレベルでも，人間の能力を引き出し，昂揚させ，神の観想へ導く神秘的な器とみなされた。

26) 聖遺物や奇跡についての最近の研究に Caroline Walker Bynum, *Christian Materiality: An Essay on Religion in Late Medieval Europe* (New York: Zone Books, 2011) がある。

27) 「移葬（トランスラティオ）」の物語によると，ヤコブの身体は，死後，弟子たちが小舟にのせて，伝道の志を抱いていたスペインへ運んだ。この墓には「星（ステラ）」の光が降り注いでいたと言われている。

28) 杉崎泰一郎「中世ヨーロッパの人々が求めた聖なる宝—コレクションとしての聖遺物，入れ物としての教会」『東海史学』46, 2012年，3-23頁。

29) 秋山聰『聖遺物崇敬の心性史　西洋中世の聖性と造形』講談社選書メチエ，2009年，22-24頁。

30) Robert Brentano, *Two Churches; England and Italy in the Thirteenth Century* (Princeton: Princeton University Press, 1968). トマスはドミニコ会士だったので，シトー会は聖遺物獲得に必死だったことが窺える。

31) 病気治癒を感謝して捧げ物をする者もいた。ポルトガルのファティマでは，聖母の奇跡を期待し，身体の各部位・臓器を象ったプラスチック製の捧げ物が売られている。

32) Carole Hill, *Women and Religion in Late Medieval Norwich* (Woodbridge: Boydell, 2010), p. 159.

33) 「聖アガタ」ピエロ・デラ・フランチェスカ「聖アントニウスのポリプティック」の前面飾り絵，ペルージア，ウンブリア国立美術館参照。

34) 「聖ルチア」フランチェスコ・デラ・コッサ，ワシントン D.C., ナショナル・ギャラリー・オヴ・アート参照。

35) 中世の精神疾病とその治療については，Muriel Laharie, *La folie au moyen age, xie-xiiie siècles* (Paris: Léopard d'Or, 1991) に詳しい。

36) フランスやイギリスでは，国王が瘰癧《るいれき》を触って治癒を行う「王

による瘰癧さわり（royal touch)」が習俗として浸透していた。Marc Bloch, *Les Rois Thaumaturges: Étude sur le caractère urnaturel attribué à la puissance royale particulièrement en France et en Angleterre* (Paris: Colin, 1961)（邦訳『王の奇跡　王権の超自然的性格に関する研究　特にフランスとイギリスの場合』井上泰男・渡辺昌美訳，刀水書房，1998年)。

37）ウィクリフはラテン語の読み書きができない平信徒のために，1376年，エドワード3世の四男ジョン・オヴ・ゴーントの庇護を受け，英訳聖書を完成させた。

第2章　世俗の医学

1）聖書の引用は新共同訳。

2）ジェフリー・チョーサー『カンタベリー物語』(上）桝井迪夫訳，岩波文庫，1995年，36-38頁。

3）矢口直英「フナイン・イブン・イスハーク著『医学の質問集』」『イスラーム世界研究』3（2)，2010年，416-77頁（416-17頁)。

4）モンペリエでの医学教育は，大学の前身モンペリエ医学校から始まった。

5）「ヒポクラテス，ガレノスとアヴィセンナ」ガレノス著作の挿絵1528年（リヨン)，ベセスダ（メリーランド)，国立医学図書館参照。

6）Elliott, *Proving Women*, p. 204. この現象は14世紀後半にピークを迎えている。

7）Agostino Paravicini-Bagliani, *The Pope's Body*, trans. David S. Peterson (Chicago: University of Chicago Press, 1994), pp. 186-88.

8）温，寒，乾，湿という四大性質は，ピタゴラス派のアルクマイオンの考えに由来する。梶田昭『医学の歴史』講談社学術文庫，2003年，49-50頁。

9）月経という現象も，水を多く含む女性の体質に起因すると考えられた。

10）Joseph Ziegler, 'Medicine and Immortality in Terrestrial Paradise', in Peter Biller and Joseph Ziegler (eds), *Religionand Medicine in the Middle Ages* (Woodbridge: York Medieval Press, 2001), pp. 201-42 (pp. 204-05).

11）Elliott, *Proving Women*, p. 206.

12）かんしゃくを起こすと，体内の胆汁レベルが高まり，身体に害を及ぼすと考えられた。

13）著名な医学者ギルベルトゥス・アングリクスの薬学の著作も，体液説とそれに基づく診断法を解説している。Faye Marie Getz (ed.), *Healing and Society in Medieval England: A Middle English Translation of the Pharmaceutical Writings of Gilbertus Anglicus* (Madison, WI: University of Wisconsin Press, 1991), pp. xxxiv-xxxv.

14）梶田『医学の歴史』76-77頁。

15）ルチャーノ・ステルペローネ『医学の歴史』小川煕訳，原書房，2009年，87-88頁。

16）ローアンの画家「最後の審判」『ローアンの時禱書』1430-35年，パリ，国立図書館 MS lat. 9471, f. 159 参照。

17）Caroline Walker Bynum, *Fragmentation and Redemption: Essays on Gender and Human Body* (New York: Zone Books, 1991).

18）Nancy G. Siraisi, *Medieval and Early Renaissance Medicine: An Introduction to Knowledge and Practice* (Chicago: University of Chicago Press, 1990), pp. 86-88.

19）Katharine Park, *Secrets of Women: Gender, Generation, and the Origins of Human Dissection* (New York: Zone Books, 2006), p. 19.

20）レンブラント「テュルプ博士の解剖学講義」1632年，ハーグ，マウリッツハイス美術館参照。

21）胃で消化され，不要となったものは下方に捨てられる。梶田『医学の歴史』95頁。

22）ガレノス『自然の機能について』種山恭子訳・内山勝利編，西洋古典叢書，京都大学学術出版会，1998年，124頁。

23）ガレノス『自然の機能について』141頁。

24）梶田『医学の歴史』78-81頁。自然精気はガレノスが考えたとされている（同79頁）。

25）バルトロマエウス・アングリクス（Bartholomaeus Anglicus, 1250年没）は『物性論』（1240年頃）のなかで，動物精気は脳のなかの小部屋（脳室）に入っていると説明した。Bartholomaeus Anglicus, *On the properties of things: John Trevisa's translation of Bartholomaeus Anglicus 'De proprietatibus rerum'*, ed. M. C. Seymour, *et al.*, 2 vols (Oxford: Clarendon, 1975), vol. 1, bk. 3, p. 99.

26) ヒポクラテス医学の血管系の説明については，ヒポクラテス『神聖病について』「ヒポクラテスの医学」大橋博司訳，『ギリシャの科学』世界の名著9，中央公論社，1992年，199頁。
27) ガレノス『自然の機能について』127頁（5），211頁（1）；「身体部位の名称」静脈10頁。
28) Rawcliffe, *Leprosy*, pp. 65-72.
29) E. Ruth Harvey, *The Inward Wits: Psychological Theory in the Middle Ages and the Renaissance* (London: Warburg Institute, University of London, 1975), pp. 15-16.
30) Rawcliffe, *Leprosy*, p. 67.
31) 1628年，ハーヴェイは『動物における血液と心臓の運動について』（*Exercitatio anatomica de motu cordis et sanguinis in animalibus*）において，本説を発表した。
32) 天文学のラテン語名アストロノミア（astronomia）とアストロロギア（astrologia）は区別なく使われたが，12世紀以前は主に天文学的な内容であった。S. J. テスター『西洋占星術の歴史』山本啓二訳，恒星社厚生閣，1997年，140-41頁参照。
33) テスター『西洋占星術の歴史』15頁
34) テスター『西洋占星術の歴史』237頁。
35) Rawcliffe, *Leprosy*, p. 96.
36) テスター『西洋占星術の歴史』5頁。
37) Charles Burnett, Keiji Yamamoto, Michio Yano (eds), *Al-Qabīṣī (Alcabitius): The Introduction to Astrology*, Warburg Institute Studies and Texts 2 (London: Warburg Institute, 2004), pp. 33, 240. 「宿」とは惑星が最もその力を発する宮のことで，その惑星がその宮の支配星と言われている。テスター『西洋占星術の歴史』104-05頁参照。
38) Rawcliffe, *Leprosy*, p. 98.
39) テスター『西洋占星術の歴史』82-83頁。惑星と身体の各部位との相関関係について，山本啓二先生に御教示頂いた。
40) 松田隆美『ヴィジュアル・リーディング　西洋中世におけるテクストとパラテクスト』ありな書房，2010年，154頁。
41) テスター『西洋占星術の歴史』249-50頁。
42) 「土星と木星の合」15世紀末（イギリス），オクスフォード，ボ

ドレアン図書館 MS Rawlinson, B. 214, f. 197v 参照。

43) Rawcliffe (ed. and trans.), *Sources*, pp. 28–29.

44) ロラン・レクリヴァン（Roland l'Ecrivain）『人相学の書』，オクスフォード，セント・ジョンズ・コレッジ図書館 MS 18, f. 1r 参照。

45) イリス・オリーゴ『プラートの商人　中世イタリアの日常生活』篠田綾子訳，白水社，2008年，388–89頁。

46) しかし，エイズ治療は未だ完成されていない。今なお制御しがたいエイズはサハラ以南の貧しい国々で猛威を振るっている。

47) この頃識字率が向上し，読者層が広がったことで，健康の手引書の需要が急速に増大した。

48) 2つの養生訓はアラビア語で書かれた *Kitāb sirr al-asrār*（『秘中の秘の書』）から中英語に翻訳された。

49) Robert Steele (ed.), *Lydgate and Burgh's Secrees of Philosoffres: A Version of the 'Secreta Secretorum'*, EETS ES 66 (London: Kegan, Paul, Trench and Trübner, 1894), p. 16.

50) Christopher Bonfield, 'The *Regimen Sanitatis* and its Dissemination in England, *c.* 1348–1550' (unpublished doctoral thesis, University of East Anglia, 2006), p. 17. 国家と君主の身体が継ぎ目なく論じられることから，公的統治と個人の健康管理の密接なつながりがわかる。これは人間の身体を国家という大宇宙のなかの小宇宙とする考え方を強調するものである。

51) この言説については，甚野尚志『隠喩のなかの中世　西洋中世における政治表徴の研究』弘文堂，1992年，第2章参照。

52) 生産性の要である商人の活動は胃の働きにたとえられた。

53) Frederick J. Furnivall (ed.), *Hoccleve's Works*, III: *The Regement of Princes, A. D. 1411–12 from the Harleian MS. 4866, and fourteen of Hoccleve's minor poems from the Egerton MS. 615*, EETS ES 72 (London: Kegan, Paul, Trench and Trübner, 1897), pp. 1–197. 1548年には，詩人ウィリアム・フォレスト（William Forrest, 1581年頃活躍）が簡易版に翻案した。*The Pleasant Poesye of Princelie Practise*, in Mahmoud Manzalaoui (ed.), *Secretum Secretorum: Nine English Versions* (Oxford: Oxford University Press, 1977), pp. 390–534 参照。

54) 君主政治は最良の政体であり，体液説で表現すると多血質の理想的身体であると考えられた。

55) *Lydgate and Burgh's Secrees of Philosoffres. Secreta secretorum* に言及した最初の英語の作品はジョン・ガワーの『恋する男の告解』（*Confessio Amantis*, 1390年頃），第7巻である。

56) John Lydgate, 'A Dietary, and a Doctrine for Pestilence', in Henry Noble MacCracken (ed.), *The Minor Poems of John Lydgate*, vol. 2, EETS OS 192 (London: Oxford University Press, 1934). pp. 702-07.

57) 読者とはテクストを目で黙読する人びとだけではなく，読み聞かせたり，耳を傾けたりすることで，読書に参加する人びとを含む 'discourse community' を指す。Claire Jones, 'Discourse Communities and Medical Texts', in Irma Taavitsainen and Pävi Pahta (eds), *Medical and Scientific Writing in Late Medieval England* (Cambridge: Cambridge University Press, 2004), pp. 23-36 (p. 23) 参照。

58) Lydgate, 'A Dietary, and a Doctrine for Pestilence', lines 166-68; Faye Marie Getz, 'Charity, Translation, and the Language of Medical Learning in Medieval England', *The Bulletin of the History of Medicine*, 64 (1990), 1-17 (p. 9).

59) Rawcliffe, *Medicine and Society*, p. 39.

60) 山辺規子「『健康全書 *Tacuinum Sanitatis*』研究序論」『奈良女子大学文学部研究教育年報』1，2005年，101-11頁。

61)『健康全書』のウィーン写本はヴェローナのチェルッティ（Cerruti）家の所有とされていたが，紋章の調査からパドヴァのスペローニ（Speroni）家と判明した。Catheleen Hoeniger, 'The Illuminated *Tacuinum sanitatis* Manuscripts from Northen Italy ca. 1380-1400: Sources, Patrons, and the Creation of a New Pictorial Genre', in Jean A. Givens, Karen M. Reeds and Alain Touwaide (eds), *Visualizing Medieval Medicine and Natural History, 1200-1550* (Aldershot: Ashgate, 2006), pp. 51-81 (p. 61).

62) Rawcliffe, *Medicine and Society*, p. 40; Terrence Scully, *The Art of Cookery in the Middle Ages* (Woodbridge: Boydell, 1995), pp. 185-95.

63) Scully, *The Art of Cooking*, p. 43.

64) Scully, *The Art of Cookery*, p. 42.

65) チョーサー『カンタベリー物語』(上) 36-37頁。(一部改編)

66) Barbara J. Harris, *English Aristocratic Women, 1450-1550: Marriage and Family, Property and Careers* (Oxford: Oxford University Press, 2002), p. 100; Rawcliffe, *Medicine and Society*, p. 40.

67) ヒポクラテス『空気,水,場所について』『古い医術について,他8篇』7頁。

68) ヒポクラテス『空気,水,場所について』『古い医術について,他8篇』7-8頁。

69) ヒポクラテス『流行病　第1巻』『古い医術ついて,他8篇』115頁。

70) 「風」1190-1200年頃,ボルチモア,ウォルターズ美術館 MS W. 73, f. 4 参照。

71) Carole Rawcliffe and Richard Wilson (eds), *Medieval Norwich* (London and New York: Hambledon and London, 2004), p. xx.

72) 火山活動とペストが結びつけられた背景には,火山を人間の身体と重ね合わせるアナロジーがある。古くは,アリストテレスも皮膚のできものを地殻変動にたとえたと言われているが,中世の人びとも,不健康な生活を続けると,体内の火山が噴火して病気になると考えたのである。

73) Bartholomaeus Anglicus, *On the Properties of Things*, pp. 1296-97.

74) 視覚から得る情報が健康に与える影響も大きい。美しい風景,美は心身の健康に有益だった。

75) 匂いの社会的,文化的役割については,コンスタンス・クラッセン他『アローマ　匂いの文化史』時田正博訳,筑摩書房,1997年。

76) J. Harvey, *Mediaeval Gardens* (London: B. T. Batsford, 1980), p. 6.

77) 庭園と癒しの関係は,Carole Rawcliffe, '"Delectable Sightes and Fragrant Smelles": Gardens and Health in Late Medieval and Early Modern England', *Garden History*, 37 (2008), 3-21 に詳しい。

78) *Le Livre de Seyntz Medicines*, pp. 202-05.

79) 『聖ベネディクトの戒律』古田暁訳,すえもりブックス,2000年,153頁; Rawcliffe, *Leprosy*, p. 227.

80） Rawcliffe, *Medicine and Society*, p. 181.
81） 「閉ざされた園」のイメージは「雅歌」第４章，12節に由来し，聖母マリアの処女性を象徴する。ヤン・ファン・アイク「泉の聖母子」1439年，アントワープ，王立美術館参照。
82） 'Medicine, morality, and meditation in a monastic herb-garden: Walahfrid Strabo's *The Little Garden*', in Faith Wallis (ed.), *Medieval Medicine: A Reader* (Toronto: University of Toronto Press, 2010), pp. 98-109.
83） Shona Kelly Wray, *Communities and Crisis: Bologna during the Black Death* (Leiden: Brill, 2009), pp. 5-6.
84） Rawcliffe, *Leprosy*, p. 142; I. Agrimi and C. Crisciani, 'Charity and Aid in Medieval Christian Civilization', in Mirko D. Grmek (ed.), *Western Medical Thought from Antiquity to the Middle Ages* (Cambridge, MA: Harvard University Press, 1998), pp. 170-96 (pp. 171-74).
85） 日本中世においては，非人はケガレとキヨメの両義性を備える存在だった。
86） Rawcliffe, *Leprosy*, pp. 52-53.
87） 中世末のイギリス諸都市における公衆衛生ついては，Carole Rawcliffe, *Urban Bodies: Communal Health in Late Medieval English Towns and Cities* (Woodbridge: Boydell, 2013) 参照。

第３章　医療に従事した人びと

1） ガラス容器は'jordan'とも呼ばれた。中世では，天地創造から最後の審判までの主要な出来事を題材とした聖史サイクル劇が職人組合を中心に上演されたが，ノリッジで上演された聖史サイクル劇では，理髪屋組合がヨルダン川で授けられたキリストの洗礼の場面を担当した。ノリッジ大聖堂南側にある回廊の天井飾りの彫刻にその場面が描かれている。また，ヨルダン川は止血のまじないでも呼び起こされた。本書115頁参照。
2） Kenneth Varty, 'Reynard the Fox and the Smithfield Decretals', *Journal of the Warburg and Courtauld Institutes*, 26 (1963), 347-54.
3） 「嬰児虐殺を命じるヘロデ王」天井飾り（内陣，NH18）1470年頃，ノリッジ，ノリッジ大聖堂参照。

4）「ヘンリー6世」1540年頃（15世紀の肖像画の複製），ロンドン，ナショナル・ポートレート・ギャラリー参照。

5） チョーサー『カンタベリー物語』（下）「尼僧付僧の物語」51-73頁。John M. Steadman, 'Chauntecleer and Medieval Natural History', *Speculum*, 50 (1959), 236-44.

6） Rawcliffe, *Medicine and Society*, p. 107.

7） William Langland, *Piers Plowman: A New Translation of the B-Text*, trans. A. V. C. Schmidt (Oxford: Oxford University Press, 1992), Passus VI, p. 72.

8）『グレゴリウス9世の教皇教令集』（『スミスフィールド教令集』）14世紀初頭，ロンドン，大英図書館 MS Royal 10 EIV, f. 158v. 参照。

9） Carole Rawcliffe, 'More than a Bedside Manner: The Political Status of the Late Medieval Court Physician', in Colin Richmond and Eileen Scarff (eds), *St George's Chapel, Windsor, in the Late Middle Ages* (Leeds: Maney, 2001), pp. 72-91.

10） Rawcliffe, 'More than a Bedside Manner', p. 86.

11） Mary Douglas, *Purity and Danger: An Analysis of Concepts of Pollution and Taboo* (London: Routledge and Kegan Paul, 1966).

12） Rawcliffe, 'More than a Bedside Manner', p. 78.

13） 13世紀のサレルノ医学校やボローニャなどのイタリア北部の大学では，外科学教育が行われていた。Peter Murray Jones, *Medieval Medicine in Illuminated Manuscripts* (London: British Library, 1984), pp. 82-84.

14） ステルペローネ『医学の歴史』116-17頁。

15） イギリスでは身分に関しても，外科医と内科医とのあいだに歴然とした格差があり，エドワード4世の宮廷に仕える外科医はいわばヨーマンと従者の中間の身分にあった。Rawcliffe, 'More than a Bedside Manner', p. 79.

16） ロンドンでは，1368年に外科医の組合が成立し，1423年には内科医の組合と合併し，公認を得た。

17） 内科医は薬剤師を雇っていたが，外科医は自分で処方することが多かった。

18） 瀉血を行う体力がない場合は，吸玉法（すいだま法，cupping）があった。

19) H. Oskar Sommer (ed.), *The Kalender of Shepherdes: The Edition of Paris 1503 in Photographic Facsimile; A Faithful Reprint of R. Pynson's Edition of London 1506*, 3 vols in 1 (London: Kegan, Paul, Trench and Trübner, 1892). 松田『ヴィジュアル・リーディング』149-84頁; Naoë Kukita Yoshikawa, 'The translation of the *Regimen Sanitatis* into a handbook for the devout laity: a new look at the *Kalender of Shepherds* and its context', in Alessandra Petrina (ed.), *Medieval Translator XV: In Principio Fuit Interpres* (Turnhout: Brepols, 2013), pp. 303-15.

20) チョーサー『カンタベリー物語』(上) 22-24頁。

21) Pedro Gil Sotres, 'The Regimens of Health', in Grmek (ed.), *Western Medical Thought*, pp. 291-318 (p. 307).

22) 本書，注46頁，79) 参照。

23) 「宴会と沐浴」ピエトロ・ダ・エボリ『プテオリ（プッツォーリ）での温泉浴』13世紀（南イタリア），ローマ，アンジェリカ図書館 MS 1474, f. 7 参照。

24) 古代日本でも，光明皇后が施薬院，悲田院において立ち昇る蒸気で病を癒した。

25) *Le Livre de Seyntz Medicines*, pp. 203-04.

26) *Le Livre de Seyntz Medicines*, pp. 204-05.

27) 己の罪を悔悛し，怒りの汗と後悔の涙を流す告解も沐浴になぞらえられた。

28) Rawcliffe, *Meidince and Society*, p. 132.

29) Robert von Fleischhacker (ed.), *Lanfrank's "Science of Cirurgie"*, EETS OS 102 (London: Paul, Trench, Trübner, 1894; repr. 1975), p. 7; Denis Renevey, 'A Medieval Heteroglossia: Expressing Disease and Healing in Late Medieval England', in Denis Renevey and Naoë Kukita Yoshikawa (eds), *Poetica*, 72, Special Issue, *Convergence/Divergence: The Politics and Late Medieval English Devotional and Medical Discourses* (Tokyo: Yushodo Press, 2009), pp. 93-107.

30) *Lanfrank's "Science of Cirurgie"*, pp. 7-8.（抄訳）

31) *Lanfrank's "Science of Cirurgie"*, pp. 8-9.（抄訳）

32) 久木田直江「天上の薬と世俗の薬—中世ヨーロッパの医療」湯之上隆・久木田直江編『くすりの小箱　薬と医療の文化史』所収，

南山堂，2011年，96-110頁。

33）古英語で書かれた薬草学の写本について，Maria Amalia D'Aronco, 'Gardens on Vellum: Plants and Herbs in Anglo-Saxon Manusciprs', in Peter Dendle and Alain Touwaide (eds), *Health and Healing from the Medieval Garden* (Woodbridge: Boydell, 2008), pp. 101-27 参照。

34）一種類の薬草でつくる薬は単味薬と呼ばれ，複数の薬草や物質を使う調合薬と区別された。

35）Maria A. D'Aronco, 'The Benedictine Rule and the Care of the Sick: The Plan of St Gall and Anglo-Saxon England', in Barbara S. Bowers (ed.), *The Medieval Hospital and Medical Practice* (Aldershot: Ashgate, 2007), pp. 235-51 (p. 244).

36）Tony Hunt, *Popular Medicine in Thirteenth-Century England* (Woodbridge: Boydell, 1990), pp. 14-15.

37）Elizabeth Rutledge, 'Economic Life', in Rawcliffe and Wilson (eds), *Medieval Norwich*, pp. 157-88 (p. 172).

38）Judith Spencer (trans.), *The Four Seasons of the House of Cerruti* (New York: Facts on File, 1983), p. 15.

39）Scully, *The Art of Cookery*, p. 189.

40）Norman Davis (ed.), *Paston Letters and Papers of the Fifteenth Century*, EETS SS 20-22, 3 vols (Oxford: Oxford University Press, 2004), I, p. 243.

41）Louise Bishop, Words, *Stones, and Herbs: The Healing Word in Medieval and Early Modern England* (Syracuse, NY: Syracuse University Press), pp. 4-6.

42）William Langland, *Piers Plowman: A New Annotated Edition of the C-text*, ed. Derek Pearsall (Exeter: University of Exeter Press, 2008), Passus I, line 146; *Piers Plowman*, trans. Schmidt, Passus 1, p. 12.

43）*Piers Plowman*, trans. Schmidt, Passus XVIII, p. 215. 訳出に際し，松田隆美先生から中英語の解釈について貴重な助言を頂いた。

44）Rawcliffe, *Medicine and Society*, pp. 152-53.

45）15世紀末のイギリスでは，ペストと似た症状の「発汗病」（sweating sickness）が流行した。John A. H. Wylie and Leslie H.

Collier, 'The English Sweating Sickness (*Sudor Anglicus*): A Reappraisal', *Journal of the History of Medicine and Allied Sciences*, 36 (1981), 425-45.

46) Rawcliffe, *Medicine and Society*, pp. 154-55.

47) John Gower, 'Mirour de l'omme', *Complete Works of John Gower*, ed. G. C. Macaulay, 4 vols (Oxford: Claredndon, 1899), I (The French works), pp. 283-84

48) チョーサー『カンタベリー物語』（上）317頁。

第４章　女性の身体

1） 中世まで遡らずとも，今日でさえ，発展途上国での乳・幼児の生存率は低い。

2） Aristotle, *Generation of Animals*, ed. and trans. A. L. Peck (Cambridge, MA: Harvard University Press, 1953), I. xx. 729a, 25-34.

3） Aristotle, *Generation of Animals*, I. xx. 728a.

4） Aristotle, *Generation of Animals*, I. xx. 728-30, II. i. 732; Vern L. Bullough, 'Medieval Medical and Scientific Views of Women', *Viator: Medieval and Renaissance Studies*, 4 (1973), 485-501 (pp. 487-93).

5） アリストテレース『動物誌』（下）島崎三郎訳，岩波文庫，1999年，第９巻，第１章，111-13頁。

6） Thomas Laqueur, *Making Sex: Body and Gender From the Greeks to Freud* (Cambridge, MA: Harvard University Press, 1994), p. 33.

7） Laqueur, *Making Sex*, p. 29.

8） トマス・ラカー『セックスの発明　性差の観念史と解剖学のアポリア』高井宏子・細谷等訳，工作舎，1998年，44頁。（一部改編）

9） Laqueur, *Making Sex*, p. 58.

10） 古代の学者は，子宮についてのさまざまな考え方のなかに明らかな矛盾が含まれることを問題としていない。

11） Rawcliffe, *Medicine and Society*, p. 197.

12） 女性は子宮のように空っぽな器なので，活発な男性原理から活力，目的意識，満足感を与えられるのをひたすら待っているとも考えられた。

13) Laqueur, *Making Sex*, p. 35.
14) Laqueur, *Making Sex*, p. 35.
15) Helen Rodnite Lemay (trans.), *Women's Secrets: A Translation of Pseudo-Albertus Magnus' 'De secretis mulierum' with Commentaries* (Albany, NY: State University of New York Press, 1992), pp. 128-31. 誤ってアルベルトゥス・マグヌスの著作とされている。
16) Rawcliffe, *Leprosy*, pp. 80-82.
17) Isidorus Hispalensis, *Etymologiarum libri*, XX 11. 2. 18, *Patrologia Latina*, 82, col. 417; Nancy Caciola, *Discerning Spirits: Divine and Demonic Possession in the Middle Ages* (Ithaca and London: Cornell University Press, 2003), p. 132.
18) Albertus Magnus, *Quaestiones super de animalibus*, ed. Ephrem Filthault, vol. 12, *Opera omnia*, ed. Bernhard Geyer (Münster: Aschendorff, 1955), 15. 11, p. 266; Caciola, *Discerning Spirits*, pp. 144-45 参照。
19) Caciola, *Discerning Spirits*, p. 145.
20) Caciola. *Discerning Spirits*, pp. 151-58.
21) ジオット フレスコ画 1303-05年頃，パドヴァ，スクロヴェーニ礼拝堂参照。ここでは，悪魔が罪人を排泄しているイメージも重ねられている。
22) Caciola, *Discerning Spirits*, p. 175. 受胎告知の天使ガブリエルは男性で，しばしば美しい青年のように描かれている。
23) Joan Cadden, *Meanings of Sex Difference in the Middle Ages: Medicine, Science and Culture* (Cambridge and New York: Cambridge University Press, 1993).
24) Aristotle, *Generation of Animals*, IV, vi, 775a15-16, II, iii, 737a25-30; トマス・アクィナス『神学大全』高田三郎・山田晶訳，創文社，1984年，第７冊，第１部，第92問題，第１項；Cadden, *Meanings of Sex Difference*, pp. 21-26.
25) Joan M. Ferrante, *Woman as Image in Medieval Literature: From the Twelfth Century to Dante* (New York and London: Columbia University Press, 1975), pp. 101-05; Caciola, *Discerning Spirits*, pp. 141-42.
26) Cadden, *Meanings of Sex Differences*, p. 195.

27） R. Howard Bloch, *Medieval Misogyny and the Invention of Western Romantic Love* (Chicago and London: University of Chicago Press, 1991), pp. 22–23.

28） 旧約聖書にはエヴァの他にも悪女が登場する。デリラはサムソンを裏切り，彼をピリシテ人に売った。ヨブの妻は，夫がすべての財を失うと，神を呪って死ぬようにと言った。

29） 中世後期のヴァージニティーの諸概念について，Sarah Salihの優れた研究 *Versions of Virginity in Late Medieval England* (Cambridge: Brewer, 2001) がある。

30） アウグスティヌス『告白録』に詳しい。

31） 久木田直江「マージェリー・ケンプの断食—ヴァージン・アイデンティティの回復へ」鈴木晃仁・石塚久郎編『食餌の技法』所収，慶應義塾大学出版会，2005年，46-66頁。

32） V. A. Kolve, *Chaucer and the Imagery of Narrative: The First Five Canterbury Tales* (Stanford: Stanford University Press, 1984), pp. 246–47.「アリストテレスに馬乗りするフィリス」象牙小箱の一場面　14世紀（フランス），ニューヨーク，メトロポリタン美術館参照。

33） Athanasius, *The Life of Anthony and the Letter to Marcellinus*, trans. Robert C. Gregg (New York: Paulist Press, 1980), p. 34.

34） Tertullian, *The Appearance of Women* (*De Cultu Feminarum*), I, 1, in Alcuin Blamires (ed.), *Woman Defamed and Woman Defended: An Anthology of Medieval Texts* (Oxford: Clarendon, 1992), p. 51.

35） 聖母と並んで，マグダラのマリアも中世の人びとに敬愛された。Naoë Kukita Yoshikawa, 'The Bride of Christ: The Iconography of Mary Magdalen and Cistercian Spirituality', *Poetica*, 47 (1997), 33–47参照。

36） 中世のマリア崇敬については，以下を参照。Yrjö Hirn, *The Sacred Shrine: A Study of the Poetry and Art of the Catholic Church* (London: Macmillan, 1912), pp. 171–480; Marina Warner, *Alone of All Her Sex: The Myth and the Cult of the Virgin Mary* (New York: Vintage, 1983); 久木田『マージェリー・ケンプ』第2章；Miri Rubin, *Mother of God: A History of the Virgin Mary* (New Haven and London: Yale University Press, 2009).

37)　Philippe Aries, *L'enfant et la vie familiale sous l'ancien régime* (Paris: Plon, 1960).

38)　「エジプトへの逃避」時禱書の挿絵　1475年頃（フランドル），ブリュッセル，アルベール1世王立図書館，MS IV 315, f. 105v 参照。

39)　J. K. Elliott (ed.), *The Apocryphal New Testament: A Collection of Apocryphal Christian Literature in an English Translation* (Oxford: Clarendon, 1993).

40)　「ディヴォーション（devotion）」ということばを，ここでは賛美と感謝のうちに自らの意志を神に捧げ，内的平安や歓喜の情という霊的慰めを感じる経験に使う。

41)　Isa Ragusa (trans.) and Ragusa and Rosalie B. Green (eds), *Meditations on the Life of Christ: An Illustrated Manuscript of the Fourteenth Century* (Princeton: Princeton University Press, 1961).

42)　ギーランダイオ「聖母の誕生」フレスコ画　1485-90年，フィレンツェ，サンタ・マリア・ノヴェッラ教会参照。

43)　Diane Watt, *The Paston Women: Selected Letters* (Cambridge: Brewer, 2004), p. 143.

44)　出産鉗子が発明され，普及するのは16世紀の後半である。

45)　15世紀のイタリアの医学書を精査した最近の研究から，男性の外科医も婦人科を診療していたことがわかってきた。Monica Green, *Making Women's Medicine Masculine: The Rise of Male Authority in Pre-Modern Gynaecology* (Oxford: Oxford University Press, 2008).

46)　たとえば，Edward Shorter, *A History of Women's Bodies* (London: Allen Lane, 1983).

47)　男女の産み分けは時代を問わず人びとの関心事であるが，王侯貴族の男子誕生への期待はとりわけ大きい。イタリア貴族の女性のあいだには，「出産盆（desco da parto）」と呼ばれる盆を結婚祝いに贈る習慣があった。その盆には美しい男の子供が描かれ，女性が盆をじっと見つめると，そのイメージが身体に刻まれ，男の子が生まれると信じられた。Christiane Klapisch-Zuber, *Women, Family, and Ritual in Renaissance Italy*, trans. Lydia G. Cochrane (Chicago: University of Chicago Press, 1985), chap. 4.

48) 中世では，聖母子像とピエタ像がマリアの喜びと悲しみの対比と理解された。

49) マージェリー・ケンプは20歳で最初の子を出産したが，産後の肥立ちが悪く，産後鬱症を患い，罪の意識に苛まれた。久木田『マージェリー・ケンプ』第3章；本書第1章，7頁参照。

50) 「キリスト受難の道具が描かれた巻物」15世紀末，ロンドン，ウェルカム医学史研究所図書館 MS 632参照。この羊皮紙の巻物は使い古された状態にある。

51) Rawcliffe, *Medicine and Society*, pp. 195–96. 助産婦のなかには，魔女と疑われる中年女性もいたが，一般的に髪の毛を頭巾で覆い，働き者の女職人として描かれることが多かった。

52) Monica H. Green (ed. and trans.), *The Trotula: A English Translation of the Medieval Compendium of Women's Medicine* (Philadelphia: University of Pennsylvania Press, 2001).

53) Rawcliffe, *Medicine and Society*, p. 195.

54) ワイズ・ウーマンのなかには偽医者や魔女と誤解される女性もいた。

55) 「吸玉放血の処置をする女医」15世紀初期（イングランド），ロンドン，大英図書館 MS Sloane 6, f. 177v 参照。

56) 病気や高齢の家族のために，処方箋集（抜粋版）を手に薬草を煎じる主婦の姿を描いた挿絵がある。この女性はしばしばマージェリー・ケンプを連想させた。ロンドン，大英図書館，MS Royal 15, DI, f. 18r 参照。

57) Rawcliffe, *Medicine and Society*, p. 184.

58) Thomas Malory, *Le Morte d'Arthur*, ed. Janet Cowen, 2 vols (London: Penguin, 1986), I, pp. 316–17. 宗教改革後，女性の医療従事者への批判が激しくなった。

59) ネーデルランド，フランドル，ライン地方の諸都市では，13世紀から中世末にかけて半聖半俗の女性の集まりであるベギン会が栄えた。ベギンは修道誓願を立てないが，修道女のように祈りと禁欲の共同生活を送り，慈善活動に勤しんだ。

60) 女性聖人が急増したのも，奇跡を起こして身体の病を癒す女性の能力によりすがる，中世末の心性を裏づけている。

第５章　中世の病院（施療院）

1）　本章では，主に中世末に創設され，充実した実践的医療を展開していたとされる医療施設を病院と表現する。その代表格はフィレンツェのサンタ・マリア・ヌオーヴォ病院である。

2）　富裕層が入院し，治療を受けることはなかった。

3）　Carole Rawcliffe, *Medicine for the Soul: The Life, Death and Resurrection of an English Medieval Hospital, St Giles's, Norwich, c. 1249–1550* (Stroud: Sutton, 1999), p. 103. イギリス中世の病院・施療院については Martha Carlin, 'Medieval English Hospitals', in Lindsay Granshaw and Roy Porter (eds), *The Hospital in History* (London: Routledge, 1989), pp. 21–39; Miri Rubin, 'Development and Change in English Hospitals, 1100–1500', in ibid., pp. 41–59; Nicholas Orme and Margaret Webster, *The English Hospital, 1070–1570* (New Haven and London: Yale University Press, 1995) 等，中世末からルネッサンスにかけてのイタリアの医療については，John Henderson, *The Renaissance Hospital: Healing the Body and Healing the Soul* (New Haven and London: Yale University Press, 2006), ヒューマン・ケアの精神とケア・システムについては，松田純「前近代の医療とケアに学ぶ」浜渦辰二編『〈ケアの人間学〉入門』所収，知泉書館，2005年，67–83頁参照。

4）　Rawcliffe, *Medicine for the Soul*, p. 104.

5）　医師の役割を担うマリアと女性の医療活動について，Diane Watt, 'Mary the Physician: Women, Religion, and Medicine in the Middle Ages', in Naoë Kukita Yoshikawa (ed.), *Medicine, Religion and Gender in Medieval Culture* (Cambridge: Brewer, 2015 forthcoming) 参照。

6）　Penny Hebgin-Barnes, *The Medieval Stained Glass of the County of Lincolnshire* (Oxford: Oxford University Press, 1996), p. 290, sII 4–7b.

7）　キリストの十字架の道行きを辿りながらマリアへの祈りを捧げる『聖母マリアの小聖務日禱』は，マリア崇敬の高まりを背景に，平信徒のあいだに広がった。

8）　Norman P. Tanner (ed.), *Decrees of the Ecumenical Councils*, 2 vols (Washington, D. C.: Georgetown University Press, 1990), I, pp.

245-46.

9）12世紀以前の修道院の医療施設でも，十字形に配置された広間のなかで全ての病床が祭壇の方に向けられ，病者も介護者もミサに参加することができた。

10）A. Hamilton Thompson, *The History of the Hospital and the New College of the Annunciation of St Mary in the Newarke, Leicester* (Leicester: E. Backus, 1937), pp. 12-20, 29.

11）*The Book of Margery Kempe*, chap. 56.

12）Rawcliffe, *Medicine for the Soul*, p. 105.

13）Carole Rawcliffe, 'Hospital Nurses and their Work', in Richard Britnell (ed.), *Daily Life in the Late Middle Ages* (Stroud: Sutton, 1998), pp. 43-64 (p. 62). サヴォイ病院は有給の内科医，看護婦，薬剤師をおいたイギリスの最初の病院として知られる。

14）パリのオテル・デュやボーヌ施療院のように，病棟と聖堂がひと続きの病院が多々あった。

15）Rawcliffe, 'Hospital Nurses and their Work', p. 62; Peter Murray Jones, 'Music Therapy in the Later Middle Ages: The Case of Hugo van der Goes', in Peregrine Horden (ed.) *Music as Medicine: The History of Music Therapy since Antiquity* (Aldershot: Ashgate, 2000), pp. 120-44 参照。

16）聖ジャイルズについては，Jacobus de Voragine, *The Golden Legend: Readings on the Saints*, trans. William Granger Ryan, 2 vols (Princeton: Princeton University Press, 1993), II, pp. 147-49 参照。中世以来，ノリッジ市民はこの病院を「グレート・ホスピタル」と呼んでいる。

17）Rawcliffe, *Medicine for the Soul*, p. 4.

18）サフィールド司教の前職ハーバート・デ・ロシンガ司教（Herbert de Losinga, 1119年没）はノリッジに2つの医療施設を初めて設立し，慈善行為には色欲などの罪を清める力があると説教した。Rawcliffe, *Medicine for the Soul*, p. 6.

19）キアーラ・フルゴーニ『アッシジのフランチェスコ　ひとりの人間の生涯』三森のぞみ訳，白水社，2004年，114-18頁。

20）司教の遺言の調査から彼の思惑を検証できる。Norfolk Record Society, Norwich City Records, 24B, no 2, in Rawcliffe, *Medicine for*

the Soul, p. 1.

21） フランドルの交易都市ブリュージュにおける「7つの善行」に基づく慈善活動については，Andrew Brown, *Civic Ceremony and Religion in Medieval Bruges, c. 1320–1500* (Cambridge: Cambridge University Press, 2011), chap. 6 参照。

22） ジャック・ル・ゴフによると，神のものである時間を盗んで暴利を貪る高利貸しは寄進によって不当利益を返還し，自らの救済を願った。信仰と慈善が経済行為として行われたという言説は，『中世の高利貸—金も命も』渡辺香根夫訳，法政大学出版局，1989年参照。

23） 「ルカによる福音書」第16章，19-31節。

24） Rawcliffe, *Medicine for the Soul*, pp. 4–6.

25） Siegfried Wenzel (ed.), *Fasciculus Morum: A Fourteenth-Century Preacher's Handbook* (University Park, PA: Pennsylvania State University Press, 1989), p. 541.

26） 田辺保『ボーヌで死ぬということ〈中世の秋〉の一風景』みすず書房，1996年，88-93頁。

27） 図44は現在の施療院内部の写真であるが，中世以来，左右に病人用ベッドが配置され，正面奥の祭壇に三連祭壇画が飾られていた。

28） 池上俊一『ロマネスク世界論』名古屋大学出版会，1999年，351頁。煉獄については，ジャック・ル・ゴフ『煉獄の誕生』渡辺香根夫・内田洋訳，法政大学出版局，1988年，Takami Matsuda, *Death and Purgatory in Middle English Didactic Poetry* (Cambridge: Brewer, 1997) 参照。

29） 地上の楽園とは，煉獄で浄めを受けた魂が滞在する場所。

30） Rawcliffe, *Medicine for the Soul*, p. 106; Jacques Chiffoleau, *La Comptabilité de l'au-delà: les hommes, la mort et la religion dans la région d'Avignon à la fin du Moyen Age, vers 1320–vers 1480* (Rome: École française de Rome, 1980).

31） ロンドン，大英図書館 MS Additional 37049, f. 24v.

32） Matsuda, *Death and Purgatory*, pp. 151–55.

33） Miri Rubin, *Charity and Community in Medieval Cambridge* (Cambridge and New York: Cambridge University Press, 1987).

34） Rawcliffe, *Medicine for the Soul*, p. 32.

35） Rawcliffe, *Leprosy*, pp. 337-43. 1201年頃，ノリッジの商人ヒルデブランドが貧者のための宿泊施設を建てた際，聖母マリアに捧げた聖堂をつくり，貧者が彼とその子孫の魂の救いを祈るようにした。Rawcliffe, *Medicine for the Soul*, p. 2.

36） Naoë Kukita Yoshikawa, '*Post-mortem* Care of the Soul: Mechtild of Hackeborn's *the Booke of Gostlye* Grace', in Rachel Falconer and Denis Renevey (eds), *Literature, Science and Medicine in the Medieval and Early Modern English Periods* (Tübingen: Gunter Narr, 2013), pp. 157-70.

37） マージェリー・ケンプは死の床にある病人のもとへしばしば呼ばれ，病人が終油の秘跡を受けるそばで，必死に祈った。*The Book of Margery Kempe*, chap. 72.

38） Rawcliffe, *Medieval for the Soul*, p. 5.

39） 司祭が棕櫚の枝に祝福を与えると，信徒はその枝を手にし，行列をつくって練り歩き，やがてミサが始まる。

40） http://www.thegreathospital.co.uk/resources/documents.shtml.

41） ロンドンのクリプルゲートの聖マリア病院（通称 St Mary Elsyng, Cripplegate）の図書館には，ジョン・マーフィールド（John Mirfield）が著した宗教テクストのアンソロジー（*Florarium*）の写しが所蔵されていた。この書物には養生訓のテクストが含まれている。Peregrine Horden, 'A Non-Natural Environment: Medicine without Doctors and the Medieval European Hospital', in Bowers (ed.), *The Medieval Hospital and Medical Practice*, pp. 133-45 (p. 144).

42） 中世では，「ルカによる福音書」第10章，38-42節のマリアとマルタに由来する「観想生活」と「活動生活」が人びとの生き方の模範となっていた。

43） Rawcliffe, 'Hospital Nurses and their Work', pp. 43-45.

44） Roberta Gilchrist, *Contemplation and Action: The Other Monasticism* (London and New York: Leicester University Press, 1995) 参照。

結　び

1） 黙想の書を著し信仰を深めるよう，聴罪司祭が促したのだろう。

2) Caroline Walker Bynum, *Wonderful Blood: Theology and Practice in Late Medieval Northern Germany and Beyond* (Philadelphia: University of Pennsylvania Press, 2007).
3) Getz (ed.), *Healing and Society in Medieval England*, p. 12.
4) Laharie, *La folie au moyen age*, p. 221.
5) *Le Livre de Seyntz Medicines*, pp. 162-63.
6) Faye Getz, *Medicine in the English Middle Ages* (Princeton: Princeton University Press, 1998), p. 29.
7) John Shinners and William J. Dohar (eds), *Pastors and the Care of Souls* (Notre Dame, IL: Notre Dame University Press, 1998), p. 171.
8) ペスト対策の書物には疫病の説明に加え，予防と治療の方法が記されていた。